北京市出版扶持重点图书

相干光断层成像眼底病诊断图谱

第2版

王光璐　魏文斌◎主编

ATLAS OF FUNDUS IMAGING
WITH OPTICAL
COHERENCE TOMOGRAPHY

SECOND EDITION

北京科学技术出版社

图书在版编目（CIP）数据

相干光断层成像眼底病诊断图谱 / 王光璐，魏文斌主编 . —2 版 . —北京：北京科学技术出版社，2017.8（2022.1重印）

ISBN 978-7-5304-8859-1

Ⅰ . ①相… Ⅱ . ①王… ②魏… Ⅲ . ①眼底疾病－影像诊断－图谱 Ⅳ . ① R773.404-64

中国版本图书馆 CIP 数据核字（2017）第 038334 号

责任编辑： 周　珊
责任校对： 贾　荣
责任印制： 吕　越
封面设计： 异一设计
出 版 人： 曾庆宇
出版发行： 北京科学技术出版社
社　　址： 北京西直门南大街 16 号
邮政编码： 100035
电　　话： 0086-10-66135495（总编室）　　0086-10-66113227（发行部）
网　　址： www.bkydw.cn
印　　刷： 北京捷迅佳彩印刷有限公司
开　　本： 889 mm×1194 mm　1/16
字　　数： 600 千字
印　　张： 23.5
版　　次： 2017年8月第2版
印　　次： 2022年1月第3次印刷
ISBN 978-7-5304-8859-1

定　　价：280.00 元

编者名单

主　　编　王光璐　魏文斌

副 主 编　马　凯　汪东生

编　　者（以姓氏笔画为序）

马　凯　王光璐　王明扬　杨　琼　杨丽红　汪东生　陆　方　周　辉

赵丽丽　黄厚斌　熊　颖　魏文斌

主编助理　刘丽娟　莫　静　王　倩　由　冰

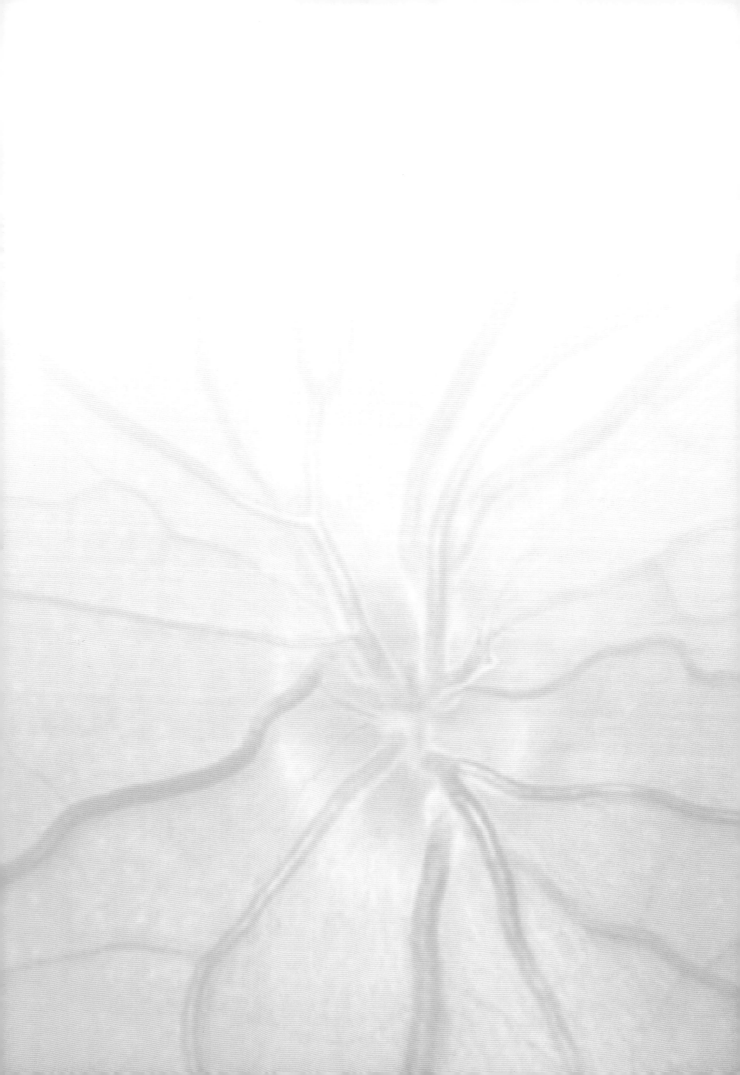

　　自《相干光断层成像眼底病诊断图谱》面世后，颇受读者青睐。然而，科技发展日新月异，检查仪器不断更新换代，不仅使图像更为清晰，也使以往无法进行的诊断检查获得了新的进展。全新的仪器，如分频幅去相干血管成像（SSADA）检查仪的面世，具有划时代的意义，扩展了一个新领域，深化了大家对眼病的认识，推动了眼科学的发展。在新形势下，我们认为对原版进行增补势在必行。我们采取的措施有：①除了有些病例无法复制而不能更新外，尽量对原图像进行更新，提高图像质量，并增加有意义、有关联的多幅en-face图像、3D图像、地形图等；②增添新内容，如脉络膜厚度的认识及其在疾病中的变化，又如不必做静脉注射也能显示视网膜血管的SSADA，也请有关专家做了专题介绍，并提供病例及图像，让读者先睹为快；③某些章节中增添了新的病例及约250幅的图像；④邀请同仁医院及其他医院有关专家作为编委，以期本书博采众长。虽说第2版对内容做了些增补修订，但仍然保存了原书的风格，同时与时俱进，最大限度地求新求全，以应对时代的需要。虽然在编写中我们尽了最大的努力，但本书难免有不合时宜或谬误之处，恭听同道们的真知灼见，并致以衷心谢意。

王光璐

2016年7月

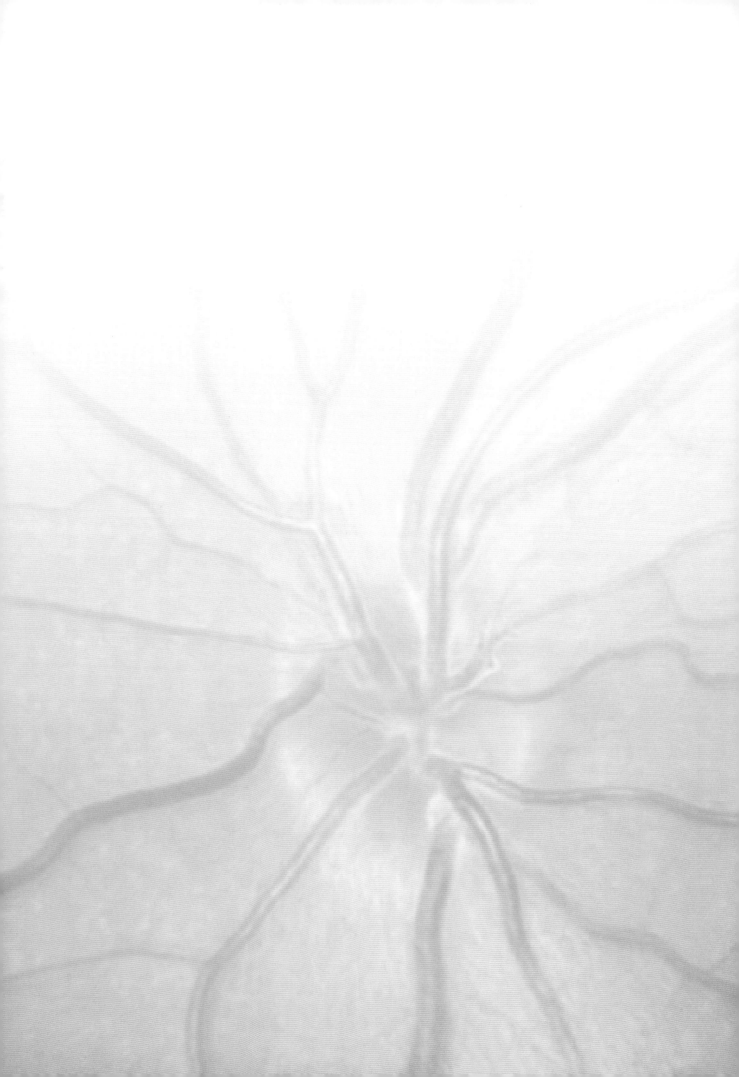

"同仁眼科系列图谱"前言

　　眼科疾病的诊断往往依赖于形态学检查。现代影像技术的发展，使得眼科医师能够根据更直观的影像改变，快捷准确地做出判断。因此，好的影像图谱往往胜过精湛的文字描述，对于眼科医师尤其是经验不很丰富的眼科医师和医学生来说，直观的图谱是最好的教科书之一。

　　首都医科大学附属北京同仁医院眼科在长达一个多世纪的发展中，已成为我国重要的眼科中心之一、国家级重点学科，拥有一批国内知名的专家，平均每天接待患者3000人次以上，每年的手术量近万例，形成了一套具有同仁特色的诊断和治疗技术，同时也积累了丰富的临床资料，包括大量精美的影像学图片，其中一些为少见和罕见病例的珍贵图片，这些宝贵的资料对我国眼科学的发展和眼科诊疗水平的提高很有价值。我们觉得，将这些资料整理后作为"同仁眼科系列图谱"出版，对临床工作很有意义，也是我们的责任。

　　在北京市新闻出版局和北京科学技术出版社的大力支持下，这一愿望终于得以实现。首批出版的图谱包括《斜视诊疗图谱》《眼睑手术图谱》《视网膜脱离诊断与鉴别诊断图谱》《眼底影像诊断图谱》《相干光断层成像眼底病诊断图谱》《眼表疾病图谱》等。《斜视诊疗图谱》《眼底影像诊断图谱》已经多次再版，深受同道青睐。相信还会有不少有价值的眼科图谱陆续出版。

　　借此机会，向为"同仁眼科系列图谱"出版做出贡献的眼病患者、医务工作者和编辑出版工作者致以崇高的敬意和感谢！

　　错误和不足之处敬请读者赐正。

首都医科大学附属北京同仁医院　魏文斌
2017年4月

Preface for Atlas of Fundus Imaging with Optical Coherence Tomography by Guang Lu Wang, MD

When we first introduced optical coherence tomography (OCT) to the ophthalmic community in the early 1990's, the reception was mixed. Some visionaries thought it as a revolution in diagnostic imaging in the eye, while some expert retinal specialist found little practical value in it. Both were right. An expert retinal specialist could probably diagnose macular hole or macular edema with a slitlamp biomicroscope as well as he or she could with the first generation retinal OCT scanner in 1995. However, as technology advanced and experience accumulated, it soon became clear that many nuanced diagnostic features could be discerned on cross-sectional OCT images that could not have been perceived on slitlamp biomicroscopy alone. Over time, OCT became the gold standard for staging macular holes and distinguishing various patterns of macular edema. The role of vitreous traction in the genesis of these diseases became clear because of investigations using OCT. By the time anti-angiogenic therapies for choroidal neovascularization came along, OCT has become integral to the drug trials and clinical management decisions. By now (2008), OCT is commonly acknowledged to be indispensable to the diagnosis of retinal diseases.

Although advances in the performance of OCT systems have much to do with their growing importance, the accumulation of clinical experience and the dissemination of this knowledge is even more important. The interpretation of OCT images in the many manifestations of myriad retinal diseases have become an important clinical discipline. And it is important for us to learn from masters such as Dr. Guang Lu Wang, who has performed OCT studies on over 50000 patients at the Beijing Tongren Hospital. Although reading the book will not give you the same experience as examining 50000 patients, it will impart much knowledge in less time.

Interpreting OCT retinal images requires knowledge of imaging principles, retinal diseases, and familiarity with many clinical imaging examples. This book assumes the reader already has a good foundation in retinal diseases. It teaches the imaging principles in the first 2 chapters. But its real strength is in the many excellent clinical examples. The advantage of a deep and broad base of clinical experience is apparent in this atlas. There are images to illustrate the many manifestations of common diseases such as age-related macular degeneration and diabetic retinopathy. In addition, there are excellent examples of rare diseases such as central retinal artery occlusion, Toxemia of pregnancy, (pregnancy induced hypertension, PIH) and many varieties of uveitis. The Atlas is very strong in diseases that are more common in China, such as myopic retinal degeneration and even include examples of endemic diseases such as Guang Zhou Angiostrongyliasis cantonensis retinopathy.

The atlas include images obtained from the earliest OCT1 (Zeiss OCT 2000) system, the mainstream Zeiss Stratus and the latest Fourier (also called spectral or frequency domain) OCT systems (Heidelberg Spectralis, Optovue RTVue, Topcon FD-OCT, Zeiss Cirrus). This is appropriate at this time, when many generations of the system are in use and the readers need to know how to make use of them all.

I greatly appreciate the work of Dr. Wang and his colleagues in advancing the clinical applications of OCT in fundus imaging. And I highly recommend this book to any retinal specialist who wishes to become an expert in the interpretation of retinal OCT images.

David Huang, MD, PhD

Associate Professor of Ophthalmology and Biomedical Engineering University of Southern California

第1版 前言

眼底影像技术是眼底疾病诊断与鉴别诊断的重要手段，相干光断层成像（optical coherence tomography，OCT）技术的问世已成为眼底影像检查技术新的里程碑。作为无创伤性的检查，OCT技术是其他影像技术无法替代的，它可以快速获得高分辨率的眼底断层图像，已成为眼底黄斑疾病诊断与鉴别诊断不可缺少的工具，常用于发现眼底的微小病变，探讨某些疾病的发病机制，判断疾病的病理改变，用于定量诊断，也是疾病治疗效果和随诊观察的客观指标。OCT技术的出现是近些年眼底病研究领域的重要进展，该技术在眼科临床和科研方面已得到广泛应用。

北京同仁医院眼科自从1998年将OCT应用于临床至今，已经积累了数万例患者的检查资料，在此基础上，我们整理出版了此图谱。不同于既往出版的同类书籍，本书不做临床及基础理论方面的介绍，而以图谱形式介绍眼底疾病。本书收集整理了1500多幅图片，既有多种常见的眼底疾病，也包括一些少见和罕见疾病，并结合其他影像资料对OCT图像进行释义。

OCT技术并非完美无缺，它的检测深度毕竟有限，分辨率也未能尽如人意，图像的品读和释义常引起临床医师困惑，只有与临床检查及其他影像检查结合起来分析，才能较全面地理解疾病的本质。本书着重结合临床病例对OCT图像进行品读和释义，期望有助于眼科同道在临床中对OCT图像进行准确判读。书中也对最近刚刚应用于临床的高分辨率的三维谱域OCT进行了介绍。

本书在科内同道们的大力支持下才得以完成，在此谨表示深深的谢意。张风、张莉、周丹、辛晨、曹绪胜等医师为本书提供部分图片及资料，在此一并致谢。最后要感谢OCT的发明者David Huang博士为本书作序。对国人而言，David Huang博士这个名字并不十分陌生。David Huang和OCT一词紧密相连，几乎一提起OCT就自然而然地想到他。黄博士先后毕业于美国哈佛医学院和麻省理工学院，获得医学博士和医学工程与医学物理学博士双学位。他在屈光手术、激光和成像技术领域声誉卓著。他曾3次得到美国国家卫生院（NIH）给予的大额科研经费资助，并发表了多篇有价值的论文，然而他最为人们津津乐道的发明，还是OCT技术。他和另一位美籍华裔科学家，现为Optovue公司总裁兼首席执行官的Jay Wei一起，进行了用于眼科诊断的OCT仪的商品化的研发，取得了举世瞩目的巨大成功。短短十余年间，OCT技术更新换代迅速，目前已达到傅立叶域OCT的崭新时代。黄博士已拥有与OCT相关的8项国际专利和6项申请专利。

黄博士现在南加州大学Doheny眼科研究所工作，担任激光视觉中心主任。他曾荣获美国眼科学会（AAO）的成就大奖，被评为全美最佳医师之一和全球最值得信赖的准分子手术医师。

通过科林公司的FD-OCT论坛，黄博士还对本书提出中肯的建议，并在百忙之中欣然提笔为本书作序，我们对此表示深深的谢意。

由于编者水平有限，在图像释义上必定有不完善甚至错误之处，敬请同道不吝指正。

王光璐　魏文斌

首都医科大学附属北京同仁医院

2008年7月

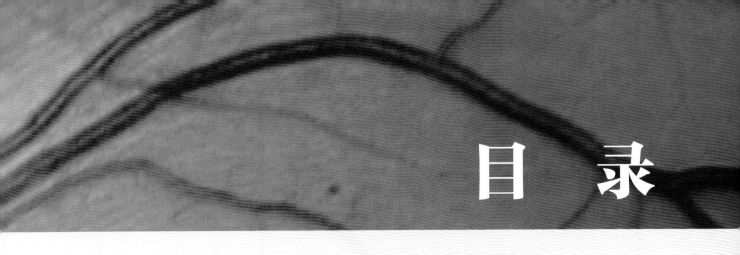

目　录

CONT

ENTS

第一章
OCT 发展的历史

第一节　OCT 发展的历史

相干光断层成像（optical coherence tomography，OCT）是医学影像技术领域内较晚出现的检查技术，因其自身所具备的非接触性、非侵入性、高分辨率以及应用范围广等独特优点，一经问世便受到了广泛关注，并在过去的短短十几年间在临床实践中得到大量应用。事实上，作为其核心技术的干涉度量学诞生至今已有100多年，从最初的光速测量到后来的工业精密探伤，光干涉测量技术早已作为一种成熟的技术得到广泛的应用。而它作为一种新的影像学检查手段被引入医学领域，最早的报道见于1991年David Huang博士发表在Science的关于OCT的论文，因此，David Huang博士被誉为OCT的发明人。他与另一个创始人Jay Wei开拓了将OCT用于眼科诊断的商业化产品研发道路，1994年，第一个OCT临床原型机诞生。

1996年，德国Zeiss公司生产的Optical Coherence Tomography Scanner 2000系统（100A扫描/秒，16μm分辨率），是第1代的OCT商业化产品。2001年第2代OCT投入生产，采用的仍是第1代OCT的技术。2002年，第3代OCT投入生产（400A扫描/秒，10μm分辨率），目前第3代产品Stratus OCT已广泛应用于临床。2005年，Viisante前节OCT（30μm分辨率）问世，现已用于临床。2004年，傅立叶域OCT（FD-OCT，>20000A扫描/秒，5μm分辨率）开始在临床试用，现已进入初期推广阶段。2006年，RTVue——第一个通过美国食品和药物管理局（FDA）的FD-OCT进入临床使用。2007年，RTVueFD-OCT（5μm分辨率）开始在临床试用。OCT技术发展一日千里，随着OCT的不断升级，其分辨率有很大提高。3代OCT的轴向分辨率为10μm，而FD-OCT（即4代OCT）的轴向分辨率达5μm（图1-1-1～1-1-4）。

与以往的医学影像技术相比，OCT最大的特点是分辨率高，后节OCT的轴向分辨率可达5～10μm，比B超、CT、磁共振成像等高10倍以上，单纯从数值上比较，仅比普通的光学病理切片差一半；目前临床使用的前节OCT分辨率为20～30μm，虽然与超声生物显微镜（UBM）的分辨率（30～40μm）不相上下，但其探测范围明显优于UBM，能够获得完整的眼前节断层图像。而且，作为一种非接触无创性检查，OCT不会对患者造成伤害，可以多次重复或在手术后早期对患者进行检查，与超声生物显微镜相比有着更广泛的应用范围。

众所周知，在临床眼底疾病的诊疗过程中，很难获得被医学领域内公认为诊断金标准的病理资料，特别是急性期组织改变的病理资料更是近乎不可能获得。OCT尽管还难以与光学病理切片相比，但已经为我们开辟了一个全新的视野，让我们得以从另一个角度去认识疾病。OCT系统提供给我们的在活体状态下对视网膜组织厚度进行精度高达微米级的直接测量，标志着眼底疾病的诊疗开始了由定性分析向定量分析的转变。

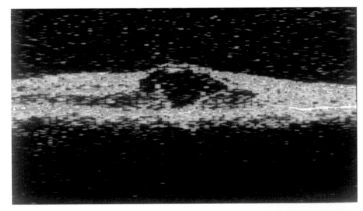

◤ 图 1-1-1　OCT-2 黄斑囊样水肿

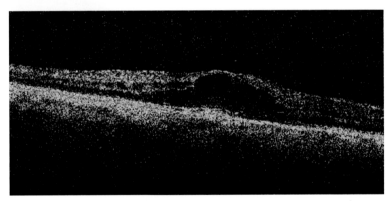

◤ 图 1-1-2　OCT-3 黄斑囊样水肿

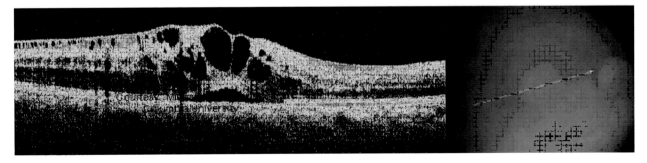

◤ 图 1-1-3　FD-OCT 黄斑囊样水肿

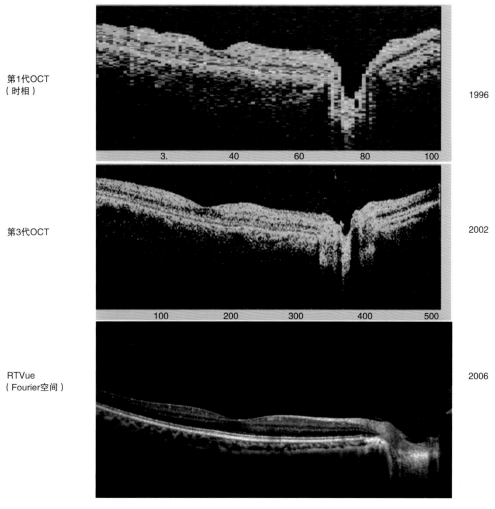

第1代OCT
（时相）

1996

第3代OCT

2002

RTVue
（Fourier空间）

2006

▲ 图 1-1-4　3 代 OCT 的比较

第二节　OCT 的基本原理

　　Huang等在1991年首先介绍了OCT的基本原理，其工作原理与B型超声波很相似，区别在于它是探测光的反射而不是探测声的反射。由于光的传播速度很快，所以无法像超声波那样，用电子学的方法对经样本反射后所产生的光的回声延时进行探测，因此，一项已知的光学技术——干涉度量学便被引入了这一领域。因波的叠加而引起强度重新分布的现象被称为波的干涉。两束光产生干涉必须符合以下条件：频率相同、存在相互平行的振动分量、位相差恒定。获得两束相干光的方法通常是对一束光进行等分。下面是典型的OCT系统的基本工作原理（图1-2-1）。

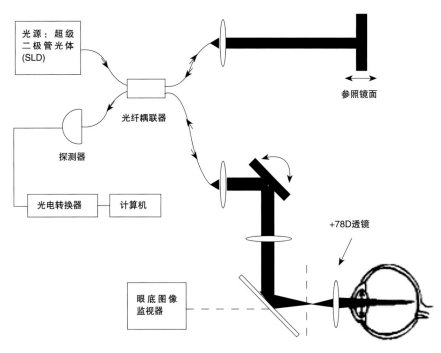

图 1-2-1　OCT 工作原理

由作为光源的超级二极管发光体所发出的光束被一个光纤耦联器平均地分成两束低相干光，一束被送入干涉仪的参照光路，另一束被送入探测光路。两个光路中反射或反向散射的光线在光纤耦联器被重新整合为一束，被光敏探测器所探测，并将不同深度组织所产生的不同反向散射强度对数值所对应的灰阶值转换为伪彩色，通过计算机还原处理，以二维图像的形式进行实时显示，如白色和红色这样明亮的颜色代表反射强的区域，而蓝、黑等暗色调则与反射弱的区域相对应。与B超的成像原理极为相似，OCT系统通过多次类似A型超声波的纵向扫描（通常为100次），获得样本被检区域二维（断层）的伪彩色图像。通过多次规律间隔的扫描，能够对样本的生物结构进行三维重建，进而获得样本任意平面的断层图像。

只有当两个光路中的光程差与光源的相干波长相匹配时才会产生干涉，因此，光源的相干波长决定了系统的轴向分辨率，由于现有OCT使用的低相干光源由不同频率的光波组成，轴向分辨率与光源的谱带宽度成反比（目前OCT系统的光源谱带多为30～75nm），这一点可以通过测量实际光路中平面镜位置处一点的传播函数来证实。而横向分辨率不但取决于探测光在样本上聚焦后所产生光斑的大小，横向像素密度在决定横向分辨率时同样起重要作用，光的会聚特性使得系统的高横向分辨率和高深度探测范围难以兼得，通常情况下是在保证有效横向分辨率前提下获得尽可能大的共焦参数（探测深度）。

由于OCT使用了近红外光源作为探测光，所以，它能够穿透部分对可见光来说是混浊或不透明的介质，从而对样本进行检测。使用属于非可见光的近红外光作为探测光源也使被检者的耐受性得到了提高，这一点在进行眼部检查时显得尤为重要。

第三节　OCT 设备介绍及使用注意事项

一、OCT 设备介绍

对用于检查视网膜疾病的后节OCT，从最初用于临床实践的第一代商业化产品到最新一代的第3代OCT（OCT-3），设备的改进主要体现在以下几个方面。

（1）整合了最初独立存在的分析和监视系统，在整个系统中减少了专门用于观察眼底的监视器，将这一功能置于计算机系统新建的窗口内。

（2）在获取图像过程中实现了手动机械操作向鼠标操作、自动调整的转变，使检查过程更简便、更迅速。

（3）由于提高了单个A型扫描的采集密度，OCT-3的图像比第1代产品更细腻、层次结构更清晰。但应注意，由于使用同样的近红外探测光源，其理论最大轴向分辨率仍为10μm。

（4）增加了用于检测和图像分析的工具，分别由最初的几种增加到现在的近20种，并随机备有数据库供分析参考，用于视网膜厚度分析的地形图使检查结果更加直观易懂。

二、OCT 检查时应注意的问题

1. 扫描位置的选择　在现有关于视网膜疾病OCT检查的文献报道中，无论原发病灶是否位于黄斑区，检查重点多集中在黄斑和视盘周围。这主要是因为，一方面，OCT作为一种高分辨率的检查手段，每次检查的范围十分有限，不可能扫描到整个眼底，而黄斑区是视觉最敏感的部位，微小的病变都可能对视力造成严重影响，应列为检查重点；另一方面，系统自带的内视标能够帮助我们对中心凹进行较为精确的定位，而视盘确定的解剖结构都可以作为检查的定位标志，在进行定量测量和重复检查时作为参照标尺。

2. 对10μm分辨率的理解　不能简单地认为OCT的分辨率为10μm，因为普通光学病理切片的分辨率为5μm，二者观察的细节会十分相近。光学切片的分辨率是绝对的，通过不同组织成分染色性质不同来对不同组织细胞进行区分，5μm的分辨率已经能够看清单个细胞的轮廓；而OCT的分辨率是相对的，它是靠组织结构的反光性质对不同组织进行区分，在对视网膜结构进行检查的时候，真正能够较为明确区分的只有神经上皮光带、色素上皮光带和脉络膜光带3个层次，而能够确切区分边界并进行精细测量的只有神经上皮内界膜和色素上皮内界两个光学界面。至于神经上皮层间的结构，除光感受器细胞层反光较弱可以大致分辨外，其余层次难以逐一分辨。

3. **如何看待组织反光颜色** 从OCT的成像原理上来看，组织水肿或萎缩等原因会导致单位面积内反光位点减少，并最终使图像反光颜色变淡，因而，图像颜色变淡应具有观察意义。但在实际应用中发现影响成像颜色的因素很多，诸如屈光间质的混浊程度、扫描线在视网膜表面聚焦是否清晰、患者眼睑是否睁大、有无泪液积存及采像镜头是否清洁等，这些都可能使图像反光强度发生很大变化，必须充分考虑各方面因素，谨慎下结论。对于每位患者均应进行双眼检查，以便于相互比较，单眼患病者患眼与健侧眼的对比更是不可缺少。对于同一只眼的多幅图像应以反光较强者为准。

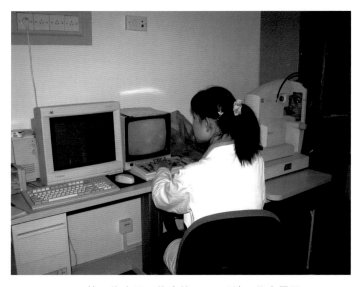

▲ 图 1-3-1 第 2 代应用于临床的 OCT 系统工作全景图

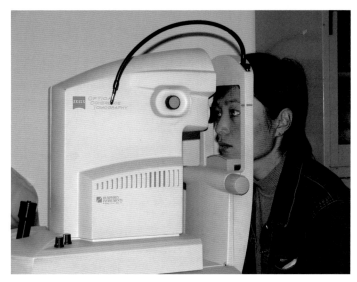

▲ 图 1-3-2 探测装置和患者接受检查时的情况

4. **对观察资料进行定量测量的选择** 系统提供的测量手段在测量上有一定范围，在横向上可以随扫描线长度而改变，而纵向上则相对固定，整个量程约为1300μm，且每次测量均自动将色素上皮光带置于接近中心的位置，以将色素上皮光带以上的测量范围固定为700～800μm。另外，有些患者发病后就诊较晚，以至于病变较为严重，超出了系统允许测量范围。解决的出路固然有赖于生产厂家对系统的改进，但同时也应该认识到，作为一种高分辨率的检查手段，将OCT应用于那些早期的、微小的病变，才是它的优势所在。

5. **有关散瞳的问题** 从理论上讲，分辨率不受数值口径限制是OCT的一大优点，对于集中在黄斑区的检查，是否散瞳应该无关紧要，这在对正常眼进行的试验性扫描中已证明切实可行。但接受检查的患者通常视力较差、年龄较大，配合性较差，散瞳后能够在监视器中直接观察到更大范围的眼底情况，便于随时指导患者配合，使检查能够在较短时间内顺利完成（图1-3-1～1-3-13）。

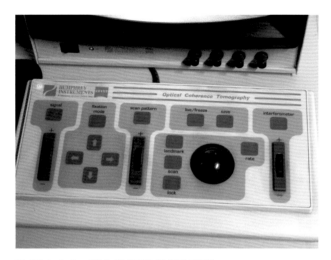

▲ 图 1-3-3　第 2 代 OCT 的操作面板

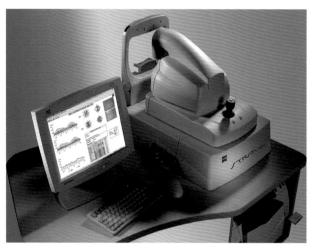

▲ 图 1-3-4　应用于临床的第 3 代 OCT（OCT-3）

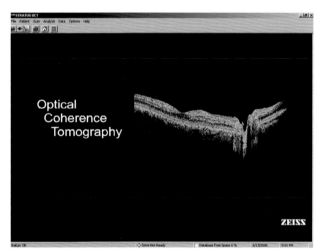

▲ 图 1-3-5　OCT-3 系统的主菜单

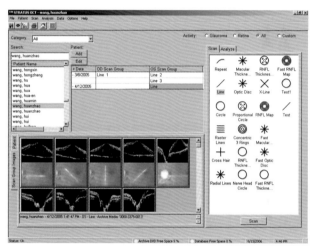

▲ 图 1-3-6　OCT-3 的工作界面，系统提供了 19 种用于眼底检测的工具

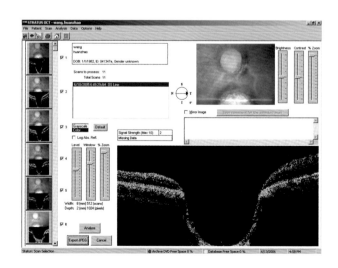

➡ 图 1-3-7　OCT-3 系统的记录界面，可对已获取图像资料进行处理分析

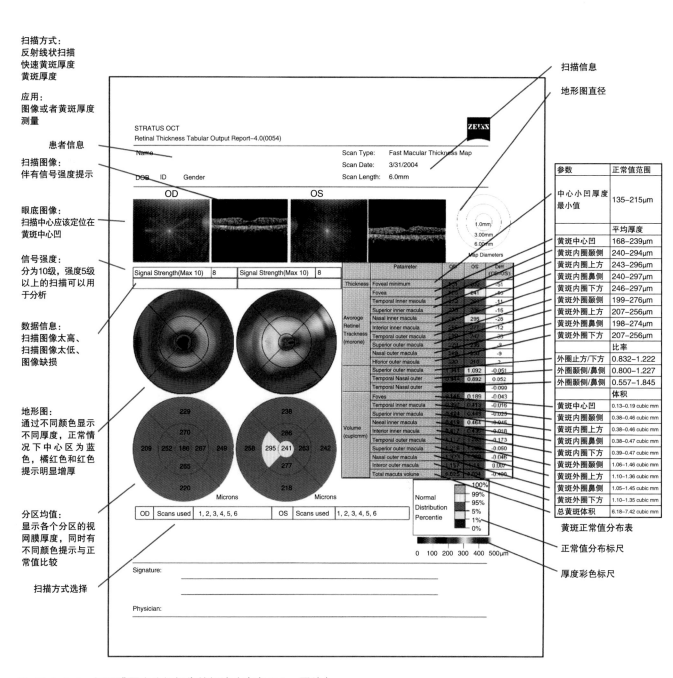

图 1-3-8　视网膜厚度分析报告的解读（来自 Zeiss 网站）

扫描方式：
快速视盘扫描
视盘扫描

应用：
视盘评估

患者信息

视盘标记

RPE标记

信号强度：
分为10级，
强度5级以上的
扫描可以用于分析

视盘分析结果：
综合6个扫描图像

垂直整合盘沿
体积：正常值
（0.36±0.08）mm³

水平整合盘沿宽度

视盘面积

视杯面积

盘沿面积

杯盘面积比

杯盘水平直径比

杯盘垂直直径比

扫描信息

单个放射状扫描分析

单个放射状扫描
盘沿面积

平均视神经宽度
（盘沿上）

视盘直径

视杯直径

方向标尺

水平盘沿长度

视杯标定位置

背景图：3种可选择背
景图

视杯标定位置

视杯面积

视杯体积

扫描列表

组合图：
黄色线条显示当前
扫描图像的方向

眼底图像

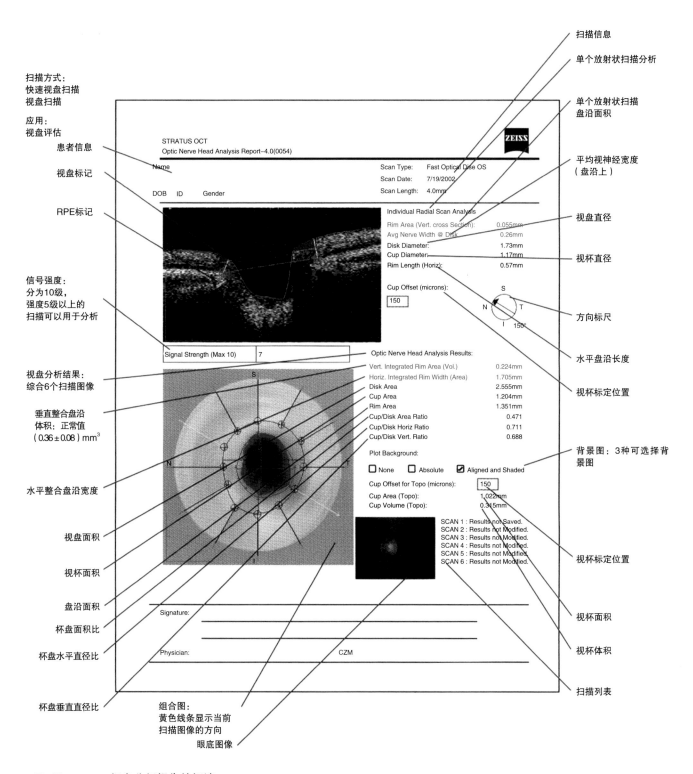

图 1-3-9　视盘分析报告的解读

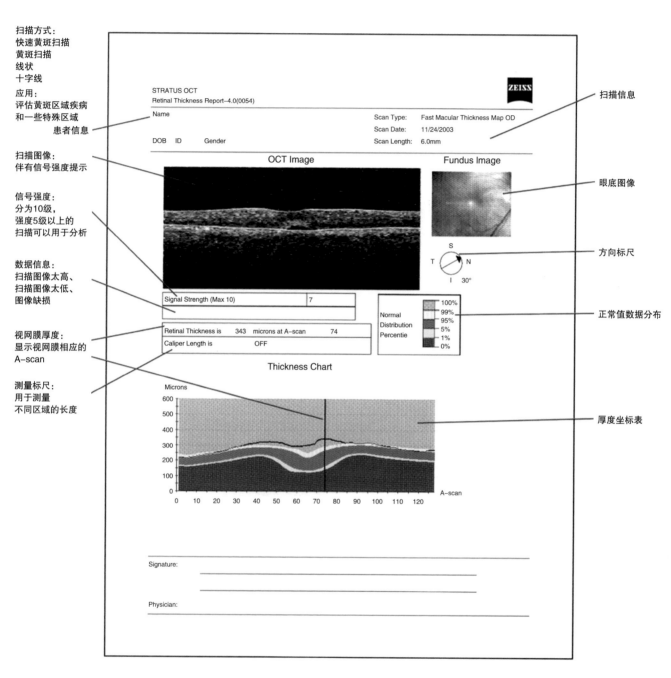

扫描方式：
快速黄斑扫描
黄斑扫描
线状
十字线
应用：
评估黄斑区域疾病
和一些特殊区域
　　患者信息

扫描图像：
伴有信号强度提示

信号强度：
分为10级，
强度5级以上的
扫描可以用于分析

数据信息：
扫描图像太高、
扫描图像太低、
图像缺损

视网膜厚度：
显示视网膜相应的
A-scan

测量标尺：
用于测量
不同区域的长度

扫描信息

眼底图像

方向标尺

正常值数据分布

厚度坐标表

STRATUS OCT
Retinal Thickness Report-4.0(0054)

ZEISS

Name

Scan Type:　　Fast Macular Thickness Map OD
Scan Date:　　11/24/2003
Scan Length:　6.0mm

DOB　　ID　　Gender

OCT Image

Fundus Image

S

T　　　　N

I　　30°

Signal Strength (Max 10)　　　　7

Normal
Distribution
Percentie

100%
99%
95%
5%
1%
0%

Retinal Thickness is　　343　microns at A-scan　　74
Caliper Length is　　　　OFF

Thickness Chart

Microns

600
500
400
300
200
100
0

0　10　20　30　40　50　60　70　80　90　100　110　120

A-scan

Signature:

Physician:

图 1-3-10　视网膜厚度测量（1）

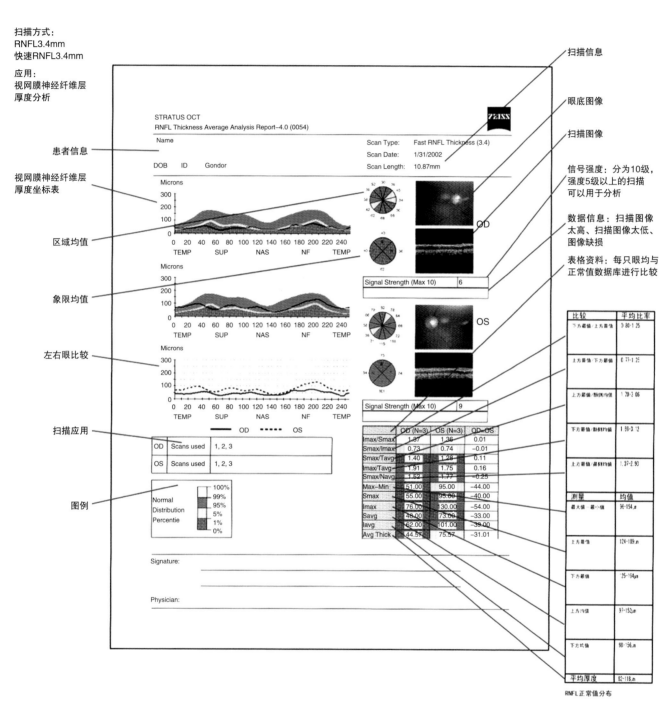

扫描方式：
RNFL3.4mm
快速RNFL3.4mm

应用：
视网膜神经纤维层
厚度分析

扫描信息

眼底图像

扫描图像

患者信息

视网膜神经纤维层
厚度坐标表

区域均值

象限均值

左右眼比较

扫描应用

图例

信号强度：分为10级，
强度5级以上的扫描
可以用于分析

数据信息：扫描图像
太高、扫描图像太低、
图像缺损

表格资料：每只眼均与
正常值数据库进行比较

图 1-3-11　视网膜厚度测量（2）

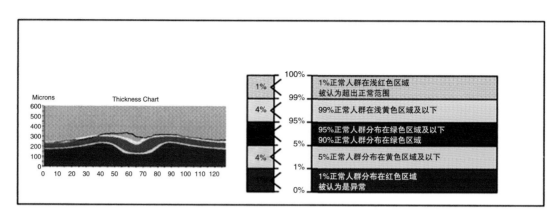

↥ 图 1-3-12　黄斑正常值数据库

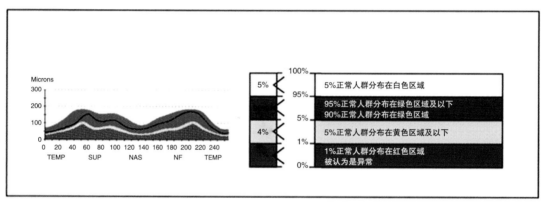

↥ 图 1-3-13　视网膜神经纤维层正常数据库

第四节 三种眼底扫描形式

　　OCT图像由3种扫描方式来显现，即A扫描、B扫描、C扫描（图1-4-1）。常见图像为B扫描，新一代HD-OCT发展了C扫描，即根据需要，选择扫描被检组织的部位和层次。如内界膜层、色素上皮层（RPE）或复合体层等，以期更好地显示病变的特点。

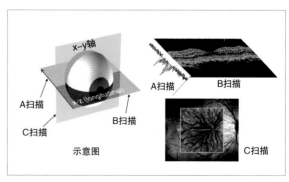

↥ 图 1-4-1　3种扫描形式的示意图（Cirrus）

第二章
OCT 图像释义

OCT显示的主要是黄斑的断面图像，因此，在讲述OCT之前先介绍黄斑的界定。黄斑区（macular area）指包含叶黄素和多层神经节细胞的视网膜中心部分，故亦称中心视网膜。从解剖上它又细分为3个区：①黄斑中心凹（fovea），黄斑区呈一凹面，直径约1.5mm，即1个视盘直径，其中心称黄斑小凹（foveola），直径约0.35mm，它在中心无毛细血管区约0.5mm直径之内；②黄斑周区（parafovea），是黄斑外一个宽约0.5mm的环形区域，它包含神经节细胞、内核层和称为Henle纤维的外丛状层，此区为黄斑最厚处；③黄斑旁区（perifovea），是黄斑周区外一个宽约1.5mm的环形区。3个区的直径总计5.5mm。简言之，眼底颞侧上下血管弓内的区域均可称黄斑区。

第一节　正常视网膜 OCT 图像

临床上所见到的图像，是在图像处理生成过程中，人为对不同强度反射信号进行定义和颜色设定后所得到的伪彩色图像，具体颜色只与检测当时组织所产生的反射信号强度有关，并可能受到外界条件的影响，如组织水肿、渗出、屈光间质的状态、泪液情况等，而与组织本身的颜色以及病理标本中组织的化学染色特性无关。

在正常眼黄斑区典型的OCT-2图像（图2-1-1）上，首先应该认清两个标志性组织成像界面，即玻璃体腔与视网膜内界膜所形成的光学界面和视网膜神经上皮与色素上皮之间所形成的光学界面，这是正常视网膜OCT图像中能够明确区分、与视网膜解剖结构相对应的两个标志性界面。不同组织由于反光特性不同，在伪彩色图像上呈现为不同颜色：视网膜内界膜、神经纤维层、色素上皮层（RPE）和部分脉络膜毛细血管所形成的红色或白色反光带，神经上皮层间呈不均匀的黄绿相间色调，光感受器层变为暗蓝色，脉络膜反光带呈逐渐稀疏、变淡的蓝色。具体颜色在成像过程中可能受到组织水肿、屈光间质状态等多种因素影响，不能以颜色变化作为单一的判定标准。在图像判读过程中，组织形态、相互层次关系、相应反光带颜色及精确的定量测量是需要综合考虑的因素。在OCT-2图像上，正常生理状态下视网膜色素上皮和脉络膜毛细血管层形成了难以区分的共同反光带，这正是现有使用OCT进行视网膜测量的文献中多只对神经上皮厚度进行测量的原因。而视网膜神经上皮内，除光感受器细胞层因反光明显弱于其他层次可大致分辨外，其余各层难以逐一分辨。

与第2代设备相比，目前临床使用较多的是OCT-3，由于增加了单次扫描过程中信号采集的密度，使所得图像更加细致清晰（图2-1-2～2-1-6）。但因为没有改变探测光源的波长和带宽，其理论轴向分辨率仍为10μm左右。在目前系统所提供的19种扫描工具中，线性扫描是视网膜疾病检查最重要的工具，尤其是单线扫描的应用在临床实践中具有最重要的实际意义。在对视盘周围或因病变特殊需要时可能会使用环形扫描。多种工具都提供了快速和标准两种模式，快速模式是通过牺牲信号采集密度来实现图像采集时间的缩短，即如果使用OCT-3的图像快速采集模式，就会放弃其图像细致、清晰的优点，而获得与第1代设备图像质量相近的检查结果。

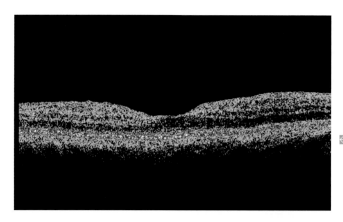

图 2-1-1　OCT-2 所显示的正常黄斑图像

图像上方为眼球内面，中央凹陷处为中心凹，神经上皮层表面和色素上皮层（RPE）两条标识性的高反射光带均能见到，但较粗糙，神经上皮层内除了视细胞层显示一条低光反射带外，其余层次均不能很好地区分

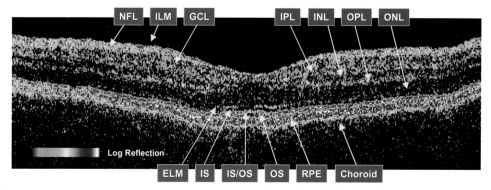

图 2-1-2　OCT-3 所显示的正常黄斑图像

图像质量较OCT-2有很大提高，视网膜主要组织能大致分辨出，图中文字已有详细说明

NFL：神经纤维层
ILM：内界膜
GCL：神经节细胞层
IPL：内丛状层
INL：内核层

OPL：外丛状层
ONL：外核层
ELM：外界膜
IS：内感光层

IS/OS：内感光和外感光层联结
OS：外感光层
RPE：视网膜色素上皮层
Choroid：脉络膜

　　由图2-1-2可见，视网膜的内表面，即与玻璃体的交界面是光滑的，内表面显示为黄色和红色的高反射带，中心处微微凹入，由神经纤维层反射形成，内界膜及神经节细胞不易分辨。由内向外，内丛状层及外丛状层显示为黄绿色高反射带，内核层及外核层表现为较弱的反射带。这是由于细胞组织结构的光反射不如纤维组织强。视细胞的内侧部分核周体形成外核层，外侧部分构成杆细胞和锥细胞的外节（outer segment，OS）和内节（inner segment，IS），IS/OS在图像上可见一黄色和红色细光反射带。最外的RPE和脉络膜毛细血管层表现为红色均匀的高反射带，宽约80μm，外界膜不易分辨出来，脉络膜表现为不均匀的黄绿色光反射。由于扫描深度有限，只有2mm，脉络膜的详细结构无法显示出来。

　　黄斑中心为视网膜最薄处，没有视网膜内层，只有锥细胞及其传导纤维再加上外界膜及内界膜。在OCT图像上也能见到内核层和内丛状层终止于中心旁，视细胞层增厚，IS/OS在中心处比较明显。我们测量的黄斑中心厚度是（154±8）μm。

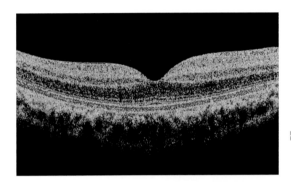

◤ 图 2-1-3　新一代三维立体 OCT 所显示的正常黄斑图像

分辨率较OCT-3又有所提高，图像较之前更清晰，视网膜各层组织大致上能分辨出来

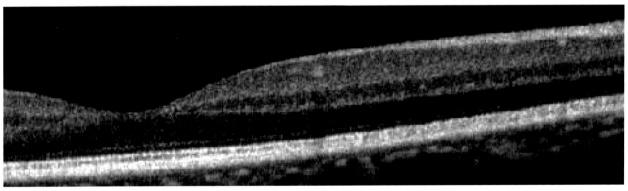

250 μm

ILM/NFL
GCL
IPL
INL
OPL
ONL
IS/OSPR
PL
RPE
Chonocapillarts
and Choroidea

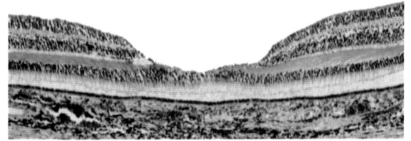

Gass J.D.M. 1997

◣ 图 2-1-4　FD-OCT 显示的视网膜层次与组织学图片比较

两者虽较接近，但OCT图像绝不等同于病理切片（下图）

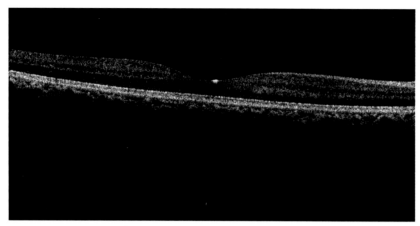

◤ 图 2-1-5　FD-OCT 黑白图

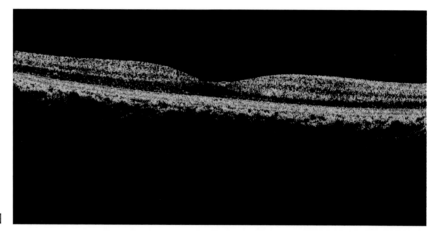

➡ 图 2-1-6　FD-OCT 伪彩图

第二节　各种病变的 OCT 图像释义

　　黄斑区的OCT表现丰富多彩。以组织对光的反向散射的强度来分，可分为高反射和低反射，与在荧光素眼底血管造影（fundus fluorescein angiography，FFA）中把异常荧光分为强荧光和弱荧光相似。能引起高反射的病变有大的硬性渗出、出血、色素性病变、纤维化瘢痕、新生血管团、出血性神经上皮脱离和色素上皮脱离、有髓神经纤维、牵拉性脱离、前膜等，RPE色素萎缩使入射光量增加，也可引起组织的反向散射增加。能引起低反射的病变有海绵状水肿、液腔囊肿如黄斑囊样水肿、浆液性神经上皮或色素上皮脱离等。上述病变可位于视网膜内或视网膜下，色素上皮和脉络膜、视网膜和玻璃体交界面。以组织形态改变来分，又可分为视网膜和（或）脉络膜变薄、增厚、隆起、凹入和缺损等。除黄斑区外，视盘的病理改变在OCT上同样也能反映出来，如视盘水肿、视神经萎缩、先天性视盘缺损等。总体来讲，视盘病变的OCT表现的临床参考价值远不如黄斑病变的OCT表现。

一、引起反射改变的病变

（一）高反射病变

1. **硬性渗出** 多位于视网膜外丛状层，常在黄斑区呈簇状发生。在OCT上表现为在视网膜内有黄绿色高反射点。较大的硬性渗出点能产生遮蔽效应，即渗出点后组织的反向散射受遮蔽。图2-2-1示糖尿病性黄斑囊样水肿合并硬性渗出，右侧多数高反射点即为硬性渗出，其后组织的光反射被遮蔽。

2. **出血** 可位于视网膜内或视网膜下，大小、厚薄、形态不一。薄的出血不影响光的射入，在OCT上可无任何异常，此时眼底检查反而容易诊断。厚的出血影响光的射入，在OCT上显示为黄绿色高反射点或片，并产生遮蔽效应。图2-2-2显示外伤后黄斑区视网膜下出血，OCT上可见一弧形黄绿色高反射带，并遮蔽其后组织的光反射信号。

3. **色素性病变——沉着** 色素和出血只是颜色不同，它们的光散射性能相似。在OCT上两者表现相似，显示为高反射区并有遮蔽效应。图2-2-3为病理性近视的色素斑，图中在RPE水平有高反射斑即为色素沉着处，也显示了遮蔽效应，神经上皮层变薄，中心处更明显。

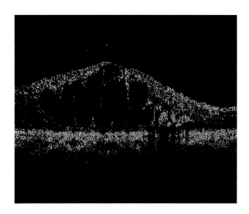

🔼 图 2-2-1 糖尿病性黄斑囊样水肿合并硬性渗出

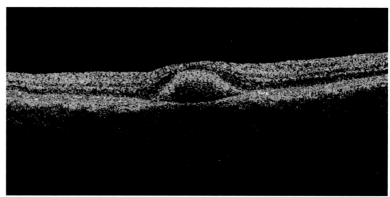

🔼 图 2-2-2 外伤后黄斑区视网膜下出血

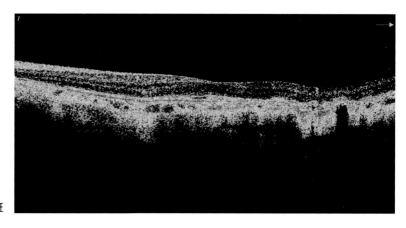

▶ 图 2-2-3 右眼病理性近视的色素斑

4. 瘢痕组织　为致密的纤维组织所构成，在OCT上表现为较宽较厚的高反射区。图2-2-4为老年黄斑变性（瘢痕期），图中显示一大片不规整的红色致密高反射区，神经上皮层变薄。

5. 新生血管　脉络膜新生血管（choroidal neovascularization, CNV）最初在色素上皮下生长，穿过玻璃膜后可至视网膜下，或与RPE混杂在一起生长。新生血管常伴发渗出、出血、水肿，形成一个复合体。在OCT上表现为RPE光带的连续性破坏，该处常呈一梭形的中至高度的高反射区，其旁常见小的低反射的神经上皮脱离和高反射的出血和渗出。图2-2-5显示老年黄斑变性在RPE水平上有一个呈梭形的红黄色高反射区，其旁有窄的神经上皮脱离包绕，视网膜水肿增厚还可见小囊肿。

6. 出血性色素上皮脱离　色素上皮脱离分为浆液性和出血性两种。出血性色素上皮脱离（图2-2-6）在OCT上表现为RPE光带呈弧形向内隆起，表面光滑，由于RPE光带下的出血亦呈高反射性，往往和RPE的高反射带融合在一起，看不出原本边界清楚的边缘而呈增宽外观，仅可见外缘黄绿色不规整的高反射。由于OCT扫描深度只有2mm，再向深处的出血无光反射而呈暗区，并遮蔽其后的脉络膜组织。

7. 有髓神经纤维　神经进入眼内均无髓鞘，如仍带有髓鞘则称为有髓神经纤维，这是一种先天异常。通常见于盘缘神经纤维层内，呈白色，边缘处呈羽毛状。图2-2-7显示在视网膜内表面神经纤维层水平上，可见光反射增强的较宽的红色反射带，即为有髓神经纤维处。该区由于较厚，扫描光无法射入，故呈暗区。

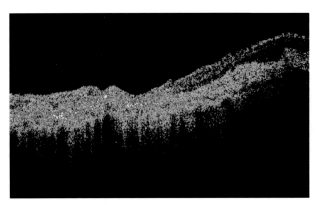

🔺 图 2-2-4　**左眼老年黄斑变性（瘢痕期）**

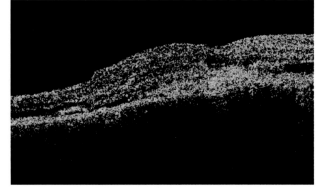

🔺 图 2-2-5　**左眼老年黄斑变性**

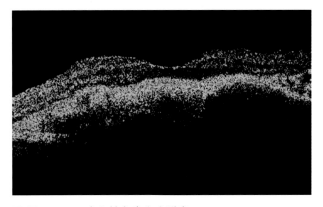

🔺 图 2-2-6　**出血性色素上皮脱离**

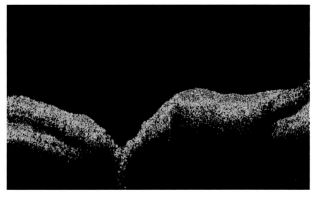

🔺 图 2-2-7　**左眼视盘旁有髓神经纤维**

8. **牵拉综合征**　玻璃体后界膜不完全脱离，对视网膜产生牵拉而引起交界面和视网膜的一系列改变，如视网膜移位，血管迂曲变形，视网膜水肿、囊肿、脱离甚至裂孔。图2-2-8示黄斑内层可见一囊肿，表面有一绿色细光带，其中一小段与黄斑中心凹相连，其余部分与视网膜表面分离而起牵拉作用，将黄斑中心凹向前拉。RPE光带前还可见一个窄而长的神经上皮脱离暗区。

9. **光量增加引起的高反射**　在图2-2-9左侧显示病理性近视的RPE及脉络膜萎缩后，光透过量增加，致使其后组织反向散射增加而呈高反射区。这种高反射区边界清楚、均匀，不要误认为脉络膜瘢痕。

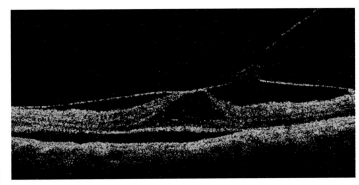

　图 2-2-8　**左眼黄斑牵拉综合征**

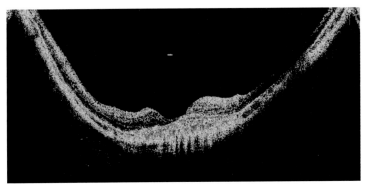

　图 2-2-9　**右眼黄斑区 RPE 及脉络膜萎缩**

（二）低反射病变

1. **黄斑海绵状水肿**　是很常见的病理改变。液体不仅限于外丛状层，整个视网膜内增厚。在OCT图像上，因液体中少有反射介质，导致反向散射减少，使液腔或囊腔呈暗区。水肿常和囊肿及神经上皮脱离并存。图2-2-10显示左眼糖尿病性黄斑水肿，黄斑中心凹曲线可见，但组织呈明显海绵状水肿，增厚达464μm，组织光反射减低，可见少数囊样水肿腔，中心凹处有2个小的神经上皮脱离。红黄色高反射点为硬性渗出。

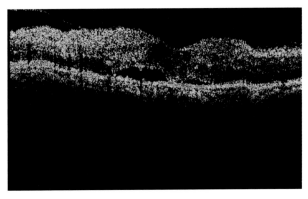

　图 2-2-10　**左眼糖尿病性黄斑水肿**

2. **黄斑囊样水肿** 多位于外丛状层，因Henle纤维有液体存储的余地。囊肿可多发，亦可融合扩大而占据大部分视网膜，甚至在黄斑中心形成大囊肿。在OCT图像上囊肿呈低反射腔。图2-2-11为右眼视网膜中央静脉阻塞，黄斑区RPE光带前有一个浅而长的神经上皮脱离暗区。由此往内，视网膜内可见多个大小不等的低反射的囊肿。黄斑中心突向玻璃体腔，厚达796μm。

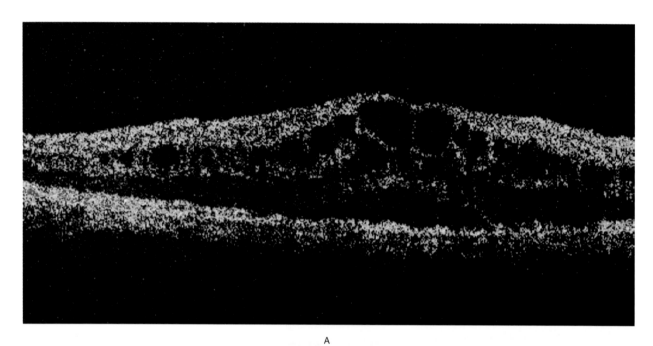

A

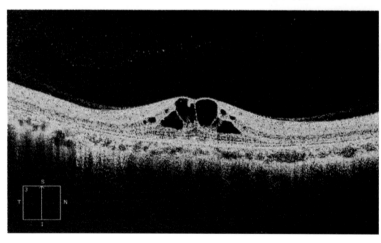

B

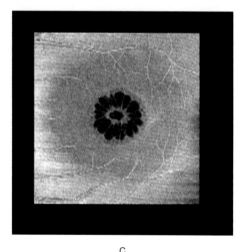

C

🔹 图2-2-11　**右眼视网膜中央静脉阻塞黄斑囊样水肿**

A—黄斑囊样水肿；B—典型黄斑囊样水肿位于外丛及内核层；C—A图C扫描黄斑囊样水肿呈典型花瓣状

3. **浆液性神经上皮脱离** 可由多种因素引起，最常见于中心性浆液性视网膜脉络膜病变（中浆）。OCT上表现为视网膜神经上皮的光带向前隆起，其与RPE光带间为浆液性视网膜下液形成的低反射区。图2-2-12示RPE光带前可见一梭形向前隆起的均匀一致的低反射腔，反射腔的边界清楚，液体将其他层视网膜推向内，视网膜内层次结构依然可见，黄斑中心凹曲线仍然可见。

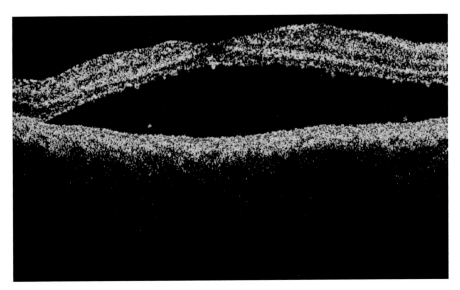

🔺 图2-2-12　右眼中心性浆液性视网膜脉络膜病变

4. 浆液性色素上皮脱离　常与中心性浆液性视网膜病变并存，也可单独发生。在眼底上表现为一个暗黄色边界清楚的深层病变。在OCT上红色的RPE光带向眼内呈半球形隆起，即色素上皮脱离，如为浆液性脱离则脱离腔呈低反射暗区，其外侧脉络膜的绿色光带仍可见。图2-2-13示黄斑中心凹曲线仍可见，在其旁有一个色素上皮脱离，将视网膜推向内，视网膜本身结构并无改变。此例为单纯性色素上皮脱离，并未合并神经上皮脱离。

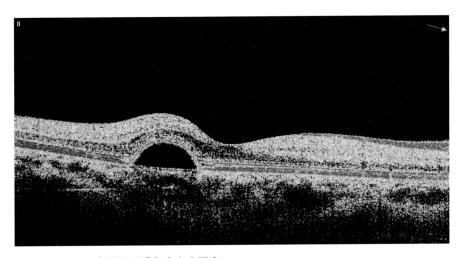

🔺 图2-2-13　右眼视网膜色素上皮脱离

5. 视网膜脱离合并劈裂　见于病理性近视、视网膜脱离、外伤等。在检眼镜下仅见视网膜隆起，不易区分是视网膜脱离抑或劈裂。OCT上表现为视网膜神经上皮层光带的层间分裂。图2-2-14为左眼病理性近视，RPE和脉络膜萎缩，光透过量增加，致使RPE光带反向散射增强而呈红色光带。黄斑中心可见一个八字形的视网膜脱离光学暗区，其两旁亦可见两个光学暗区，此为视网膜外层劈裂腔，它与脱离腔的鉴别在于脱离腔RPE光带前无视网膜组织，而劈裂腔有。

6. **外伤后视网膜脱离合并外层及内层劈裂** 图2-2-15为一位38岁女性患者，外伤后右眼视力降至0.1。临床印象：外伤性黄斑水肿。OCT显示黄斑区中心可见一个视网膜脱离的低反射暗区，其两旁亦有呈低反射的外层劈裂腔，黄斑中心向内突起，其右侧可见神经纤维层与其后组织劈裂，呈不规整的视网膜内层劈裂的光学暗区，层间有丝状物相连。

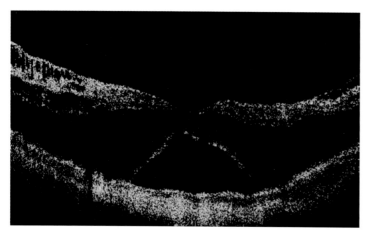 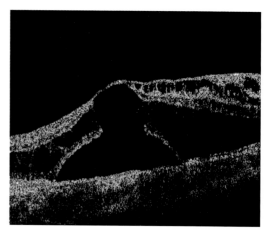

⬆ 图2-2-14　左眼视网膜脱离合并劈裂（病理性近视）　　⬆ 图2-2-15　右眼视网膜脱离合并外层及内层视网膜劈裂

二、引起组织形态改变的病变

1. **引起组织变薄的病变** 不论是外伤、循环障碍、炎症后还是变性类疾病，均能引起组织的萎缩，在OCT上表现为组织光带变薄。图2-2-16为青少年黄斑营养障碍（Stargardt病）。RPE光带不均，中心处由于视网膜萎缩，光透过量增加，使部分光带变宽，其后可见多数脉络膜萎缩而呈圆形或融合暗区，中心处神经上皮层变薄。

2. **引起组织增厚的病变** 如黄斑水肿，黄斑区无论细胞内或细胞外都有液体潴留，组织体积增大而变厚，在OCT上表现为组织增厚，而光反射减低。图2-2-17示左眼糖尿病性黄斑水肿，黄斑区可见多个呈低反射腔的囊样水肿。在RPE光带前还可见一弧形的神经上皮脱离暗区，液腔向内推顶视网膜，视网膜厚度增加。

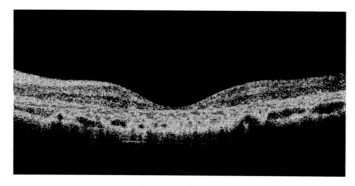 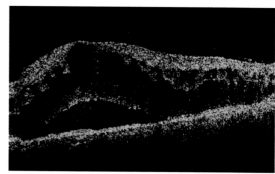

⬆ 图2-2-16　右眼青少年黄斑营养障碍（Stargardt 病）　　⬆ 图2-2-17　左眼糖尿病性黄斑水肿

3. 引起视网膜隆起的病变　脉络膜肿物的生长，眼底可见相应部位的视网膜向内隆起，在OCT上表现为整个RPE光带及以内的视网膜被肿物推顶呈弧形隆起。RPE光带后相应肿物处，可见较宽的不规整的中至高等反射。由于现行OCT扫描深度只有2mm，无法区分脉络膜肿物的性质。图2-2-18示左眼脉络膜血管瘤，视网膜的继发病变如图中左侧呈低反射窄条状的神经上皮脱离清晰可见。

4. 引起组织凹陷的病变　多见于先天性的组织缺损，如黄斑缺损、脉络膜缺损、先天性视盘缺损或视盘小凹等。OCT表现为由于局限的组织缺失使该处呈凹入状。图2-2-19示在视盘下方有一大的脉络膜缺损，图像左侧黄斑及视网膜结构正常，图像右侧相当于脉络膜缺损处，有一个呈弧形的黄绿色光带，分不清组织结构。

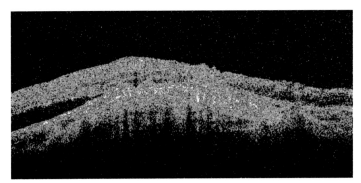

◀ 图2-2-18　**左眼脉络膜血管瘤**

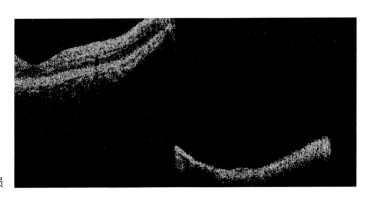

▶ 图2-2-19　**左眼脉络膜缺损**

5. 组织的缺失与牵拉　组织的缺失可见于黄斑裂孔。形成黄斑裂孔的病因甚多，如炎症、循环障碍、外伤、病理性近视以及特发性等。以组织缺失的程度来分，黄斑裂孔又可分为全层、板层和假性裂孔。全层裂孔在眼底可见一个红色小点，在孔周可见一个小的水肿晕，在孔底部常有黄色小点。板层裂孔则无上述特征，有时不易与囊肿区分。假性裂孔外观颇似一个裂孔，而实际上不是裂孔。OCT的断面图像正好能显示上述各种裂孔的特点。黄斑全层裂孔的OCT表现为黄斑中心处正常光带的中断缺失，缺失处即裂孔，该处色素上皮光带暴露在外，裂孔两侧边缘内还可见小囊肿，玻璃体后界膜完全脱离（图2-2-20）。黄斑假性裂孔的OCT表现为在中心周围视网膜因有膜增殖而皱起，形成一个凹陷，外观颇似一个裂孔，但中心视网膜的厚度仍正常，两侧视网膜有水肿及囊肿（图2-2-21）。牵拉综合征的OCT表现为视网膜表面的绿色细光带，部分与黄斑中心相连，部分与视网膜表面分离而起牵拉作用，将黄斑中心凹拉向前方（图2-2-22）。有时还可见一个窄而长的神经上皮脱离暗区。

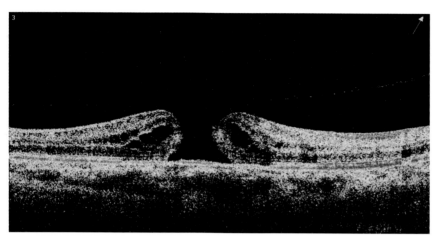

▲ 图 2-2-20　黄斑全层裂孔

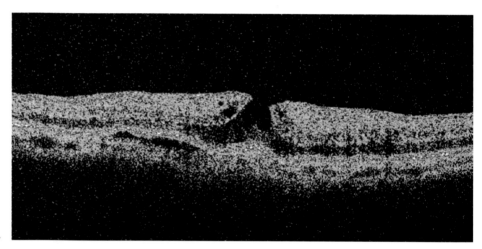

▶ 图 2-2-21　黄斑假性裂孔

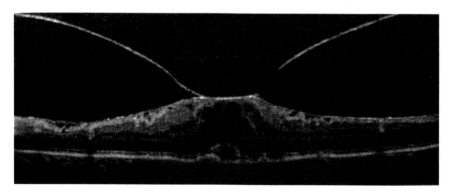

▲ 图 2-2-22　左眼黄斑牵拉综合征

三、视盘病变的 OCT 表现

1. 视盘水肿　视盘边界不清、隆起，生理凹陷变浅，盘周还可见环状褶，盘上血管扩张，盘周视网膜也有水肿。图2-2-23示右眼视盘水肿，相当于视盘处的黄绿色光带向前隆起，生理凹陷已不明显。受扫描深度限制，深层组织呈一个暗区。图2-2-24示左眼视盘水肿，相当于视盘处的黄绿色光带向前隆起与右眼相似，不过生理凹陷尚可见，鼻侧隆起更高。

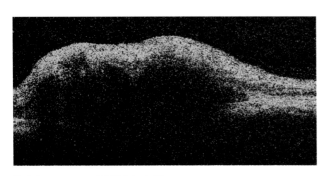

△ 图 2-2-23　**右眼视盘水肿**

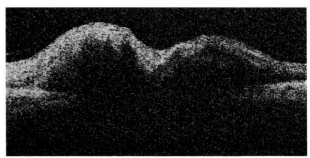

△ 图 2-2-24　**左眼视盘水肿**

2. 视神经萎缩　视盘色淡、边界清楚，原生理凹陷变得大而深，甚至可见筛板，血管变细。图2-2-25示右眼视神经萎缩，凹陷显得深而宽。图2-2-26为同一患者左眼的视神经萎缩，凹陷更大，凹陷底部组织因透过光量增加，反向散射增强而呈红色光带。

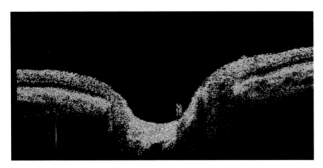

△ 图 2-2-25　**右眼视神经萎缩**

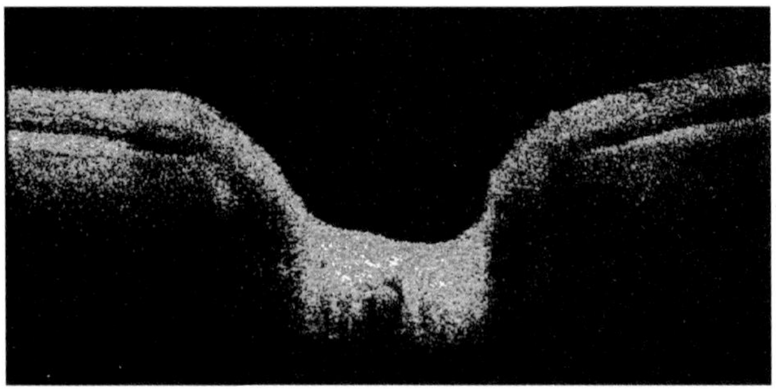

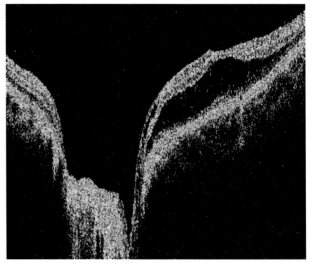

△ 图 2-2-26　**左眼视神经萎缩**

3. 先天性视盘小凹（缺损）　所谓小凹，实际上是视盘的局限性缺损，多位于视盘颞侧，呈一个灰色深凹陷，常合并黄斑区脱离。图2-2-27示左眼视盘小凹合并黄斑劈裂，视盘凹陷深而大，颞侧相当于小凹处更深并向后延伸，黄斑区可见一个光反射暗区，即劈裂腔。劈裂腔与视网膜脱离腔均为光学暗区，区别在于RPE光带前有无视网膜组织，如有则为劈裂，如无则为视网膜脱离。

△ 图 2-2-27　**左眼先天性视盘小凹合并黄斑劈裂**

第三节 正常眼黄斑区视网膜厚度测量

在OCT出现并被应用于视网膜疾病检查之前，有关视网膜厚度的数值多来自对尸眼的测量，不但材料有限，而且难以避免处理过程中各种因素对正常组织形态的影响。OCT所具备的高分辨率和无损伤特性，使活体状态下视网膜厚度的精确测量成为可能。在OCT投入临床使用的初期，缺乏可供参考的、有关视网膜组织的正常值，不同的临床使用单位和科研单位分别依据自身情况进行了测量，依据现有文献，这些测量结果基本一致，经过多年临床实践证明具有实际应用价值。即使在今天，这些结果与OCT-3系统本身提供的正常对照数据库相比，仍具有简单方便的优点。

1998年7—12月间，由北京同仁医院马凯医师对30只正常眼行OCT检查，采用的主要设备是Zeiss公司生产的Optical Coherence Tomography Scanner 2000系统。

运用该系统的测量和统计方法为通过注视OCT系统设定的内视标，确定被检眼的黄斑中心注视点。选择线性扫描方式，以固定长度4mm的扫描线、以黄斑中心注视点为中心，做间隔45°的线性扫描（图2-3-1A），每只眼采集4幅图像。应用随机测量软件对所得图像的视网膜神经上皮层进行测量。数据采集点如下设定：黄斑中心注视点，向两侧距中心距离为50μm、150μm、500μm、1000μm和1500μm各点（图2-3-1B），每只眼41个数据采集点，采集数据44个（中心注视点同一位置重复采集4次）。所有的图像采集和数据的测量均为同一操作者在完全相同的初始条件下以相同的扫描方式获得，原始数据记录只按距中心凹距离标定，排除眼外的干扰，以便在现有条件下尽可能减少系统误差。应用excel软件对正常值范围和可信程度进行估算，并对距中心注视点不同距离和相同距离不同方向的视网膜神经上皮层厚度是否存在显著性差异进行检验。

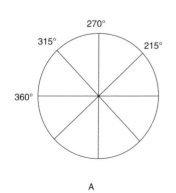

A

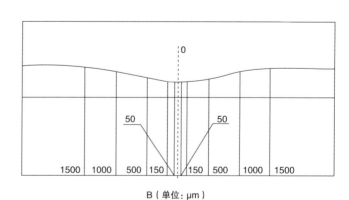

B（单位：μm）

图 2-3-1 OCT 线性扫描

A—扫描方式示意图； B—测量点定位示意图

共采集数据1320个，按采集点距中心点的距离及方向进行分组统计（表2-3-1）。

表 2-3-1 黄斑区视网膜神经上皮厚度（均值 ± 标准差）

采集点距中心点的方向	采集点距中心点的距离/μm					
	1500	1000	500	150	50	中心点
颞侧	267.40+15.87	267.03+13.10	215.17+19.06	157.67+12.08	154.47+9.71	
颞上方	281.30+16.66	280.57+15.50	213.47+23.79	158.86+10.07	154.06+7.51	
上方	289.33+14.49	288.73+14.51	218.67+20.76	158.70+10.36	154.63+8.44	
鼻上方	292.30+14.82	280.07+17.16	217.80+20.87	158.67+8.70	154.00+8.63	
鼻侧	292.93+16.56	276.63+22.57	216.47+19.86	157.73+10.25	154.40+9.34	
鼻下方	292.86+14.12	286.53+15.22	224.90+22.57	159.57+11.24	154.73+8.54	
下方	281.93+14.93	286.50+14.36	220.90+19.33	157.37+8.13	155.16+8.01	
颞下方	281.53+14.79	282.30+15.02	222.40+17.50	159.67+7.63	154.86+8.49	
总	284.98+17.19	281.59+17.25	218.72+20.56	158.53+9.80	154.53+8.45	154.08+8.22

可以看到在中心注视点、50μm和150μm这3个处于通常认为的黄斑中心凹范围内（0.3～0.35mm）的数据采集点所得数据无论在不同距离还是不同方向上都十分接近，变异也较小；500μm处是个体间变异最大的部位（标准差最大）；1000μm与1500μm处，虽然彼此间均值和标准差都较为接近，但在同一距离不同方向上均值变化则较明显，而颞侧所得均值始终最小。

统计学分析表明，在距黄斑中心注视点50μm、150μm、500μm处，视网膜神经上皮在同一距离水平各个方向上厚度没有差异（P值分别为0.9996、0.9779、0.4028）；而在距黄斑中心注视点1000μm和1500μm处，不同方向神经上皮厚度在统计学上存在显著性差异（$P<0.01$）。两两比较的结果表明，无论距中心注视点1000μm还是1500μm，颞侧方向神经上皮层厚度均与其他方向存在显著性差异，这符合解剖学上黄斑区神经纤维的走行分布，即黄斑区发出的神经纤维为弧形走向，到达视盘，颞侧周边部神经纤维以水平线为界，分别由上方、下方绕过黄斑区纤维到达视盘。测量结果中颞侧神经上皮最薄，与神经纤维以水平线分界，向上方、下方走向的分布相吻合，而1500μm处鼻侧神经上皮明显比1000μm处厚，表明随着与视盘距离的接近，汇集而来的周边部神经纤维也逐渐增多。

我们设定的黄斑测量范围直径为3mm，与《中国医学大百科全书·眼科卷》记载相符，同时也考虑到尽量保持系统的高分辨率，因为OCT系统的横向分辨率与横向像素密度有关，扫描线过长将使横向分辨率下降。选择对视网膜神经上皮层而不是视网膜全层厚度进行测量，是因为在OCT图像上视网膜内界膜和色素上皮内界是两个最清晰的光学界面，而RPE反光带内包含脉络膜毛细血管反光信号，且不易与脉络膜其他组织的反光信号明确区分，故难以确定其外界的位置，这与国外同类研究的观点相符。类似报道中多采用过中心凹、间隔30°的六线扫描或一组通过黄斑区的平行线性扫描。我们采用四线扫描是在实际应用过程中充分考虑患者的耐受性和所使用系统的具体功能而定的，六线扫描将使图像采集时间延长，患者的配合度必然降低，这将直接影响图像质量；另外，目前使用的设备不具有进行等距离平行线性扫描的功能。四线扫描代表的中心凹周围的8个方向是临床上约定俗成的，能够满足临床实践的基本需要。数据采集点设定的主要依据是Gass对黄斑的分区，中心注视点相当于黄斑中心；以距中心注视点距离计：150μm大致相当于中心凹的范围（直径350μm）；500μm是凹旁区的中点，即中心凹无血管区（直径500μm）外500μm宽的区域；1000μm、1500μm则达到了凹周区（凹旁区外1500μm宽的区域）。

所得数据中，中心凹厚度均值为154.08μm，标准差8.22μm，正常值范围为137.97~170.19μm；Baumann在使用OCT对黄斑区视网膜神经上皮厚度进行的可重复性测量研究中，测得中心注视点周围半径160μm范围内神经上皮平均厚度为154μm，标准差13μm，其平均值与我们所测得的中心注视点平均值几乎完全一致；而将与其测量范围相近的、据中心注视点周围半径150μm范围内17个数据采集点所测得的600个数据进行统计后得出的数值为：平均值156.06μm，标准差9.19μm。在研究过程中所观察到的不同正常个体中心凹边缘弧度不同的结论是一致的，同时也进一步证实了测量所得数据的可信度。在活体状态下对正常眼组织进行这样精确的测量在OCT出现之前是不可想象的。

第四节　最新国际标准视网膜OCT图分层命名

为了使正常视网膜脉络膜组织在频域OCT（SD-OCT）图像可见层次分类达成共识，国际视网膜专家组织共同讨论确定分层命名。此组织提出以"区"这个术语来表示那些特殊解剖区域，它就是OCT图像中没有确切证据来证实的特殊反射结构以及犬牙交错区域，如椭圆体等；并建议未来在出版物中统一使用他们所定的命名，这些命名也将成为未来OCT的研究基础。

新的命名有些与既往分类确有不同之处，可供我们参考，见图2-4-1。

（1）将视网膜分为18层，在视网膜内界膜前增加了后玻璃体皮质层以及视网膜前间隙层两层。

（2）在外核层靠近黄斑处增加了Henle纤维层。

（3）原认为在外界膜内的高反射线条是锥体内节和外节结合部，称为IS/OS层，但专家组认为该处不是结合部，命名为椭圆体区。高反射线是由该处细胞的线粒体所致。

（4）将椭圆体区与外界膜之间命名为肌样体区，属内节范畴，将椭圆体区与RPE层之间命名为感觉层的外节。

（5）将RPE向内的绒毛与外节相互嵌合在一起处命名为嵌合区（interdigitation）。

（6）加入脉络膜的毛细血管层、Sattler层（中血管层）和Haller层（大血管层）。

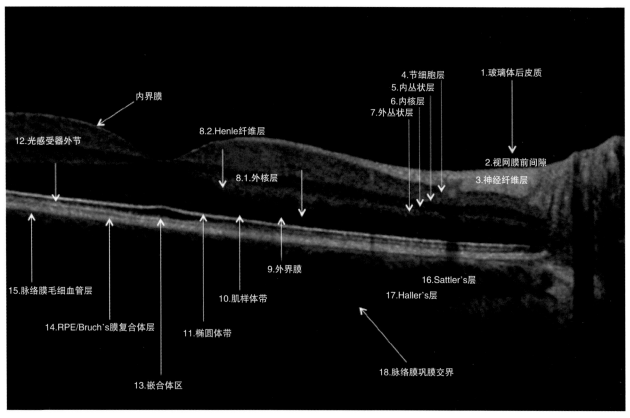

▲ 图 2-4-1 正常黄斑区 OCT 结构的名称

第五节 正常脉络膜厚度及结构观测的临床意义

脉络膜作为视网膜外层、筛板前视神经的主要供血结构，具有重要的生理意义，并可能参与多种眼部和全身疾病的病理过程。脉络膜厚度的变化可直观地反映其组织结构及功能的异常，从而推断脉络膜结构与相关疾病的联系。近年来，随着频域相干光断层深度增强成像（enhanced depth imaging spectral-domain optical coherence tomography，EDI SD-OCT）技术的出现，临床及科研工作者可以很好地观察脉络膜断层结构并定点测量脉络膜的厚度，该设备轴向分辨率为4～6μm；扫描深度不低于2mm，可达到浅层巩膜层面。利用Heidelberg Eye Explorer software专用软件测量，测量精确度达1μm。与既往的B超或吲哚菁绿血管造影（indocyanine green angiography，ICGA）相比，具有非侵入性、直观、可重复的特点。从2008年EDI SD-OCT问世以来，据不完全统计，已发表相关研究论著274篇，其中包括中文论文41篇。

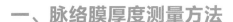

一、脉络膜厚度测量方法

目前常用于临床的EDI SD-OCT设备有两种，分别是Spectralis（德国海德堡医疗设备）和Cirrus HD-OCT4000（都柏林卡尔蔡司医疗器械），但由于Cirrus HD-OCT4000系统缺乏眼球追踪和降噪功能，且图像中敏感曲线的峰值标示不甚清晰，其应用受到一定程度的限制。

EDI SD-OCT操作极其简单，患者无须散瞳。采用海德堡SD-OCT仪，设置成以黄斑中心凹为中心的5×30°矩阵扫描模式，此矩阵包括7条扫描线，每条线扫描若干次以达到降噪效果。在普通SD-OCT扫描的基础上，点击EDI按钮，将OCT设备进一步接近被检者眼球，系统将对所得图像进行自动翻转，得到常规正向扫描图像。

将图像导出后，启动设备内置海德堡测量标尺，即可手动测量各观察点自RPE外界到巩膜内界的距离，所得值即为该点脉络膜厚度（图2-5-1）。因为该设备具有同步激光眼底成像功能，检查者可根据需要选择确切的扫描部位。研究报道最常用的观察靶点为黄斑中心凹下的脉络膜厚度。

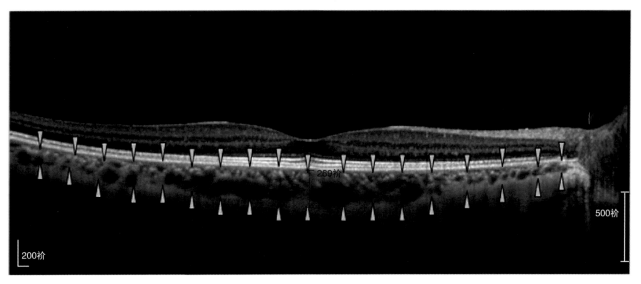

200㎛   269㎛   500㎛

↑ 图 2-5-1　EDI SD-OCT 测量黄斑中心凹下脉络膜厚度
双层箭头之间显示的部分即为脉络膜切面。利用Heidelberg Eye Explorer software专用软件进行测量，自动生成相应观察点脉络膜厚度，红色标尺显示该例中心凹下脉络膜厚度为289μm

大量研究证实，EDI SD-OCT具有高度的测量者间一致性（r=0.93～0.99），但系统误差也难以避免。要求患者有良好的固视，且EDI SD-OCT不能自动识别RPE外界和巩膜内界的范围，因而，需要测量者主观判断。一项曾对3468名正常人的脉络膜厚度进行测量的一致性分析结果显示，观测者间一致性达0.98，可见EDI SD-OCT对于脉络膜厚度的测量具有高度稳定性。

二、正常人群脉络膜厚度及影响因素

1. 正常人群脉络膜厚度　目前，对于正常人群的脉络膜厚度的测量主要定位于黄斑中心凹下，平均为254～354μm（表2-5-1）。2012年，研究人员测量了3468名平均年龄为64.6岁的参与者的中心凹下脉络膜厚度（SFCT），该大样本流行病学研究的结果显示，正常人群平均SFCT为254μm。

表 2-5-1　正常人群的脉络膜厚度测量的研究结果

研究者	年份	参与人数	平均年龄	平均中心凹脉络膜厚度/μm
Spaide RF	2008	17	33.4	318
Ikono Y	2009	43	39.4	354
Rahman W	2011	50	38.5	332
Ding X	2011	210	49.7	262
Wei WB	2012	3233	64.3	254

针对正常人群脉络膜厚度测量的各项研究结果差异明显，平均SFCT最大值与最小值之差达到100μm。造成不同研究SFCT差异的原因主要为年龄的影响，还可能与测量人群样本含量、屈光度和不同种族眼球解剖结构的差异有关。

同样，正常人不同部位的脉络膜厚度各有差异。中心凹下脉络膜最厚，周边部脉络膜厚度迅速下降，颞侧厚于鼻侧，上方厚于下方，其中以鼻侧视盘周围最薄。

此外，脉络膜厚度存在昼夜生理波动。Tan CS等的研究结果显示，脉络膜厚度存在显著昼夜波动，晨时明显大于午后。既往的动物实验也发现了脉络膜厚度的周期变化，并指出其可能参与了眼球的发育及近视的形成过程。基于上述理论，对脉络膜厚度时间变化规律的探讨将具有重要意义。在明确脉络膜厚度昼夜变化规律的基础上，对其产生机制进行深入研究，以期了解眼球发育及屈光不正发生的生理过程。

2. 脉络膜厚度的影响因素
对脉络膜厚度影响最大的因素为年龄和眼轴。已有大量研究证实了脉络膜厚度与年龄的相关性，且人群SFCT具有平均每10年下降约33μm的规律。Ding等的研究指出，60岁以上人群SFCT随年龄增长逐渐变薄，60岁以下者则不存在该变化。然而，相关研究结果提示，60岁以下人群SFCT也与年龄显著相关（图2-5-2），每增加10岁，SFCT

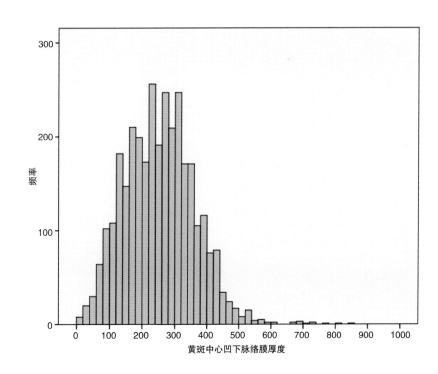

图 2-5-2　50 岁以上正常人群黄斑中心凹下脉络膜厚度分布
数据来源于北京眼病研究，2011

减少约33μm。同样地，SFCT与年龄的负相关出现在该研究的所有年龄段。此外，其他研究也提示了SFCT的10年下降量，包括Margolis和Spaide（SFCT每10年减少16μm）、Ikuno和Tano（SFCT每10年减少14μm），以及Ding等（SFCT每10年减少54μm）。

相应地，SFCT与年龄的负相关出现在所有年龄段。50～59岁组为每年3.3μm；60～69岁组为每年4.9μm；70～79岁组为每年3.8μm；80岁以上组为每年4.6μm（图2-5-3）。

眼轴或近视性屈光不正也与SFCT显著相关。黄斑中心凹下脉络膜随眼轴的伸长而变薄，该变化平行于眼轴伸长所致的巩膜变薄。SFCT与屈光度并非线性相关，当屈光不正度数处于−1.00度近

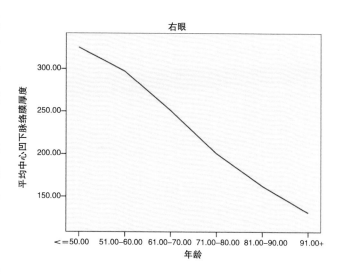

图 2-5-3　SFCT 与年龄呈负相关
数据来源于北京眼病研究，2011

视至远视区间时，SFCT与屈光度无显著相关性；而当近视度数大于−1.00度时，SFCT与屈光度显著相关。然而，当对大于1.00度的远视进行分析时，眼轴每减小1mm，SFCT增加30μm。远视眼的葡萄膜渗漏综合征的发生率较高，可能和上述因素相关（图2-5-4，2-5-5）。

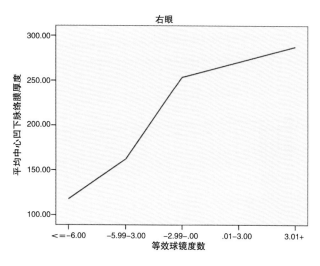

图 2-5-4　SFCT 与年龄呈负相关
眼轴或近视性屈光不正也与SFCT显著相关。数据来源于北京眼病研究，2011

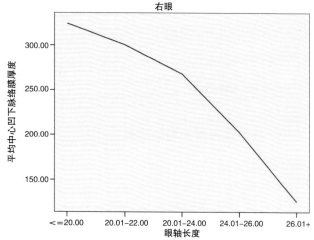

图 2-5-5　SFCT 与屈光度并非线性相关
当屈光不正度数处于−1.00度近视至远视区间时，SFCT与屈光度无显著相关性；而当近视度数大于−1.00度时，SFCT与屈光度显著相关。数据来源于北京眼病研究，2011

影响脉络膜厚度的因素可能还包括性别、前房深度、晶状体厚度、角膜曲率，及最佳矫正视力。男性的脉络膜厚度大于女性，但机制不明，推测可能和不同性别的激素水平差异有关；而性别作为脉络膜厚度的影响因素，可能成为中心性浆液性脉络膜视网膜病变（central serous chorioretinopathy，CSC）及特

发性黄斑裂孔等疾病发病有性别差异化的原因。对于前房深度、晶状体厚度等因素的影响作用则需要进一步的研究加以证实，其因果关系的建立，可能为青光眼的病因学及病理过程研究提供新的参考依据。

此外，药物或激素对脉络膜厚度的作用亦没有定论。外源性胰岛素可抑制脉络膜的增厚过程；抗血管内皮生长因子（vascular endothelial growth factor，VEGF）类药物可能使脉络膜变薄；轻中度近视青少年患者在使用复方托吡卡胺滴眼剂散瞳后，脉络膜变薄。由于脉络膜可能参与多种眼底病的发病过程，研究不同药物对脉络膜厚度的作用具有特定意义，可能对治疗的效果及预后产生影响。

三、脉络膜厚度与眼科疾病

作为全身血管最为密集的部位，脉络膜厚度的改变往往与血管密度的改变密切相关，年龄增长、系统性或眼部疾病等各种因素均可导致脉络膜血管的丢失，从而降低脉络膜向RPE层以及视网膜外层供血、供氧的能力；反之，脉络膜厚度的改变也会影响血管的充盈状态，导致出现相应的病变。

1. 高度近视 EDI SD-OCT测量脉络膜厚度最早应用于高度近视发病机制的研究。目前已有大量研究证实，高度近视患者的脉络膜厚度显著薄于正常人群，为93.2~100.5μm。高度近视眼脉络膜变薄的年龄变化率（每10年减少51μm）显著高于正常眼（每10年减少33μm），也高于组织学研究的尸眼（每10年减少11μm）。相关研究结果显示，高度近视者近视度数每增加1.00度，SFCT减少约15μm，近视-20.00度时，SFCT接近于0（图2-5-6）。在眼轴高度伸长的眼球组织病理中，可见到上述现象。脉络膜血管随年龄增长而萎缩，从而影响脉络膜灌注。

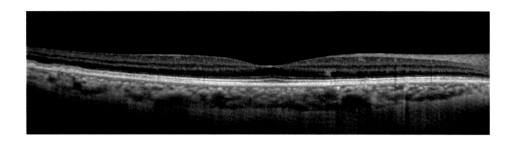

A

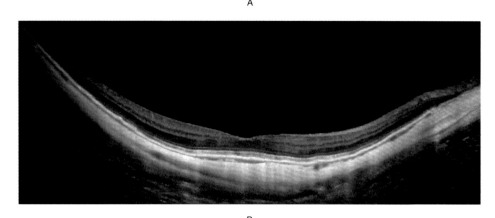

B

图 2-5-6　正常眼与近视眼 EDI SD-OCT 断层扫描
A—55岁女性正常眼脉络膜厚度为244μm；B—70岁女性-19.00度近视脉络膜厚度为8μm

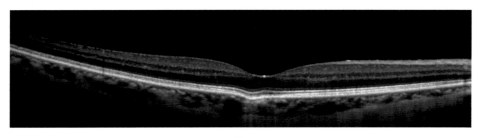

C

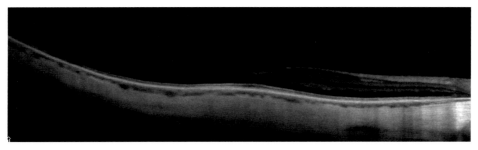

D

⬆ 图 2-5-6 **正常眼与近视眼 EDI SD-OCT 断层扫描**
C—56岁男性−6.00度近视脉络膜厚度为179μm；D—70岁男性−9.50度近视脉络膜厚度为57μm

2. 青光眼 近年来，对于青光眼发病机制的探讨不断深入，亦有研究聚焦于脉络膜层面，结论不一而足。有关研究指出，当矫正了眼轴、眼压后，单侧进展期青光眼患者的患眼与健侧眼的SFCT无显著差异。同样地，脉络膜厚度在正常人、正常眼压青光眼及原发性开角型青光眼中均无显著差异。此外，青光眼患者出现局限或弥散性视盘损害时，盘周脉络膜厚度与正常人群无异；而出现硬化性视盘损害时，盘周脉络膜厚度较正常人下降近30%。

2012年在北京地区进行的流行病学研究结果显示，矫正年龄、性别、眼轴、前房深度等相关因素后，正常人、闭角型青光眼及开角型青光眼患者的SFCT无显著差异（图2-5-7）。但也有临床病例研究提示，闭角型青光眼脉络膜厚度明显大于开角型青光眼和正常人，但开角型青光眼与正常人之间没有显著差异。闭角型青光眼的视神经损害程度（杯盘比及视野平均偏差）也与脉络膜厚度无关。与房角开放者相比，房角关闭者在进行饮水试验时，前房深度变浅，而脉络膜厚度显著增加；进展期青光眼脉络膜毛细血管及大血管层的血管密度逐渐降低，这可能和闭角型青光眼脉络膜厚度的改变相关。

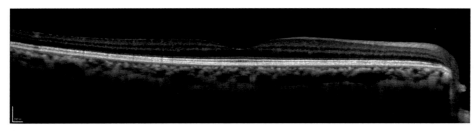

A

⬆ 图 2-5-7 **青光眼 EDI SD-OCT 断层扫描**
A—65岁女性原发性闭角型青光眼患眼脉络膜厚度为277μm

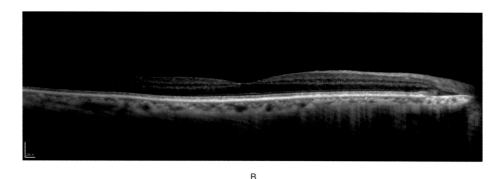

B

🔼 图 2-5-7　青光眼 EDI SD-OCT 断层扫描

B—82岁男性原发性开角型青光眼患眼脉络膜厚度为130μm

3. 年龄相关性黄斑变性　对于年龄相关性黄斑变性（age-related macular degeneration，AMD），EDI SD-OCT目前主要应用于对其发病机制及鉴别诊断的研究，能较清晰地显示AMD患者色素上皮脱离内的结构，并通过测量厚度的变化反映脉络膜萎缩的情况。有关研究指出，AMD患者平均SFCT明显小于正常人群，且所有患眼均表现为豹纹状眼底。脉络膜厚度降低与血管的丢失相关，提示年龄相关性的脉络膜萎缩可能是小血管疾病影响脉络膜的一种表现（图2-5-8）。

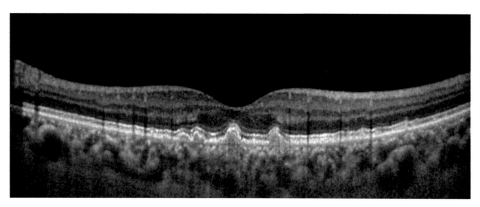

🔼 图 2-5-8　AMD EDI SD-OCT 断层扫描

61岁男性AMD患眼脉络膜厚度为299μm

采用EDI SD-OCT对AMD继发色素上皮脱离患眼进行脉络膜结构层面的定性观察，研究结果显示，所有患眼色素上皮脱离处均存在高反射物质，其中50%眼内高反射物质填充整个腔隙，其余为高反射区与浆液性渗出同时存在，且高反射性物质均与色素上皮下隐匿性CNV相连（图2-5-9）。这在一定程度上证实了色素上皮脱离来源于新生血管的推测。同时，Spaide等的研究还发现，玻璃体腔内注射抗VEGF类药物后色素上皮脱离明显变平，但色素上皮脱离内聚集物却呈现绷直的状态，而RPE出现皱褶，由此推测色素上皮脱离内聚集物可能发生了挛缩，若挛缩进一步加剧，则可能导致抗VEGF药物注射并发症的发生。该研究虽然未对脉络膜厚度进行定量测量，却运用定性观察的方法验证了AMD产生色素上皮脱离的机制。利用EDI SD-OCT深度扫描的优势，定性研究不同疾病的脉络膜结构是未来发展的新方向。

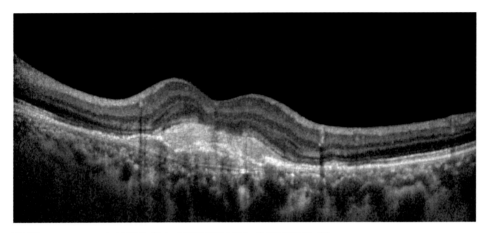

⬆ 图 2-5-9　**AMD 继发色素上皮脱离 EDI SD-OCT 断层扫描**

61岁男性AMD伴发CNV患眼脉络膜厚度为321μm

4. 息肉样脉络膜血管病变　近年来，越来越多的研究表明，息肉样脉络膜血管病变（polypoidal choroidal vasculopathy，PCV）与渗出性AMD存在不同的发病机制。尽管二者临床表现相似，但病变的预后以及对治疗的反应却不尽相同。PCV患眼较AMD进展缓慢、视力预后较好，光动力疗法（PDT）治疗效果较好，但抗VEGF治疗疗效较差。因此，准确地诊断对于患者的预后至关重要。然而，由于临床表现相似，且部分PCV患眼早期并不表现为典型的脉络膜息肉样改变，二者之间的鉴别困难重重。通过EDI SD-OCT对PCV和AMD患眼脉络膜厚度进行比较发现，与正常人相比，PCV患眼脉络膜明显增厚，而早期以及晚期AMD患眼脉络膜均明显变薄，提示PCV患眼脉络膜血管改变可能不仅仅是CNV伴边界处脉络膜毛细血管囊样扩张，而可能在脉络膜结构上与典型AMD有明显不同。PCV患眼厚度增加可能由脉络膜中大血管扩张或脉络膜渗透性增高、流体静水压增高所致。EDI SD-OCT测量PCV患眼SFCT明显厚于典型AMD患眼，为二者的鉴别诊断提供了有效的手段。

利用该项技术，研究人员测量了PCV患眼及健侧眼的脉络膜血管直径，并报道在PCV病例中均存在脉络膜层大血管的自发性扩张。由此推测，血管异常扩张导致的脉络膜增厚，可能为PCV出现视网膜下水肿、黄斑视网膜脱离及CNV形成等临床表现的始动原因（图2-5-10）。

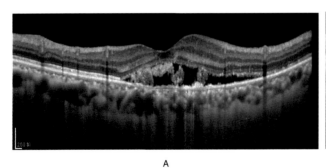

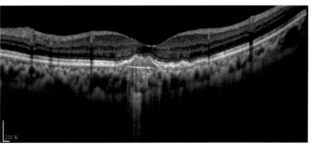

| A | B |

⬆ 图 2-5-10　**PCV EDI SD-OCT 断层扫描**

A—58岁女性PCV患眼治疗前脉络膜厚度为255μm；B—该患者接受PDT治疗后脉络膜厚度 233μm

5. Vogt-小柳原田综合征 随着手术方法、激光术及药物的不断开发，眼科疾病的治疗手段呈多样化发展。脉络膜作为眼部最重要的供血及供氧组织，是多种眼底病治疗的靶点。由于EDI SD-OCT可以清楚地观察治疗前后脉络膜的状态，并精确地测量脉络膜厚度的变化，故合理利用该技术能够客观且明确地反映治疗效果并判断预后。

目前，使用EDI SD-OCT观察疾病的治疗效果主要见于个案报告，大规模病例对照研究尚不多见。有研究采用EDI SD-OCT对急性期Vogt-小柳原田综合征患眼的脉络膜厚度进行观察，发现糖皮质激素治疗前，患眼脉络膜均较正常人明显增厚，治疗3天后明显变薄，2周后进一步变薄，激素治疗1个月后所有患眼浆液性视网膜脱离均消失，从而判断激素治疗可作用于脉络膜，且疗效显著（图2-5-11）。

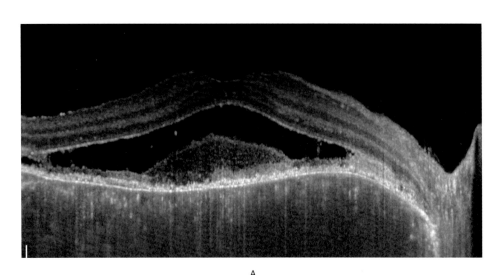

A

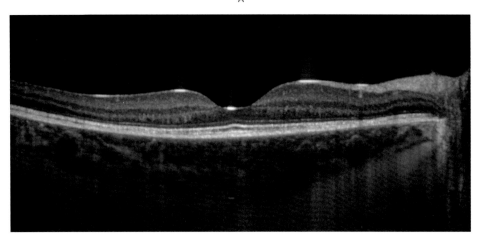

B

图 2-5-11 Vogt- 小柳原田综合征治疗前后 EDI SD-OCT 断层扫描
A—24岁女性Vogt-小柳原田综合征患眼治疗前脉络膜厚度大于500μm；B—该患者接受治疗后脉络膜厚度为365μm

6. **中心性浆液性脉络膜视网膜病变（CSC）** 脉络膜主要由血管构成，分为3层：接近巩膜的大血管层（Haller层）、靠近视网膜的毛细血管层，以及中间的中血管层（Sattler层）。EDI SD-OCT可以清晰地反映出这3层血管的断面结构，并手动测量可见的血管直径。利用该项技术，研究人员测量了CSC患眼及健侧眼的脉络膜血管直径，并报道在上述疾病中均存在脉络膜层大血管的自发性扩张（图2-5-12），从而推测，血管异常扩张导致的脉络膜增厚可能为CSC出现视网膜下水肿、黄斑视网膜脱离及CNV形成等临床表现的始动原因。

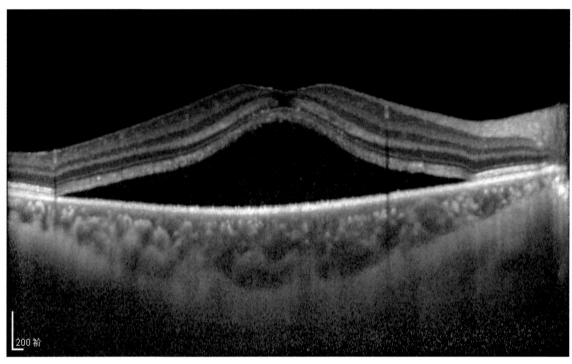

↑ 图 2-5-12　**CSC EDI SD-OCT 断层扫描**
44岁男性CSC患眼脉络膜厚度为375μm

与单纯测量脉络膜厚度相比，研究脉络膜血管的断层结构可以更加直观地反映病理状态产生的动因，并为疾病治疗提供依据。存在脉络膜厚度异常的疾病是否也存在血管直径的改变尚不得而知，EDI SD-OCT无疑为进一步的研究提供了可靠手段。

同样，有研究对CSC患眼局部激光光凝和PDT治疗的效果进行观察，结果显示，治疗后双眼视网膜下液均得到吸收。但激光光凝治疗未能导致脉络膜厚度的改变，而PDT治疗后脉络膜厚度明显降低，渗漏减轻。利用EDI SD-OCT观察并随访半剂量PDT治疗的慢性CSC患者，结果显示，治疗1、3、6个月时，脉络膜厚度均较治疗前明显降低。由此推断，激光光凝可能只改变了渗漏点周围的环境而对脉络膜的功能并无明显影响；PDT治疗则降低了脉络膜整体的高渗透性，故具有更好的疗效及预后。有研究组运用相似的方法观察特发性CNV行PDT治疗的效果，亦发现脉络膜厚度于治疗6个月后显著下降（图2-5-13）。

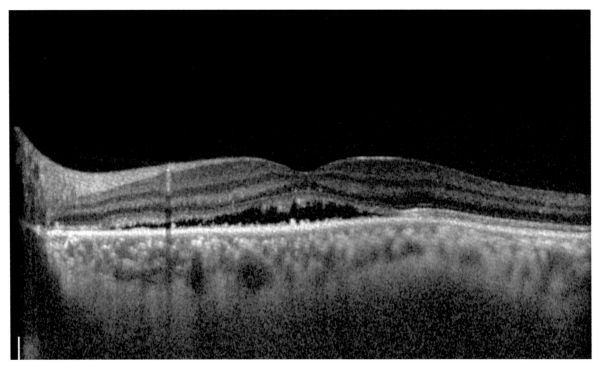

A

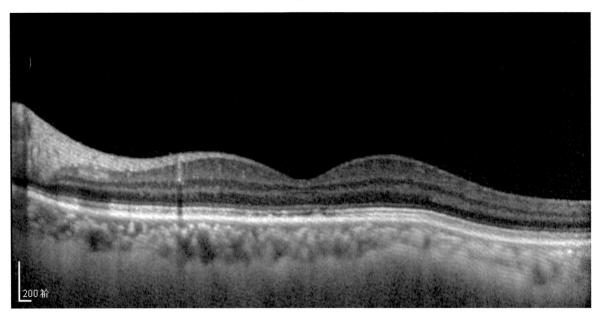

200μm

B

🔼 图 2-5-13 CSC 治疗前后 EDI-SD OCT 断层扫描

A—52岁女性CSC患眼治疗前脉络膜厚度为275μm；B—该患者接受激光治疗后脉络膜厚度为191μm

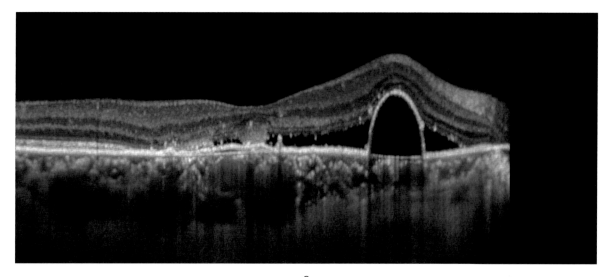

C

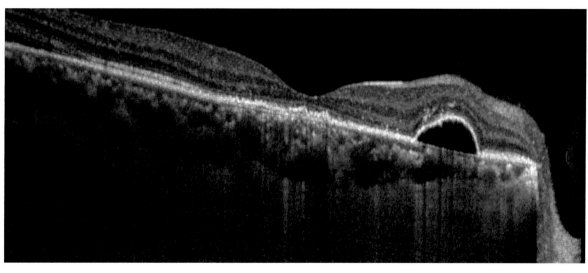

D

图 2-5-13　CSC 治疗前后 EDI-SD OCT 断层扫描

C—44岁男性CSC患眼治疗前脉络膜厚度为364μm；D—该患者接受PDT治疗后脉络膜厚度为314μm

7. 其他　EDI SD-OCT技术测量脉络膜厚度的研究已涉及多种眼科及全身疾病，包括糖尿病视网膜病变、高血压视网膜病变、先天性视网膜营养不良、特发性黄斑裂孔及脉络膜肿瘤，但脉络膜厚度的变化尚无定论。测量上述疾病患者脉络膜厚度的变化，可以检测其脉络膜层面的结构异常。对脉络膜改变参与病理生理过程机制的理解具有重要意义。

近年来，玻璃体手术技术发展迅速，许多疾病在术后可达到解剖结构的复位，但视功能的恢复效果则差异显著。利用EDI SD-OCT进行术后随诊，可细致地观察脉络膜及视网膜的恢复情况，及时发现组织断层结构异常并进行补救。尚无对不同手术方式对脉络膜结构影响的相关研究报道。随着技术的不断发展，EDI SD-OCT应用于术后随访的检查指日可待。

（魏文斌　王　倩）

第六节 分频幅去相干血管成像

OCT血管成像是一种具有高分辨率、在不使用造影剂的情况下观察视网膜和脉络膜循环的新技术。不同于荧光血管造影，OCT血管成像是无创的，血流图像的获得不受时间的影响。OCT血管造影是在en-face OCT的基础上发展而来的一种最重要的新的成像技术。研究显示，该技术可以应用于多种眼部疾病，如糖尿病视网膜病变、CNV、视网膜静脉阻塞等。分频幅去相干血管成像（split-spectrum amplitude decorrelation angiography，SSADA）是一种应用于OCT血管成像、可以改善血管成像信噪比的运算方法。由于其无创和分层成像的特点，SSADA OCT血管成像在不久的将来可能成为重要的眼科血流成像技术。

一、SSADA 的原理

OCT血管成像本质上是OCT技术的衍生，但与传统造影的成像原理不同的是，OCT血管成像可在不使用造影剂的情况下清晰地显示视网膜上血管的结构。目前，随着SSADA演算核心技术的应用，OCT血管成像技术的信噪比得到了进一步改善，血管成像质量也有所提高。这里不对其演算法的公式做介绍，而是就其成像的机制做一简介。

传统OCT检查利用光相干的方式对视网膜单线扫描后，得出了视网膜横断面的图像——B扫描（B-scan），而不同位置的B扫描即可组成一幅完整的三维立体图像。传统OCT所显示的图像并不包含血流的信息，在SSADA OCT当中，正常状态下，血液是流动的，不同时间点通过同一截面的血细胞是不同的，通过同一截面多次的B扫描，将多幅图像中有差异的像素点（血流）保留，并去除无差异的像素（组织），即完成所说的去相干（decorrelation）步骤。而所谓的分频幅（split-spectrum amplitute）是对图像清晰度增强的演算方式，将原始的图像分为不同的频谱去除图像噪声，再将其合而为一，相比于其他的演算法，在去除图像噪声的同时又可最大量地保留细节，使原始的图像资讯不至于丢失。经过分频幅的演算后，不同位置B扫描的去相干图像经过位置校正，确保每张B扫描图像不会错位，最终，软件将所有的B扫描合并，得到一张完整的三维去相干立体图像。检查者可对于此三维立体图像以从前向后的方向（en-face）检察视网膜的血管结构，犹如一把利刃，将视网膜层层劈掀开来，检查者可根据预计观察的目标深度及每层的厚薄度做细微的调整。

二、SSADA 的优势及局限性

1. 优势

（1）应用血流作为内在对比剂，不用注射造影剂，为无创检查。

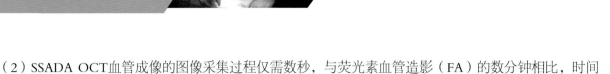

（2）SSADA OCT血管成像的图像采集过程仅需数秒，与荧光素血管造影（FA）的数分钟相比，时间明显缩短。

（3）可获得三维图像，因此，可以对病灶进行全面的观察，并且可以分别评估各层血管的结构。

（4）OCT血管造影扫描模式和SSADA处理程序可以应用于频域或扫频光源OCT系统，并且不需要特殊的软件修改。

（5）应用SSADA算法可以对血流进行较可靠的相对定量测量。SSADA算法是通过去相干值而非反射信号强度变化来测量血流的，这样测量值在很大程度上不依赖于OCT信号强度。这一点在测量血流量方面非常重要，因为在其他测量工具如激光多普勒血流仪中，信号强度对于血流测量的影响可能导致测量值在个体间无法进行比较。

（6）应用SSADA去相干方法可以测量横断面和轴向的血流情况，并且具有相似的灵敏度。

2. SSADA的局限性

（1）无法像FA那样提供动态图像。FA为动态的检查，其成像时间可分为早期、中期和晚期，通过比较血管充盈时间来获得不同患者的视网膜血流情况信息。而OCT血管造影是静止的，在不同时间段获得的图像是相同的。

（2）OCT血管造影无法获得FA中观察到的随时间延长而发生的荧光改变，如着染、渗漏和聚集，而这些荧光改变对于确定、鉴别不同病灶和评估疾病活动性（如CNV）等非常重要。而单独使用OCT血管造影图像并不能获得上述全部的信息。

（3）SSADA的另一个缺点是浅层血流图像可能会投射到深层组织上。视网膜动静脉和内层视网膜的主要黄斑血管都可能投射到反射性高的RPE上，另外，内层视网膜浅层（如神经纤维层和神经节细胞层）的血流也可投射到内层视网膜深层（如内丛状层和外丛状层）。这不会影响视网膜循环血流成像的准确性，但可影响脉络膜循环血流的图像。因此，眼科医师在分析深层血管血流情况时应该考虑这一问题。

（4）屈光间质严重混浊会影响OCT血管造影检查，如角膜混浊、角膜水肿、晶状体混浊、玻璃体混浊和玻璃体积血等。

三、SSADA 与其他血管成像技术

1. FA 荧光素钠是一种吸收率高、荧光量子产生率高，并且已被长期应用于眼科的荧光素。

尽管荧光素染色后可以看到视网膜毛细血管，但不能显示全部的血管，如视盘周围放射状盘周毛细血管和深层的视网膜毛细血管。这可能是因为光线在视网膜层面发生散射，使得FA无法显示视网膜深层毛细血管网络。而使用SSADA OCT血管成像，可以显示视网膜不同层次的血流，观察盘周毛细血管网和内、外层视网膜血管丛（图2-6-1，2-6-2）。另外，由于其分辨率高，对于黄斑区的拱环结构、视盘微血管的结构显像都比传统造影更加清晰（图2-6-3）。这一发现可能预示着未来眼科医师将对视网膜血管和眼部疾病的关系有更加深刻的认识，尤其是那些可能对不同层次的血管造成不同程度影响的眼部疾病，使用能够同时观察、评估视网膜浅层、深层血管网和脉络膜血流的SSADA OCT血管成像技术，可能比FA更具优势。

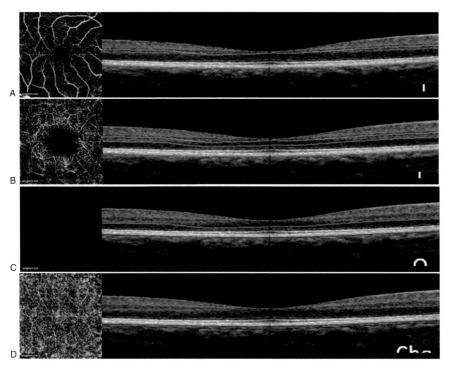

⬆ 图 2-6-1 　SSADA OCT 系统默认显示的正常眼黄斑区 4 个不同层面的血管形态
（ ReVue，Version　2014.2.0.93; OptovueInc ）

A—浅层视网膜血管层SSADA OCT图像及观察层面，即为ILM向下3μm到IPL向上15μm间的血流图像；B—深层视网膜血管层SSADA OCT图像及观察层面，即为IPL向下15μm到IPL向下70μm间的血流图像；C—正常外层视网膜血管层SSADA OCT图像及观察层面，即从IPL向下70μm到RPE参考线下30μm间的血流图像；D—深层脉络膜血管层及观察层面，即为RPE参考线下30μm到RPE参考线下60μm间的血管图像

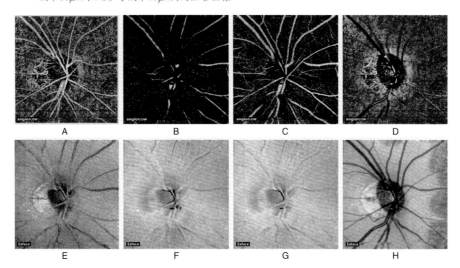

⬆ 图 2-6-2 　SSADA OCT 系统默认显示的正常眼视盘区 4 个不同层面的血管形态
（ ReVue，Version2014.2.0.93; OptovueInc ）

A、B—视盘层的SSADA OCT图像和en-face图像：显示的是视盘区域的整体血流层次；

C、D—玻璃体层的SSADA OCT图像和en-face图像：显示的是到内界膜以下50μm区间的血流图像；

E、F—放射状盘周毛细血管层的SSADA OCT图像和en-face图像：ILM及其下100μm间的范围，显示的是盘周视网膜微血流图像；

G、H—脉络膜/视盘的SSADA OCT图像和en-face图像：ILM向下250μm的血流图像

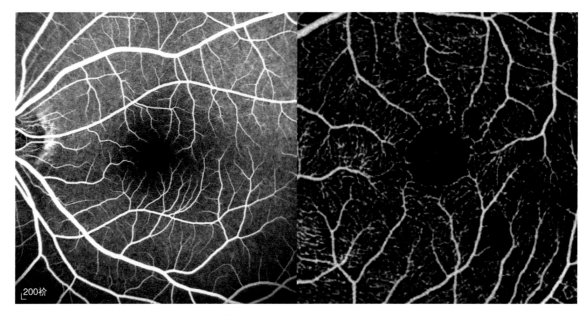

图 2-6-3   FA 与 SSADA OCT 血管成像比较

左图—FA可显示视网膜大血管及其较大分支，而不能清晰显示毛细血管；右图—OCT血管成像对于黄斑拱环结构和其间的细微血管的解析度更高

2. 多普勒OCT和激光多普勒血流仪   与多普勒OCT成像相比，SSADA OCT血管成像的优势在于其测量的去相干值不依赖入射角，而前者的检出灵敏度在很大程度上取决于光束的入射角度。在激光多普勒血流仪中，光斑图形的改变受到反射信号平均强度的影响。而平均强度变化受到多种因素的影响，如组织固有的反射率、离焦引起的光束衰减、屈光间质混浊、RPE吸收等。出现上述情况都会影响激光多普勒血流仪的成像质量。而SSADA对从目标组织反射信号的平均强度变化不灵敏，因此，这种影响被有效地消除了。除此之外，与多普勒OCT和激光多普勒血流仪只测量视网膜大血管、评估视网膜整体血流情况不同的是，SSADA OCT血管造影可以同时测量从大血管到毛细血管的血流。因此，使用SSADA OCT血管造影技术可以测量眼部特定区域内的微循环血流。

四、SSADA 的临床应用

1. 青光眼   青光眼在美国是排名第二的致盲性眼病。目前，越来越多的证据显示，青光眼的发病机制与血管功能紊乱有关，而前瞻性研究结果也显示视盘出血和盘周萎缩与青光眼加速进展有关。这些都提示，在一些患者中，视盘局部缺血可能是引起青光眼的原因。由此可见，SSADA OCT血管成像技术应用于青光眼研究的优势及价值在于可以提供从视盘表面到筛板的各层次的图像，并且能够评估视盘灌注情况。

Jia Y等应用SSADA OCT血管造影观察青光眼患眼的视盘灌注情况，发现与正常对照组相比，青光眼患眼浅层视盘和深层筛板的毛细血流均变稀疏。遗憾的是，目前应用于临床的软件版本并不能对视盘灌注进行定量分析，只能从结构改变上进行粗略的评估（图2-6-4）。

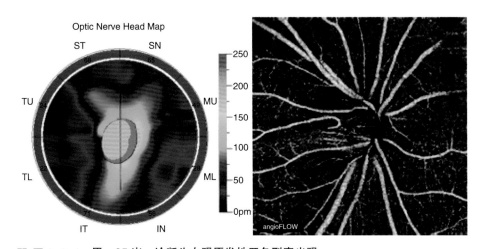

图 2-6-4　男，35 岁，诊断为右眼原发性开角型青光眼

左图—OCT显示盘周各象限视网膜神经纤维层缺损；

右图—SSADA OCT血管成像的放射状盘周毛细血管层隐见局灶性毛细血管缺失，但由于目前应用于临床的软件系统无法进行定量分析，仅能粗略观察结构改变

2.脉络膜新生血管　脉络膜新生血管（OCNV）是脉络膜异常血管形成的异常血管网，可见于AMD和高度近视等多种眼底疾病。近年来，结构OCT已经成为CNV诊断治疗过程中不可缺少的工具，但是结构OCT无法显示出CNV本身的结构。因此，最初诊断新生血管时还需要使用FA或ICGA。FA和ICGA都需要静脉注射造影剂，并且有可能出现严重的过敏反应，因此，临床上非常需要一种无创的、能够显示CNV的成像工具，而SSADA OCT血管造影正是临床上所需要的。

应用SSADA OCT血管成像，能够清楚地显示CNV的血管结构（图2-6-5）。由于SSADA OCT血管成像是一种无创检查，因此，在随访观察中可以更加频繁地进行检查，观察CNV变化，进行疗效评估（图2-6-6）。

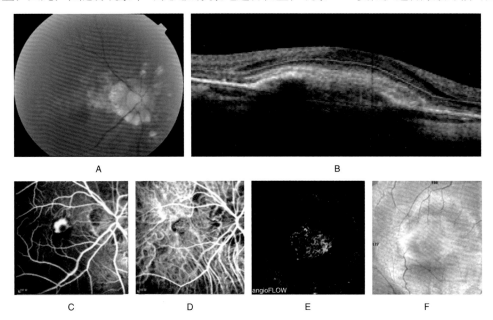

图 2-6-5　女，64 岁，诊断为右眼病理性近视性 CNV

A—彩色眼底像：黄斑区可见斑片状出血；B—OCT：可见视网膜下高反射信号；C—FA：晚期黄斑期可见明显渗漏；D—ICGA：隐见异常血管网；E、F—SSADA图像及相应层面的en-face图像：可见外层视网膜层明显的异常新生血管，异常血管团中的血管形态清晰可见

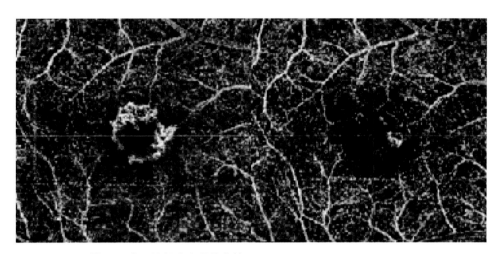

图 2-6-6　男，40 岁，诊断为右眼特发性 CNV

左图—治疗前，SSADA OCT血管成像检查显示黄斑区外层视网膜血管层可见异常血管网；

右图—玻璃体腔内注射雷珠单抗24小时后，黄斑区异常血管网明显缩小

3. 糖尿病视网膜病变　糖尿病视网膜病变是导致发达国家工作人群失明的首要病因。FA是评估糖尿病视网膜病变特征性眼底改变和确定诊断的重要工具。美中不足的是，FA是一种有创检查，造影剂的使用可能引起严重的过敏反应。此外，因为FA为二维成像技术，不能分别显示不同层次的视网膜毛细血管网的结构，只能获得浅层毛细血管和深层毛细血管的叠加图像。而SSADA OCT血管造影作为一种无创的三维成像技术，可能弥补FA的上述缺陷。

已有研究显示SSADA OCT血管成像具有较好的评估不同疾病阶段糖尿病视网膜病变患眼血管病理性改变的能力。微血管瘤表现为局限扩张、形状异常的毛细血管，无论是在浅层还是在深层血管丛的微血管瘤都可以被显示出来（图2-6-7）。应用SSADA OCT血管造影，也可观察到位于不同层次的视网膜无灌注区，并且与FA相比，前者能够更加清晰地显示无血管区的边界。此外，SSADA OCT血管造影也可用于观察视盘新生血管的动态变化。

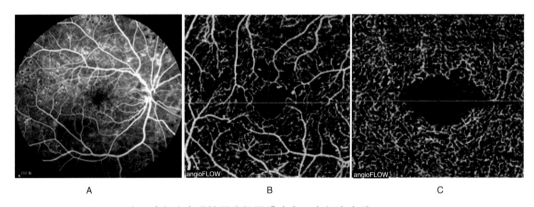

A　　　　　　　　　　B　　　　　　　　　　C

图 2-6-7　女，32 岁，诊断为右眼糖尿病视网膜病变，光凝治疗后

A—FFA：视网膜各处可见微动脉瘤，视盘上方血管可见部分渗漏，视网膜周边满布激光斑；

B—SSADA浅层视网膜血管层：黄斑拱环结构尚完整，大血管其间的微血管走行迂曲，血管末梢成球状（微动脉瘤），微血管彼此间的距离扩大，整体密度减低；

C—SSADA-Deep:血管走行蜷曲，血管末梢扩张（微动脉瘤），形成腊肠样，部分血流信号减低，血管放射状结构破坏

4. 非动脉炎性前部缺血性视神经病变 非动脉炎性前部缺血性视神经病变（nonarteritic anterior ischemic optic neuropathy, NA-AION）是一种常见的致盲性眼病，而急性发生的暂时无灌注或低灌注状态是导致视盘急性缺血引起NA-AION的主要原因。血管造影能从血流动力学角度动态判断视盘和脉络膜循环状态，对NA-AION的诊断有重要意义，但是FA不能观察到盘周毛细血管的改变，而SSADA OCT血管成像使这成为可能。尽管在疾病早期，严重的视盘水肿会影响SSADA OCT的成像，但是当水肿消退

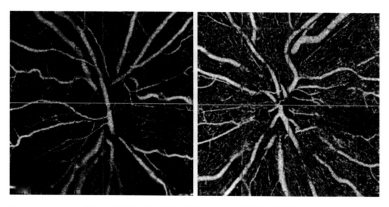

图 2-6-8 男，66 岁，诊断为右眼 NA-AION 萎缩期
SSADA OCT显示双眼视盘放射状盘周毛细血管层；右眼（左图）与对侧健眼相比，放射状盘周毛细血管的密度明显减低

后，SSADA OCT可清楚地显示盘周毛细血管的改变（图2-6-8）。

5. 中心性浆液性脉络膜视网膜病变 中心性浆液性脉络膜视网膜病变（CSC）的特征性表现是黄斑区出现浆液性视网膜脱离，常伴有小的浆液性色素上皮脱离和RPE萎缩。FA检查中所见RPE的局灶性荧光渗漏提示CSC中存在RPE的改变，而ICGA表现为多发性内层脉络膜的着染，提示内层脉络膜高渗漏可能与CSC的发生有关。应用SSADA OCT，发现与既往研究一致的现象——病灶区或病灶区周围存在脉络膜毛细血管层血流增高区域，并且病灶区内毛细血管团样扩张（图2-6-9）。而经过PDT治疗后，可见脉络膜毛细血管层高灌注的情况改善（图2-6-10）。

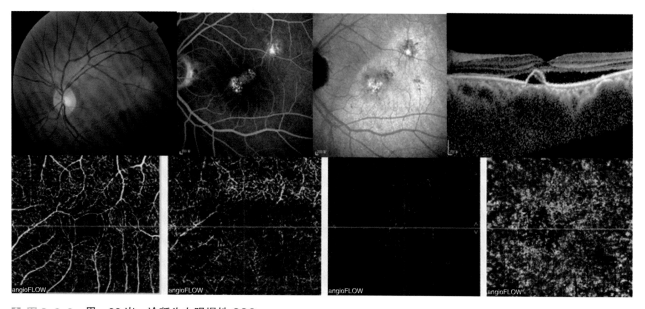

图 2-6-9 男，38 岁，诊断为左眼慢性 CSC
SSADA图像：脉络膜毛细血管层的血流灌注情况分布不均（亮度高低不均匀夹杂暗区），血管走行较僵化，有类似于异常血管结构的血管形成（这点与PCV类似）

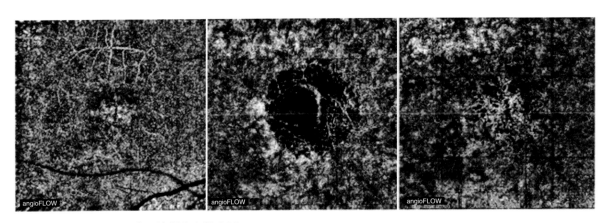

▲ 图 2-6-10　男，36 岁，诊断为右眼 CSC

SSADA图像可见脉络膜毛细血管层部分血流相对增高，病灶区域内毛细血管团样扩张。行PDT24小时后，可见脉络膜毛细血管呈现低灌注，并可透见下方的脉络膜大血管层。1个月后脉络膜毛细血管层低灌注的情况改善。

6. 息肉样脉络膜血管病变　息肉样脉络膜血管病变（polypoidal choroidal vasculopathy, PCV）以眼底多发橘红色结节和异常血管网为特点，常引起浆液性视网膜脱离或色素上皮脱离。目前认为PCV的异常血管来自内层脉络膜血管，可能是CNV的另一种表现形式。OCT中表现为RPE指状突起和"双层征"。应用SSADA OCT观察异常的血管网，并且血管网的位置与"双层征"对应（图2-6-11～2-6-13）。

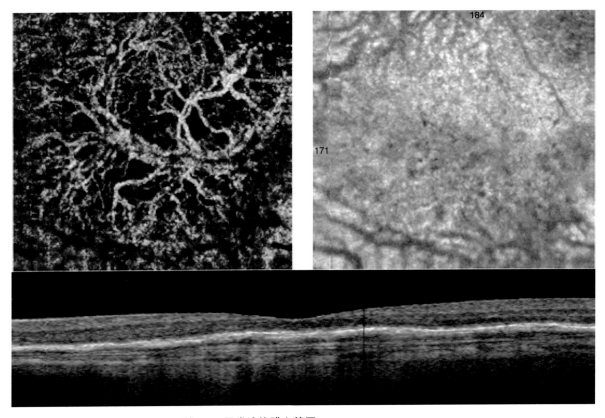

▲ 图 2-6-11　SSADA OCT 显示的 PCV 异常脉络膜血管网

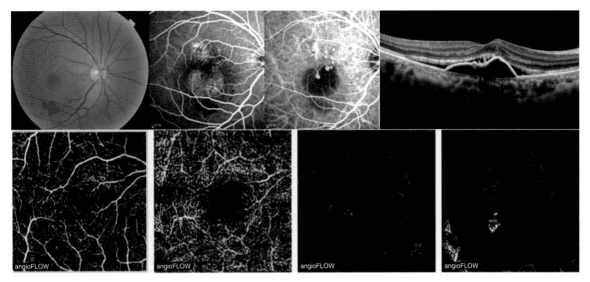

▲ **图 2-6-12** 女，58岁，右眼视力下降，视物变形，视物遮挡（中央）5个月，加重3个月，就诊视力 0.4

SSADA：脉络膜毛细血管层可见，异常血管结构，在色素上皮脱离的顶端可见异常血流高信号。在ICGA上显示微polyp结构，在SSADA上可显示为低信号的异常血管结构

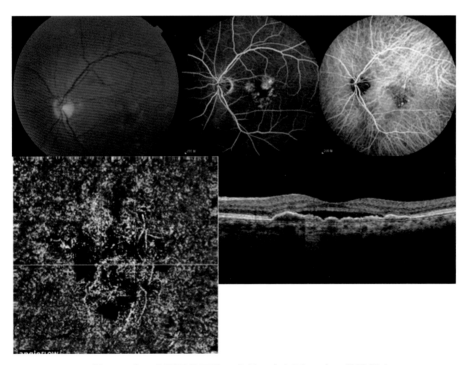

▲ **图 2-6-13** 男，65岁，左眼视物不清1个月，高血压20年，就诊视力 0.5

SSADA：可见许多异常血管结构，异常血管结构的位置在RPE及"双层征"之间

7. 视网膜血管阻塞 视网膜血管阻塞包括视网膜动脉阻塞和视网膜静脉阻塞，两者都会引起严重的视力障碍。视网膜静脉阻塞可能选择性地累及深层视网膜血管，即对不同层次的血管的影响是不同的。由于SSADA OCT血管造影能够分别观察、评估视网膜浅层血管网、深层血管网，甚至脉络膜血流，因

此，可能更适合用于视网膜静脉阻塞的临床观察和应用（图2-6-14）。

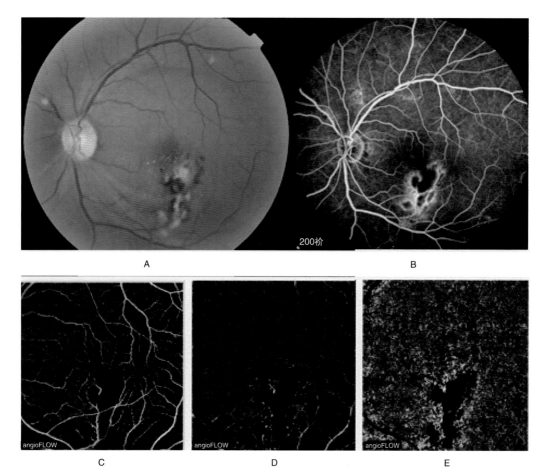

图 2-6-14　男，47 岁，诊断为左眼颞下视网膜分支静脉阻塞

A—彩色眼底像：左眼黄斑下方可见片状出血和渗出；B—FA：左眼黄斑下方可见视网膜分支血管渗漏，可见无灌注区；C～E—分别显示浅层视网膜血管层、深层视网膜血管层和脉络膜毛细血管层的血管结构。黄斑区拱环血管结构明显破坏，可见与FA中相对应的无灌注区

五、展望

从目前研究现状可以看出，SSADA OCT血管造影作为一种无创的、三维的、高分辨率的血流成像技术，不仅可以在临床上应用于多种眼部疾病的诊断和随访，更可能在疾病发病机制、病理生理学特点的研究中发挥重要作用。随着相关技术的更新、扫描速度的加快、成像分辨率的提高，SSADA OCT血流成像技术在临床应用中将具有更加广阔的前景。

（王光璐　马凯）

第三章
先天性眼底异常

　　先天性眼底异常是由于眼球发育异常所致的视神经、视网膜和脉络膜疾病。在胚胎发育过程中，任何因素如感染、炎症、中毒、血供异常等均可对其产生影响。在胚胎早期受影响的，异常表现重而多；在胚胎形成7个月后受累的，异常表现常较轻而单一。如胚胎裂闭合不全可引起先天性脉络膜缺损；血管的发育异常可引起各种先天性视网膜血管异常；玻璃体、视网膜的异常发育可引起先天性视网膜皱襞等，其发生机制不明。先天性视网膜异常一般在出生后不再继续发展，保持稳定。有的在出生时已伴有视功能的异常；也有的随着年龄的增长，在各种诱因的作用下，引起各种并发症，如先天性脉络膜缺损的部位可出现视网膜裂孔，从而导致孔源性视网膜脱离的发生。

　　虽然先天性眼底病不少，我们仅选择几种有代表性的疾病，如有髓神经纤维、黄斑缺损、远视性眼底病变和先天性脉络膜缺损。视盘的先天异常归于视盘疾病章节中。OCT所提供的独特的断面图像，在先天性眼底疾病中也得到很好的应用，如有髓神经纤维表现为高反射区；不论是黄斑缺损还是脉络膜缺损，缺损区表现为凹陷的组织缺失。先天性小眼球包括远视性眼底病变，表现为代表视网膜的光带隆起如皱褶，以及葡萄膜渗漏综合征眼底病变，可见到浆液性视网膜脱离的光学暗区。在下面的有关章节中，会详细描述各种异常的OCT表现。

第一节　有髓神经纤维

　　眼的神经纤维在进入眼内后均脱髓鞘。有髓神经纤维为眼内神经纤维未脱髓鞘形成，沿神经纤维走行，其边缘呈银白色羽毛状，并非只见于视盘周，也可见于眼底任何部位。范围可大可小、可厚可薄。

　　病例1：患者男性，10岁，双眼视力0.4，右眼可见有髓神经纤维（图3-1-1～3-1-4）。

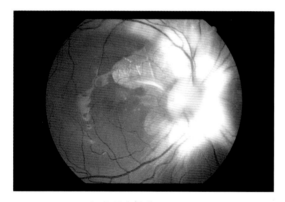

⇑ 图 3-1-1　右眼眼底彩像
右眼视盘上及盘周浓白色放射样分布，视盘边缘不清

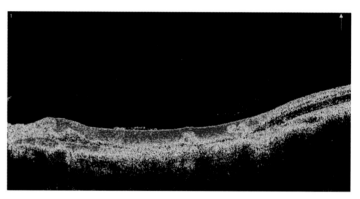

⇑ 图 3-1-2　右眼视盘上方垂直扫描 OCT 图像
视网膜内层呈高反射带，并起部分遮蔽效应

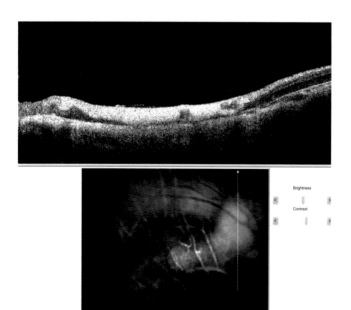

⇑ 图 3-1-3　有髓神经纤维的 OCT 图像
下图显示扫描处，上图为黑白片，白色显示高反射带，更清晰

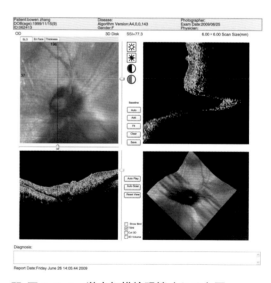

⇑ 图 3-1-4　激光扫描检眼镜（SLO）图
右上垂直扫描图（红线）显示视盘与有髓神经纤维的关系。左上水平扫描图（绿线）病变显示高反射带右下内界膜层图，白色区为有髓神经纤维

病例2：患者男性，58岁，双眼视力0.6（图3-1-5，3-1-6）。

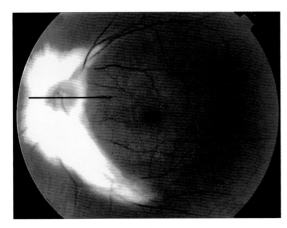

⬆ 图 3-1-5　左眼眼底彩像

左视盘周围可见灰白色羽毛状有髓神经纤维，视盘看起来显小，下方延续至黄斑下方

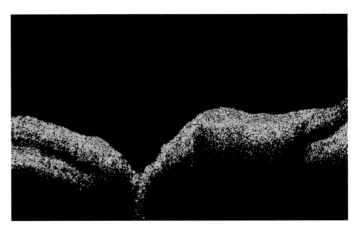

⬆ 图 3-1-6　左眼视盘水平扫描OCT图像

视网膜神经纤维层有增强的红色光带，后面组织光反射受遮蔽

第二节　黄斑缺损

　　黄斑缺损系指黄斑区有局限性组织缺失。缺损区呈一黄灰色或灰棕色向后凹陷的病变区，圆形或椭圆形，大小为1～3PD，边界清楚。病变边缘及病变内有色素散在分布，病变内还可见脉络膜大血管。

　　病例1：患者男性，10岁，偶然发现左眼视力不佳。右眼视力0.8，左眼视力0.1。右眼眼底正常（图3-2-1，3-2-2）。

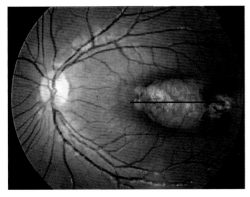

⬆ 图 3-2-1　左眼眼底彩像

黄斑区呈卵圆形萎缩，色素沉着，并可见脉络膜血管，萎缩区边界清楚

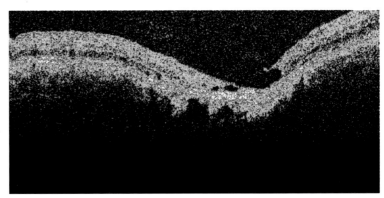

⬆ 图 3-2-2　左眼黄斑水平扫描OCT图像

黄斑中心红白色高反射区为色素块，其后脉络膜组织光反射受遮蔽，RPE光带不均匀变薄，使部分光反射透过量增加，神经上皮层不规则缺损与裂孔相仿，还可见数个小囊肿

病例2：患者女性，32岁，自幼视力较差，右眼更明显（图3-2-3～3-2-10）。

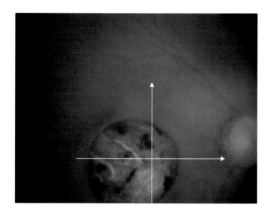

↟ 图 3-2-3　右眼眼底像
黄斑中心略偏下可见一个约1.5PD圆形边清的缺损区，区内可见脉络膜血管及色素块

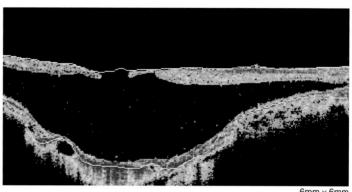

6mm×6mm

↟ 图 3-2-4　右眼黄斑水平扫描 OCT 图像
视网膜组织层次无法分辨。正中心有一个组织断裂处即裂孔形成。视网膜组织劈分开，中心腔呈一个大暗区。劈分开的后面组织也分不清结构，光反射也不均匀，呈后葡萄肿样向后扩张

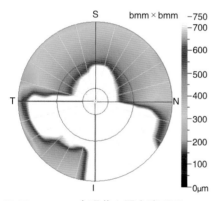

↟ 图 3-2-5　右眼黄斑厚度地形图
白色区因组织后突而显厚

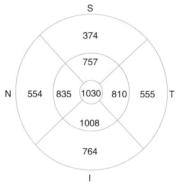

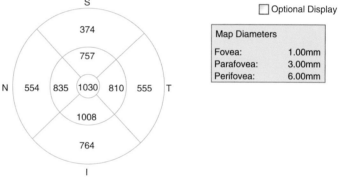

☐ Optional Display

Map Diameters	
Fovea:	1.00mm
Parafovea:	3.00mm
Perifovea:	6.00mm

↟ 图 3-2-6　右眼黄斑厚度数值

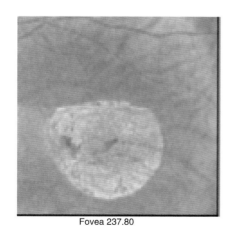

Fovea 237.80

↟ 图 3-2-7　左眼黄斑缺损眼底像
左眼眼底黄斑中心有一个约1PD的近圆形萎缩区，边界清楚，少量色素沉着

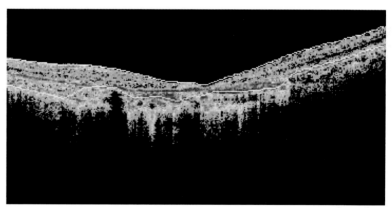

6mm×6mm

↟ 图 3-2-8　左眼黄斑水平扫描 OCT 图像
视网膜变薄外节微绒毛层，IS/OS层均不见，相应于萎缩区的RPE萎缩，其后组织的光反射增强而呈高反射区

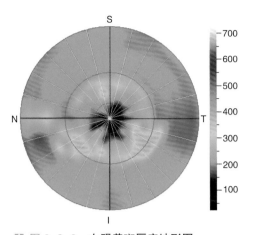

⬆ 图 3-2-9 左眼黄斑厚度地形图
中心区呈紫色，其周视网膜正常

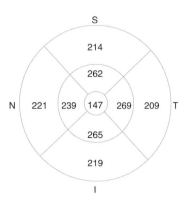

⬆ 图 3-2-10 黄斑中心厚度数值
中心区147μm

| 选择显示 |
| 地形图直径 |
中心凹	1.00mm
旁中心凹	3.00mm
中心凹周围	6.00mm

第三节 先天性小眼球眼底病变

先天性小眼球眼底病变包括高度远视和葡萄膜渗漏综合征。一般远视眼眼底正常，视盘略显小或可见到中心凹反射不明显。有一种类型称为先天性后部小眼球，可能为常染色体隐性遗传。前节相对正常，屈光度至少在10.00以上，视力常为0.05～0.6。由于眼球太小，视网膜未能展开，在黄斑区可见视网膜呈褶样隆起。葡萄膜渗漏综合征也可见于真性小眼球，先有睫状体脱离，而后有脉络膜和视网膜脱离。

病例1：患者男性，6岁，自幼双眼视力差，3岁开始戴镜。右眼视力0.05#0.2（+19.00DS/+0.25DC×75°），左眼视力0.05#0.2（+19.00DS/+0.75DC×95°）。检眼镜检查可见双黄斑中心有皱褶。临床印象为双眼高度远视、黄斑皱褶（图3-3-1，3-3-2）。

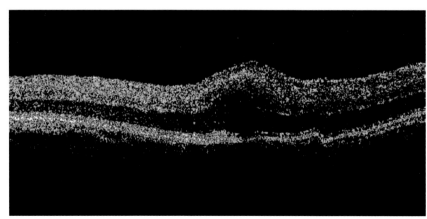

➡ 图 3-3-1 右眼黄斑水平扫描OCT图像
黄斑中心处全层视网膜上皮光带向内呈褶状隆起，其后的RPE光带轻度受遮蔽，神经上皮层组织结构尚正常

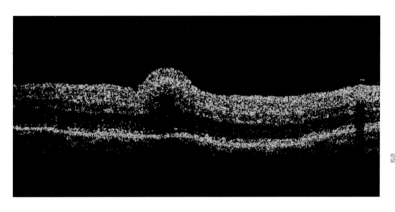

图 3-3-2　左眼黄斑水平扫描 OCT 图像

与右眼相似，但黄斑中心的视网膜皱褶较右眼小，其后组织光反射信号轻度受遮蔽

病例2：患者男性，37岁，右眼视力下降1个月来诊。右眼视力0.01#0.02（+8.00DS），左眼视力0.05#0.1（+7.00DS）。A超显示右眼眼轴14.2mm，左眼眼轴14.6mm。检眼镜检查可见脉络膜水肿、睫状体脱离。临床印象为双眼真性小眼球、葡萄膜渗漏综合征（图3-3-3～3-3-6）。

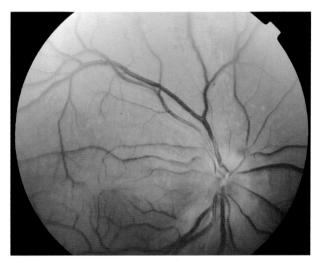

图 3-3-3　右眼眼底彩像

黄斑水肿有皱褶，静脉充盈，颞侧周边脉络膜脱离

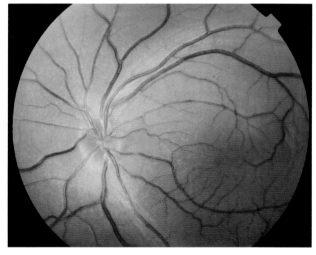

图 3-3-4　左眼眼底彩像

黄斑色暗，未见水肿

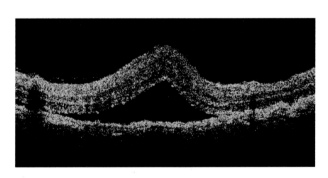

图 3-3-5　右眼黄斑水平扫描 OCT 图像

黄斑中心视网膜向前如峰样隆起，RPE光带前有一个三角形神经上皮脱离的无光反射暗区

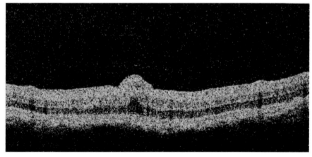

图 3-3-6　左眼黄斑水平扫描 OCT 图像

黄斑中心可见视网膜向前如半球形褶状隆起。此例为真性小眼球高度远视，黄斑改变与图3-3-1和图3-3-2相同

第四节　脉络膜缺损

　　脉络膜缺损为先天性眼内组织部分缺损，一般与胚胎裂闭合不全有关。通常表现为眼底下方或鼻下方的扇形发白缺损区，缺损区内视网膜萎缩变薄，有时可见视网膜或脉络膜血管分布。缺损区内还可见色素散布，特别是边缘部分。缺损范围大者可包括视盘在内，缺损范围小者在视盘下方呈孤立圆形或数个圆形缺损区相连。如缺损不累及黄斑区，视力可正常。缺损区内萎缩变薄的视网膜可发生视网膜裂孔，并引起视网膜脱离。

　　病例1：患者男性，23岁，偶然发现左眼视力差。右眼视力1.0，左眼视力0.2#1.0。临床印象为左眼脉络膜缺损（图3-4-1，3-4-2）。

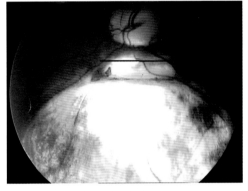

⬆ **图 3-4-1　左眼眼底彩像**
　　紧邻视盘下缘可见一个扇形的白色区域，直达周边部，此即脉络膜缺损区。缺损区边缘有色素播散沉着着，颞下视网膜血管通过缺损区

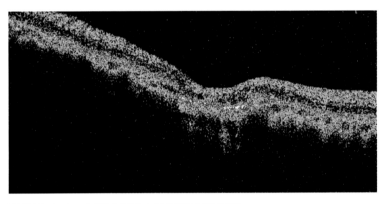

⬆ **图 3-4-2　左眼缺损区水平扫描 OCT 图像**
　　扫描通过紧邻视盘的脉络膜缺损区。RPE光带至缺损区向外呈凹陷，凹陷处光带增强、增宽，相应的神经上皮层光带也向外突出，呈现假黄斑中心外观

　　病例2：患者女性，26岁，因右眼玻璃体积血2个月就诊。右眼视力光感，左眼视力0.2#1.0。临床印象为左眼脉络膜缺损（图3-4-3～3-4-6）。

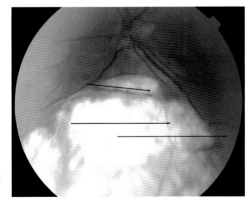

▷ **图 3-4-3　左眼眼底彩像**
　　视盘下方可见一个扇形的白色区域，边缘有色素沉着及血管走行。黄斑区未受累

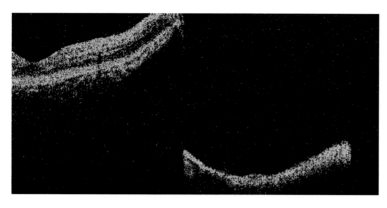

◀ 图 3-4-4　左眼跨越缺损区左侧边缘扫描
OCT 图像

缺损区凹陷向后呈一弧形绿色光带，分不清组织结构

➡ 图 3-4-5　左眼缺损区扫描 OCT 图像

凹陷的弧形黄绿色光带与图3-4-4相仿

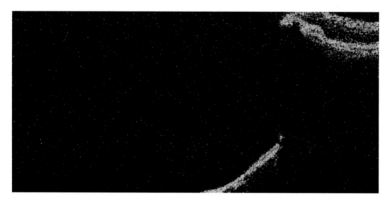

◀ 图 3-4-6　左眼跨越缺损区右侧边缘扫描
OCT 图像

可见一个逐渐向后凹陷的斜向黄绿色光带，光带表现与图3-4-4和图3-4-5相同

　　病例3：患者男性，15岁，自幼左眼视力不佳。右眼视力0.2#0.8（-3.00DS），左眼视力0.05#0.5（-5.00DS）。临床印象为左眼视盘周围脉络膜缺损（图3-4-7～3-4-11）。

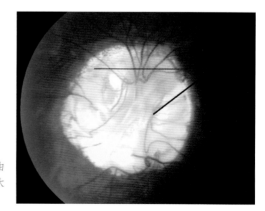

➡ 图 3-4-7　左眼眼底彩像

视盘上半部略显大，血管由此向上方分出。视盘下半部轮廓不清，血管由两侧分出至视网膜。视盘偏下包括视盘可见一个圆形白色区域，约3PD大小。黄斑未受累

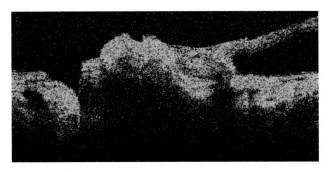

⇑ 图 3-4-8　左眼视盘水平扫描 OCT 图像

视盘处呈结节状隆起，视盘颞侧缺损区和表层视网膜间有一无光反射暗区，即视网膜脱离腔

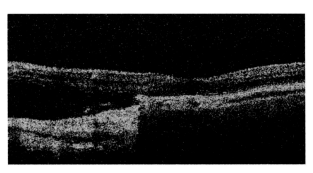

⇑ 图 3-4-9　左眼 45° 扫描 OCT 图像

图像左侧缺损区呈绿色光带并向后凹，可见视网膜脱离腔。近黄斑中心处缺损及视网膜脱离均消失，RPE光带显薄，中心凹曲线正常

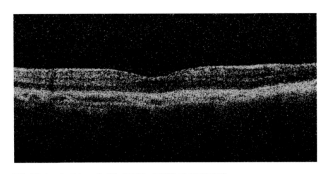

⇑ 图 3-4-10　左眼 270° 扫描 OCT 图像

除RPE光带显薄外，黄斑结构基本正常

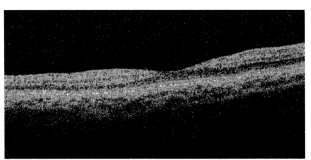

⇑ 图 3-4-11　右眼黄斑水平扫描 OCT 图像

正常图像

第五节　特发性葡萄膜渗漏综合征

葡萄膜渗漏综合征常见于健康中年男性，单眼或双眼发病，结膜静脉扩张，眼压正常，先有浆液性睫状体脉络膜脱离，而后继发视网膜脱离。该病可分为两型：先天性小眼球患者，前节已有介绍；正常大小眼球（特发性）。

特发性葡萄膜渗漏综合征所致视网膜脱离，是一种特殊类型的继发性视网膜脱离，1963年由Schepens等首次报道。此病是因巩膜先天结构与成分异常，巩膜异常增厚，涡静脉发育不良，影响眼内蛋白液外流，聚集高蛋白液于脉络膜，形成高渗状态，进而发生脉络膜增厚，睫状体、脉络膜上腔积液，后进一步反溢至视网膜下，造成视网膜脱离。针对病因行大面积巩膜板层切除及穿通咬切，可使脉络膜及视网膜复位。

病例：患者男性，35岁，右眼视力下降2个月。右眼视力0.4。检眼镜检查可见黄斑区轻度水肿，少许皱褶。临床印象为右眼葡萄膜渗漏综合征（图3-5-1~3-5-3）。

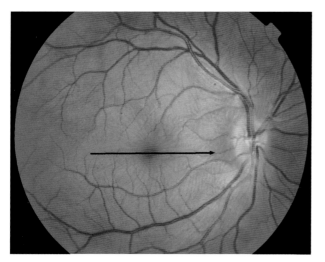

⬆ 图 3-5-1　右眼眼底彩像

葡萄膜渗漏综合征，箭头为OCT扫描线

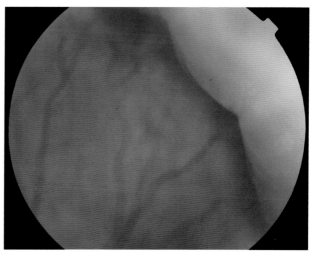

⬆ 图 3-5-2　右眼眼底彩像

鼻上方可见棕灰色实性脉络膜脱离，颇似脉络膜实性肿物，眼压正常

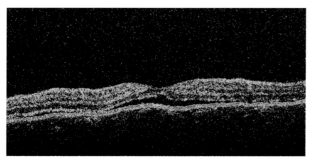

◀ 图 3-5-3　右眼黄斑水平扫描 OCT 图像

黄斑中心凹可见一极浅的神经上皮脱离的光学暗区，余黄斑组织结构正常，中心凹曲线可见，此为葡萄膜渗漏综合征继发的黄斑表现。OCT无法鉴别周边脉络膜脱离的性质

第六节　视盘先天发育异常

病例1：患者男性，37岁，右眼自幼视力不好（图3-6-1）。

◀ 图 3-6-1　视盘先天发育异常眼底像及 OCT 图像

左上图视盘显大，中心凹陷增大，凹陷边缘可见血管分布。右上图为通过视盘中心水平扫描的OCT图，呈一个较宽的深凹陷，未能显示凹陷底部。左下图为通过视盘中心垂直扫描的OCT图，表现与右上图相似。右下图为三维图像，显示视盘处大而深的凹陷病例2：患者男性，6岁，生后发现左眼外斜、视力差。左眼视力指数/眼前，外斜15°（图3-6-2～3-6-4）。

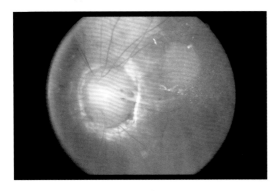

↑ 图3-6-2 左眼眼底彩像
左视盘增大及中心凹陷大而深，血管从凹陷边缘分出

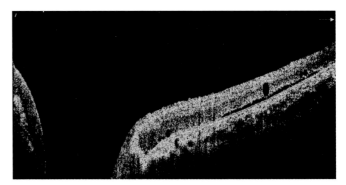

↑ 图3-6-3 左眼视盘水平扫描OCT图像
显示较宽的凹陷，未显示出凹陷全部

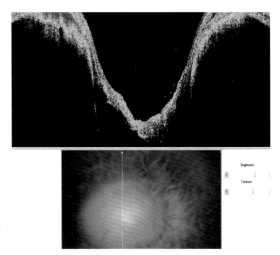

➡ 图3-6-4 组合图
下图为视盘大凹陷。上图为通过视盘中心垂直扫描的OCT图像，显示完整的大凹陷

病例3：患者男性，10岁，自幼眼球震颤，不能注视，双眼视力指数/眼前（图3-6-5，3-6-6）。

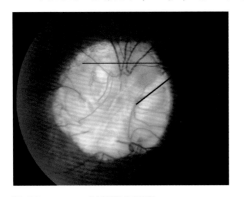

↑ 图3-6-5 左眼眼底彩像
视盘较大，两侧不对称，可见视盘组织及血管分布，中心及下部有组织增殖充填，中心斜向外上方。

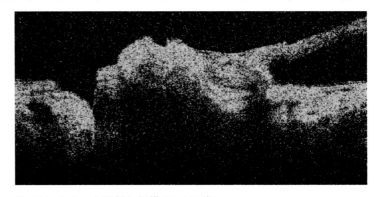

↑ 图3-6-6 左眼斜向扫描OCT图像
中心部位一团致密尖反射物且向前隆起，斜上方则呈一个空腔

（王光璐）

第四章
玻璃体视网膜交界面疾病

第一节 黄斑视网膜前膜

视网膜内面无血管性纤维增生膜发生在黄斑区者称为黄斑视网膜前膜（macular epiretinal membrane），其中无确切原因者，称为特发性黄斑视网膜前膜；继发于孔源性视网膜脱离及其复位手术、葡萄膜炎、视网膜血管阻塞、糖尿病视网膜病变、眼外伤、玻璃体积血等者，称继发性黄斑视网膜前膜。临床上可无症状，但也有部分病眼因黄斑水肿、皱褶、裂孔形成等原因而致视力下降。患者常主诉视物变小、视物变形，眼底表现为玻璃纸样发光、黄斑水肿、皱褶、囊样变性或裂孔。

OCT技术有助于了解黄斑视网膜前膜形成及其发展的详细情况，并能显示前膜横断面特征、黄斑区视网膜下的变化及黄斑前面玻璃体的情况，有助于黄斑视网膜前膜的诊断及鉴别诊断。通过定量测量，可提供膜的厚度、膜与视网膜的固着点、膜与视网膜之间的距离以及黄斑视网膜前膜牵拉所致的黄斑水肿等，为手术治疗提供可靠的依据并指导手术的具体方式。另外，OCT技术可以了解手术对黄斑区的影响，确认前膜的彻底清除，评估手术效果以及估计术后的复发率。

一、黄斑视网膜前膜的 OCT 图像特征

黄斑视网膜前膜在OCT图像上表现为邻近或贴覆在黄斑前的有一定反射性的组织。部分病例前膜与视网膜神经上皮层之间存在分离的界面，OCT图像上可清晰地辨认前膜的存在，可以明确诊断。其图像特征与玻璃体后脱离类似，但真正的前膜较玻璃体后界膜厚且反射性较强，OCT图像能将二者区分。

OCT图像可见黄斑视网膜前膜存在，黄斑厚度增加，黄斑中心凹曲线变平，神经上皮层间不同的组织反光减弱。

大多数病例前膜与视网膜粘连紧密，其OCT图像特征为：前膜与视网膜的反射性存在着明显的对比，前膜的表面与深层界面可与视网膜明确分开；黄斑中心凹加深，边缘陡峭，显示了假性黄斑裂孔的存在；邻近视网膜表面的前膜增生或发现前膜的边缘，但当前膜与视网膜紧密粘连且不存在牵拉时，单用OCT检查诊断黄斑视网膜前膜尚有困难。

黄斑视网膜前膜分为如下几类。

（1）黄斑视网膜前膜合并黄斑水肿。表现为黄斑视网膜前膜样反射性组织和黄斑区神经上皮明显增厚（图4-1-1）。

（2）黄斑视网膜前膜合并假性黄斑裂孔。表现为黄斑区前膜样反射性光带，黄斑中心凹视网膜正常厚度，表面膜形成一个假性裂孔（图4-1-2）。

（3）黄斑视网膜前膜合并全层裂孔（图4-1-3）。

（4）黄斑视网膜前膜合并黄斑板层裂孔，神经上皮部分缺失（图4-1-4）。

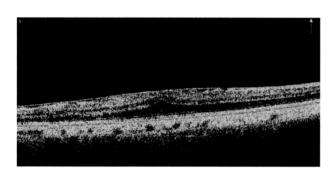

▲ 图 4-1-1　**黄斑视网膜前膜合并黄斑水肿**

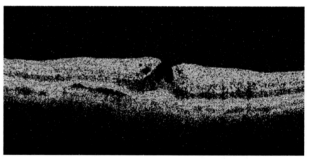

▲ 图 4-1-2　**黄斑水平扫描 OCT 图像**

黄斑区视网膜内表面有一条黄红色高反射线即前膜，黄斑水肿增厚。前膜牵拉翘起，使中心处凹入似一孔，但视网膜外层并无缺失，厚173μm，故实为一假孔，假孔两侧视网膜内有细小囊样水肿。中心左侧可见一个小的色素上皮脱离腔

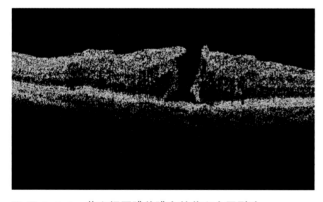

▲ 图 4-1-3　**黄斑视网膜前膜合并黄斑全层裂孔**

黄斑区神经上皮全层缺失，孔缘向上翘起，右侧更明显，显示前膜牵拉

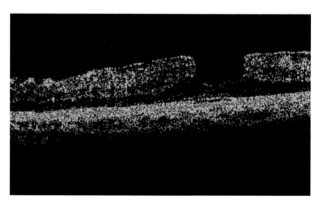

▲ 图 4-1-4　**黄斑视网膜前膜合并黄斑板层裂孔**

二、黄斑视网膜前膜的手术前后评估

OCT图像不仅可观察到黄斑视网膜前膜的细微形态结构及其与邻近组织的关系，还能进行定量测量，因此，不但有助于黄斑视网膜前膜的诊断，还可以指导手术适应证的选择、预后的评估及手术疗效的评价。

（一）黄斑视网膜前膜的术前评估

玻璃体切割术是治疗黄斑视网膜前膜最有效的方法，但临床上手术适应证的选择、疗效评估等仍存在争议。OCT图像可以清晰显示前膜形态和范围，可提供有关黄斑视网膜前膜结构的定量及直观的信息，为黄斑视网膜前膜手术适应证选择和手术预后的判断提供了新的指标。更重要的是，OCT图像可以显示前膜与内界膜间的关系和粘连程度以及黄斑的形态变化。根据前膜与内界膜的粘连程度，可以对玻璃体手术剥膜的难易度进行估计，前膜与视网膜粘连紧密者手术难度大，术后并发症发生率明显增加，而仅有局部粘连的前膜的手术难度相对要小得多。前膜与内界膜反射性不同，有明确的分离边缘，手术越容易，安全性越高。另外，OCT图像可以确定内界膜与前膜分离的方位与程度，可对手术剥离顺序进行预先估计。

（二）黄斑视网膜前膜手术前后黄斑区形态的比较

OCT图像可以直观反映黄斑视网膜前膜术后黄斑区的形态学改变，可对前膜剥离效果及前膜组织清除程度进行评价，如有无前膜残留及黄斑并发症发生等。黄斑视网膜前膜术后黄斑区的形态学改变主要有如下几类：黄斑部形态恢复正常，黄斑水肿，黄斑区神经上皮变薄，前膜残留，裂孔或板层裂孔形成（图4-1-5）。

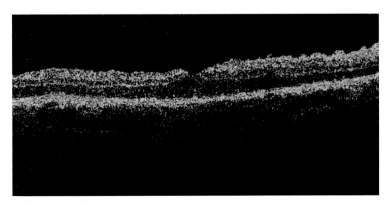

▨ **图4-1-5　黄斑视网膜前膜术后**
视网膜光带增厚，表面不平

（三）黄斑视网膜前膜手术前后视网膜厚度及视功能的关系

OCT图像可提供有关黄斑视网膜前膜手术前后的定量信息，可以观察术后视网膜神经上皮厚度的变化及变化规律、与视功能恢复的关系等。一般术后视网膜厚度逐渐恢复，视力逐渐提高。OCT的术后随访表明黄斑视网膜前膜术后视网膜神经上皮厚度和视力的恢复均是渐进的过程。

病例1：患者男性，62岁，左眼视力下降半年。左眼视力0.08。临床印象为左眼特发性黄斑视网膜前膜（图4-1-6，4-1-7）。

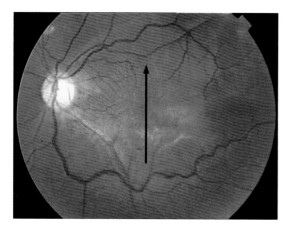

图 4-1-6　左眼眼底彩像

黄斑区有一块致密灰白色膜，附近血管受牵拉

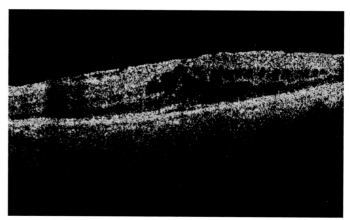

图 4-1-7　右眼黄斑垂直扫描 OCT 图像

视网膜表面有黄绿色细线样反光，即视网膜前膜，黄斑失去正常形态，视网膜水肿增厚，可见多个大小不等的低反射的囊腔（黄斑囊样水肿）

病例2：患者男性，43岁，右眼视力下降1个月来诊。右眼视力0.1。临床印象为右眼黄斑视网膜前膜（图4-1-8~4-1-11）。

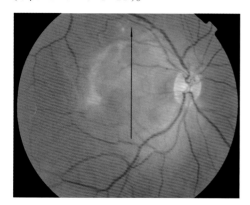

图 4-1-8　右眼眼底彩像

黄斑区及颞上方视网膜表面可见厚薄不一的灰色膜，黄斑水肿，少许皱褶

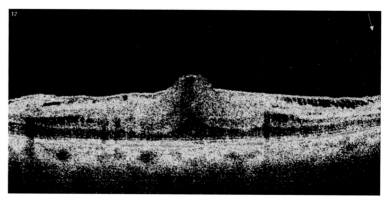

图 4-1-9　右眼黄斑垂直扫描 OCT 图像

黄斑水肿增厚中心凹曲线消失，表面可见绿色细线状的前膜，在图像右侧即黄斑上方更为明显。前膜与视网膜表面部分分离，较易诊断。视网膜外层可见多个大小不等的囊腔及液腔，水肿使黄斑中心部分向内突起

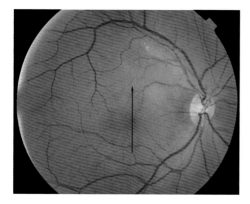

图 4-1-10　右眼眼底彩像

黄斑视网膜前膜剥除术后4个月，黄斑已无前膜，上血管弓下尚可见少量薄膜，黄斑水肿消退

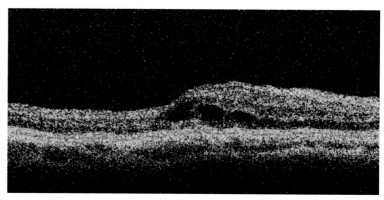

图 4-1-11　右眼黄斑垂直扫描 OCT 图像

前膜剥除术4个月后，黄斑视网膜前膜已不可见，水肿减轻，中心凹曲线部分恢复。图像右侧即黄斑上方仍有水肿，仅残留数个囊腔

病例3：患者男性，48岁，左眼视物变形，视力0.2。临床印象为左眼黄斑视网膜前膜（图4-1-12）。

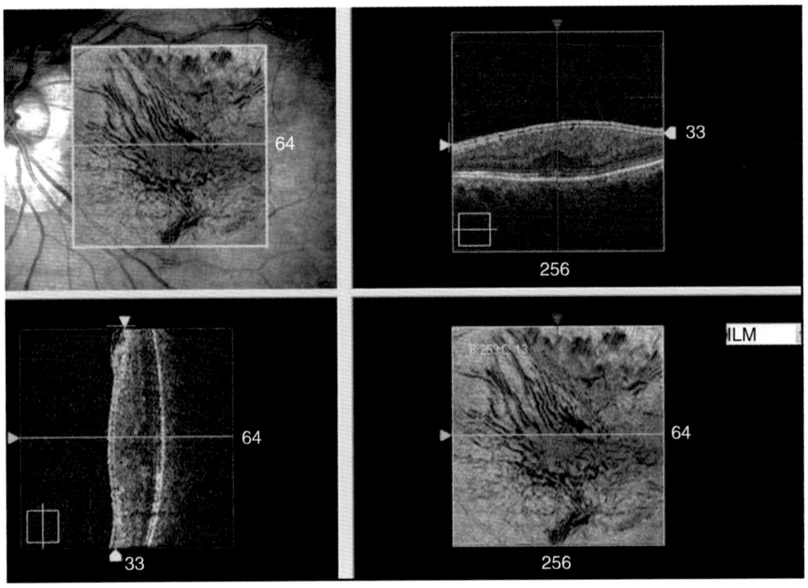

◀ 图 4-1-12　黄斑前膜的 OCT 图像

左上图显示左眼黄斑视网膜前膜如分支状分布；右上图显示C扫描的部位及层次；左下图显示垂直方向C扫描的部位及层次；右下图显示黄斑视网膜前膜分布。

第二节　玻璃体黄斑牵拉综合征

　　玻璃体黄斑牵拉综合征是一种由不完全性后部玻璃体脱离伴有持续性黄斑牵拉引起黄斑囊样变化和视力下降的黄斑区病变。以往的检查方法，如间接或直接检眼镜、裂隙灯显微镜及三面镜、立体彩色眼底照相以及FFA等，均有一定的局限性。OCT图像可清晰显示玻璃体对黄斑牵拉的形态、位置，后部玻璃体的情况，黄斑因牵拉而致的水肿情况，并可进行定量观察。

　　玻璃体黄斑牵拉综合征与其他原因引起的黄斑囊样水肿、黄斑视网膜劈裂等的主要区别是持续存在的玻璃体对黄斑的粘连和牵拉。组织病理显示粘连处纤维性星形细胞的存在，成纤维细胞及成肌纤维细胞有时可见。玻璃体黄斑牵拉综合征的OCT图像特征为黄斑中心凹表面有一个薄的中度反射膜，该膜勾画出后部玻璃体的轮廓，即玻璃体后界膜，为不完全后脱离的玻璃体呈线性信号与黄斑中心凹附着，线性信号有时可以较强，黄斑中心凹隆起，黄斑区视网膜增厚，神经上皮层内有局限性无反射的囊样腔隙或囊肿样改变，黄斑中心凹及其周围神经上皮浅脱离。

　　黄斑视网膜前膜较玻璃体后界膜厚且反射性更强，尤其是临床中玻璃体视网膜牵拉和视网膜前膜牵拉同时存在时，OCT图像能很好地区分。OCT图像可显示出玻璃体黄斑牵拉综合征合并黄斑视网膜前膜延伸至玻璃体腔的反射光带，与黄斑区视网膜表面强的线状反射光带相连，这一特征性的OCT图像可与黄斑视网膜前膜相鉴别，后者仅有黄斑区视网膜表面强的线状反射光带（图4-2-1~4-2-4）。

OCT检查不仅有助于玻璃体黄斑牵拉综合征的诊断，还能客观地评估继发性黄斑病变的解剖学变化。有研究者将其图像特征分为5种：①玻璃体黄斑牵拉综合征合并黄斑囊样水肿；②玻璃体黄斑牵拉综合征合并黄斑裂孔；③玻璃体黄斑牵拉综合征合并黄斑视网膜前膜；④玻璃体黄斑牵拉综合征合并视网膜浅脱离；⑤玻璃体黄斑牵拉综合征合并视网膜劈裂。

OCT检查也可以观察玻璃体黄斑牵拉综合征的进展情况，更好地理解其形成的机制。临床上我们也可以发现，当发生玻璃体完全性后脱离，玻璃体黄斑牵拉解除，黄斑中心可以恢复正常形态，囊肿样改变可以持续一段时间，亦可发生黄斑裂孔或板层裂孔。

当玻璃体黄斑牵拉综合征有进行性视力损害时，玻璃体切割术可以提供功能性和解剖学上的改善。OCT检查可以在玻璃体黄斑牵拉综合征的玻璃体手术前估计手术风险，术后进行疗效评估。若术后OCT显示后部玻璃体膜反光消失，黄斑水肿及层间囊肿消失，表明玻璃体对黄斑的牵拉已解除，视功能可有相应改善。术后也可能继发黄斑区改变，OCT显示板层或全层裂孔等。

病例1：患者女性，66岁，右眼视力0.3，左眼视力0.02。检眼镜检查可见双眼增殖期糖尿病视网膜病变，左黄斑视网膜前膜牵拉。临床印象为左眼玻璃体黄斑牵拉综合征（图4-2-1）。

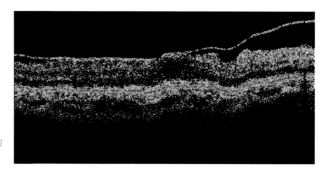

▶ **图 4-2-1　左眼黄斑垂直扫描 OCT 图像**
黄斑水肿增厚，中心凹曲线消失。视网膜内表面可见一条绿色细线状反射带，两侧高反射线与视网膜表面分离呈牵拉性脱离

病例2：患者女性，71岁。右眼视力0.05，左眼视力0.3。检眼镜检查可见双眼黄斑水肿，并受牵拉。临床印象为双眼玻璃体黄斑牵拉综合征（图4-2-2，4-2-3）。

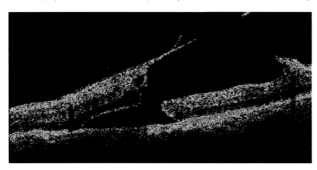

▲ **图 4-2-2　右眼黄斑水平扫描 OCT 图像**
黄斑中心组织缺损即裂孔形成。裂孔颞侧缘有一条呈绿色光带的牵拉条，将视网膜拉向玻璃体，在图像右侧边缘可见牵拉条。另可见裂孔形成小的视网膜脱离

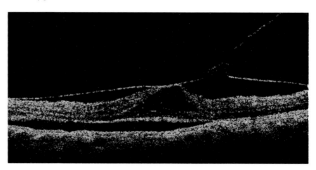

▲ **图 4-2-3　左眼黄斑垂直扫描 OCT 图像**
黄斑内层可见囊肿，表面有绿色细光带，一小段与黄斑中心相连，其余部分与视网膜表面分离而起牵拉作用，将黄斑中心拉向前。还可见窄而长的神经上皮脱离暗区

病例3：患者女性，56岁。右眼视力0.6，左眼视力0.02。检眼镜检查可见左眼黄斑水肿，前膜牵拉。临床印象为左眼玻璃体黄斑牵拉综合征（图4-2-4）。

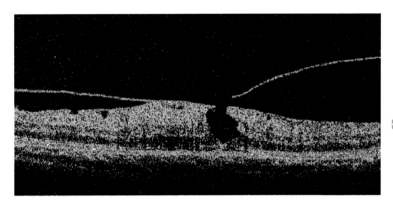

图4-2-4 左眼黄斑水平扫描OCT图像

黄斑中心视网膜组织连续性中断即裂孔形成，裂孔两侧边缘有绿色细线状牵拉条，将视网膜拉向前。视网膜水肿增厚，RPE光带前残留视网膜组织，厚度91μm，为由牵拉引起的黄斑板层裂孔

第三节 黄斑裂孔

黄斑裂孔是常见的眼底疾病，为发生于黄斑中心凹处的视网膜神经上皮层裂孔。导致黄斑裂孔的原因较多，如外伤（包括眼球挫伤、激光和日蚀等辐射性损伤）、高度近视、原发性黄斑囊样变性、发生于各种眼病的继发性黄斑囊样变性。没有眼部疾患的黄斑裂孔称为特发性黄斑裂孔（idiopathic macular hole）。

特发性黄斑裂孔在所有黄斑裂孔病例中占很大比例。在检眼镜下可见一个暗红色圆形斑，大小为1/4~1/2 PD，边缘清晰整齐，如同用穿孔器打出的凿孔。孔缘绕有或无浅灰色晕轮，其表面有时可见散在的几个黄色小点。

应用眼底裂隙灯显微镜检查、FFA及眼底照相等可对大多数黄斑裂孔做出正确诊断，但难以避免误诊、漏诊，且对其发病机制研究、治疗方法选择、疗效评价等方面的作用有限。OCT作为一种新型非侵入性定量检测技术，对黄斑裂孔的诊断及鉴别诊断、病情监测及定量评估等具有重要的临床实用价值。

一、黄斑裂孔的OCT图像特征及鉴别诊断

（一）特发性全层黄斑裂孔的OCT图像特征

黄斑裂孔典型的OCT图像特征为黄斑中心凹处边缘锐利、清晰的视网膜神经上皮层的全层缺失，裂孔周围多数有神经上皮脱离的晕轮，可见神经上皮层间无反射的小囊泡，少数可见裂孔的盖膜、脱离的玻璃体后界膜以及玻璃体黄斑牵拉（图4-3-1）。

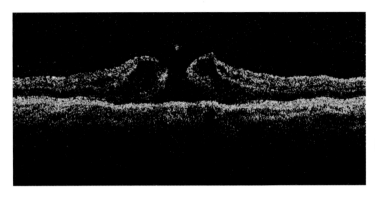

◁ 图 4-3-1 左眼黄斑水平扫描 OCT 图像

黄斑中心视网膜光带中断即裂孔形成，裂孔两侧的视网膜内有低反射的囊肿，RPE光带变薄

（二）黄斑裂孔的鉴别诊断

虽然眼底裂隙灯显微镜检查可对大多数黄斑裂孔做出正确诊断，但板层黄斑裂孔、假性黄斑裂孔、黄斑囊样变性、黄斑劈裂与黄斑裂孔有时难以区分，而OCT图像可以清晰地显示黄斑区的细微结构，从而对其进行清楚的区分。

1. 板层黄斑裂孔 板层黄斑裂孔为神经上皮部分缺失，其他部分组织层保持完整（图4-3-2，4-3-3），常为黄斑囊样水肿、囊壁塌陷萎缩而致。当外层囊壁缺损、内层囊壁组织完整时为外板层裂孔（outer lamellar hole），当内层囊壁缺损、外层囊壁组织完整时为内板层裂孔（inner lamellar hole），中心凹厚度变薄（图4-1-4）。板层裂孔亦可合并视网膜劈裂（图4-3-4）。而全层黄斑裂孔表现为神经上皮全层缺失，多数有神经上皮脱离的晕轮。

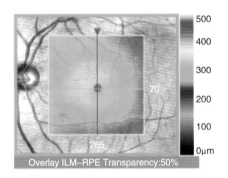

⇑ 图 4-3-2 黄斑裂孔厚度图

左眼黄斑中心一个小圆形暗点，其周视网膜厚度正常

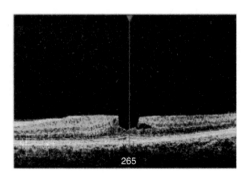

⇑ 图 4-3-3 左眼黄斑水平扫描 OCT 图像

显示内层表面有极薄的前膜，中心处仅内层视网膜组织缺失

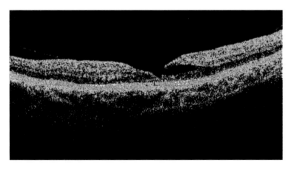

➥ 图 4-3-4 右眼黄斑水平扫描 OCT 图像

黄斑中心凹光带中断，鼻侧视网膜外层分开，形成外板层裂孔及劈裂

2. 假性黄斑裂孔　假性黄斑裂孔常为黄斑视网膜前膜所致，前膜中的胶原纤维裂开，即可出现一个界限明显、边界不规则的形状似裂孔的凹陷，但黄斑区视网膜组织并无缺失。OCT图像表现为神经上皮层增厚，内层光带增强，中心凹呈陡峭样改变，中心凹厚度正常或增加。假性黄斑裂孔与板层黄斑裂孔有时较难区分，当前膜与神经上皮分离或两者界面反射不同时才能区分（图4-1-2）。

3. 黄斑囊样变性　黄斑囊样变性的OCT表现为神经上皮层层间无反射的小囊腔（图4-3-5）。

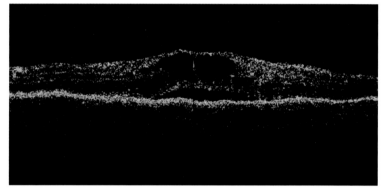

➡ 图 4-3-5　**右眼黄斑水平扫描 OCT 图像**
视网膜光带增厚，表面不平，多个大小不等的低反射囊腔，中心处较大。中心还可见神经上皮脱离腔

4. 黄斑劈裂　黄斑劈裂的OCT表现为黄斑区神经上皮的层间分离（图4-3-6）。

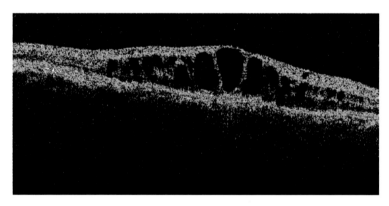

◀ 图 4-3-6　**右眼黄斑水平扫描 OCT 图像**
黄斑区多个低反射囊肿，中心处较大。囊腔间由纵行绿色光条分隔开

二、特发性黄斑裂孔的分期

　　黄斑裂孔不同时期表现相近，眼底裂隙灯显微镜检查难以准确分期。依据OCT图像特征可以对黄斑裂孔进行准确分期，按Gass分期分为4期（图4-3-7）。

　　Ⅰ期黄斑裂孔的OCT图像特征为中心凹变浅或消失，中心凹下的低反射区，可伴有视网膜前膜或玻璃体牵拉。Ⅰa期黄斑裂孔为黄斑正常中心凹变浅，神经上皮层内可见裂隙或假性囊肿或中心凹神经上皮脱离；Ⅰb期黄斑裂孔为黄斑正常中心凹曲线消失，神经上皮层内裂隙增大或假性囊肿变大，中心凹神经上皮脱离更明显。

　　Ⅱ期黄斑裂孔的OCT图像特征表现为神经上皮层的部分断裂，伴有小范围的视网膜组织全层缺失，直径<350μm，裂孔周围神经上皮层内有囊腔，色素上皮与脉络膜毛细血管层光带正常。

Ⅲ期黄斑裂孔的OCT图像特征为黄斑区神经上皮层光带全层缺失，直径>350μm，黄斑裂孔完全形成，裂孔周围有不同程度的视网膜脱离及视网膜下液积聚，裂孔周围的神经上皮层内可有囊腔形成，色素上皮与脉络膜毛细血管层光带完整。有时可见与裂孔缘完全分离的盖膜，可通过测量盖膜与视网膜之间的距离得知玻璃体与中心凹的分离程度。但也有黄斑神经上皮缺损区表面与缺损区范围相似的带状裂孔盖膜反光而未见玻璃体后脱离的细反射光带，手术中亦证实无玻璃体后脱离。

Ⅳ期黄斑裂孔的OCT图像特征为黄斑区神经上皮层光带全层缺失，直径>350μm，裂孔周围的神经上皮层内可有囊腔形成，色素上皮与脉络膜毛细血管层光带完整，可见玻璃体与视网膜完全分离。但如果脱离的玻璃体与视网膜内层距离超过2mm，OCT图像中就观察不到玻璃体后界膜的反射带，仅依据OCT图像往往误以为Ⅲ期黄斑裂孔，此时眼底裂隙灯显微镜检查可以发现Weiss环，需以此鉴别（图4-3-8～4-3-14）。

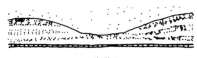

正常黄斑

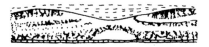

Ⅰa期：黄斑中心凹变浅

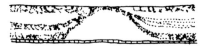

Ⅰb期：黄斑中心凹脱离

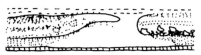

Ⅱ期：早期黄斑孔，偏中心

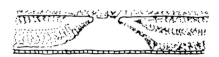

Ⅱ期：早期黄斑孔，中心

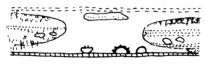

Ⅲ期：黄斑孔，有盖膜

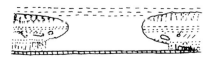

Ⅲ期：黄斑孔，无盖膜

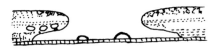

Ⅳ期：黄斑孔，并有玻璃体后脱离

图 4-3-7　Gass 裂孔分期

病例1：患者女性，59岁，左眼视物变形1个月。左眼视力0.1。临床印象为左眼特发性黄斑裂孔（图4-3-8）。

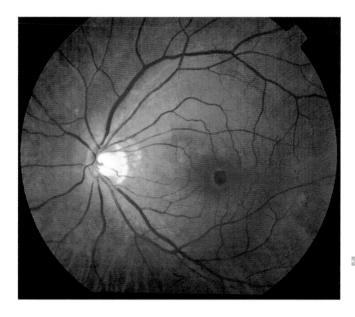

图 4-3-8　左眼眼底彩像
黄斑中心凹处有一个约1/5PD的红色小点可疑裂孔，孔周有一灰白色晕

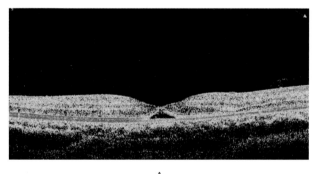

A　　　　　　　　　　　　　　　　　　　　　　B

图 4-3-9　右眼黄斑水平扫描OCT图像
A—黄斑中心有一个神经上皮脱离呈无光反射暗区，视网膜内层并无缺失；B—神经上皮脱离区域变大，在神经上皮脱离两侧还可见数个小囊肿。对照Gass对特发性黄斑裂孔的分期，此图像属黄斑裂孔I期

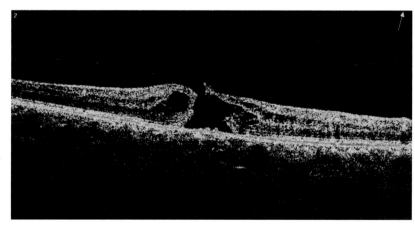

图 4-3-10　左眼黄斑水平扫描OCT图像
视网膜内层脱离，从中心偏左处断裂，形成初期黄斑裂孔，属黄斑裂孔II期

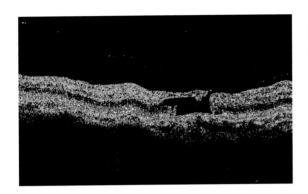
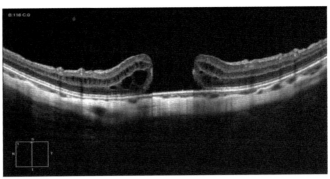

➤ 图 4-3-11　右眼黄斑水平扫描 OCT 图像

视网膜内层在神经上皮脱离右内侧缘部断裂，左侧有一小外层劈裂，属黄斑裂孔 II 期，裂孔可从中心断开或从一侧断开

➤ 图 4-3-12　右眼黄斑中心垂直扫描 OCT 图像

黄斑中心视网膜组织缺失，裂孔已完全形成，属黄斑裂孔 III 期。孔两侧有低光反射区，为囊肿或液体聚集

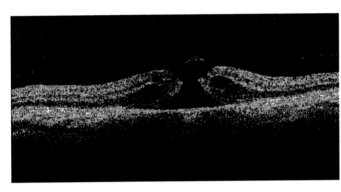
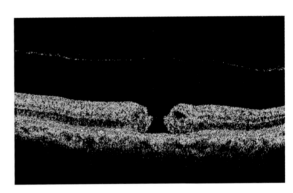

➤ 图 4-3-13　左眼黄斑水平扫描 OCT 图像

中心组织缺失，裂孔形成。孔前悬有盖膜，两侧孔缘内有低光反射囊肿，属黄斑裂孔 III 期

➤ 图 4-3-14　左眼黄斑垂直扫描 OCT 图像

裂孔已完全形成，两侧孔缘视网膜内有小囊肿。后玻璃体膜表现为无光反射的玻璃体腔内的一条绿色细线，并已完全与视网膜表面分离。此图像属特发性黄斑裂孔 IV 期

三、黄斑裂孔的定量测定

OCT可提供黄斑裂孔的定量信息，如裂孔大小、脱离晕轮范围、裂孔边缘视网膜厚度等，亦可以测量脱离的玻璃体后界膜与视网膜内层的距离。这些测量数据不仅是黄斑裂孔的定量诊断，也是疗效评价的最可靠方法（图4-3-15）。

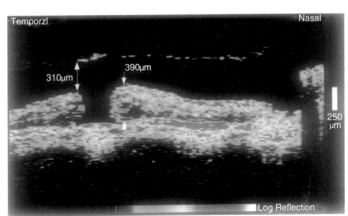

➤ 图 4-3-15　右眼黄斑水平扫描 OCT 图像

裂孔左侧箭头示视网膜表面与后玻璃体膜间距离，裂孔右侧倒箭头示孔缘的厚度

研究显示黄斑裂孔直径大小、裂孔周围晕轮范围及裂孔边缘视网膜厚度均与视力相关,黄斑裂孔越大视力越差;晕轮大者视力亦差;裂孔边缘视网膜越厚视力越差。

但OCT图像横向数据测量误差较大,可采用多向位扫描,然后选其最大值。OCT的轴向分辨率较纵向分辨率高,因此,测量裂孔周围视网膜厚度值变异小,数据可靠。

四、黄斑裂孔的病情监测及发病机制探讨

OCT亦是监测黄斑裂孔病变进展的重要方法,可追踪裂孔大小、晕轮范围、边缘视网膜厚度的进展情况、有无前膜形成、有无视网膜脱离及其脱离范围等。

Gass提出黄斑中心凹处切线方向的玻璃体牵拉可导致黄斑裂孔形成,如果将这种牵拉解除,将使黄斑裂孔自发闭合,如手术解除玻璃体牵拉可以使黄斑中心凹处解剖结构恢复正常,改善视功能。临床上可以见到黄斑裂孔因为玻璃体完全后脱离之后裂孔自行闭合,尤其是一些外伤性黄斑裂孔。当然,一些黄斑裂孔随病程延长,病变程度加重,临床上常见病例首诊时为Ⅰ期或Ⅱ期黄斑裂孔,随访中进展为Ⅲ期或Ⅳ期裂孔,有的甚至从Ⅰ期直接进展为Ⅲ期或Ⅳ期裂孔,或者裂孔明显增大,或出现黄斑视网膜前膜等。

Gass所提出的玻璃体皮质对中心凹所产生的切线方向牵拉是裂孔形成的主要牵拉形式。OCT检查能对Gass的黄斑裂孔形成理论进行补充和完善。目前有研究表明,玻璃体前后方向牵拉在裂孔形成过程中亦可能起重要作用,但不同方向作用力在裂孔形成和发展过程中所起的作用尚不清楚。有人认为裂孔形成的不同阶段受玻璃体牵引力的方向和作用是不同的,在裂孔形成初期阶段玻璃体牵拉方向以切线方向为主,当中心凹周围发生玻璃体后界膜分离时,牵拉方向应以前后方向和(或)切线方向为主,一旦中心凹部分离,玻璃体牵拉作用消失,此阶段应该是其他因素作用使裂孔继续扩大。

当玻璃体与视网膜轻度分离时,OCT可以准确观察到玻璃体与视网膜界面之间微小的变化,进而观察到玻璃体后脱离发生的最初形式及发展过程,对研究黄斑裂孔的形成提供了可靠的检查方法,为临床提供黄斑裂孔的形成及发展与玻璃体后脱离的发生密切相关的直接证据。当玻璃体完全粘连于视网膜表面且无分离时,或玻璃体后脱离时后界膜与视网膜间距离超过OCT扫描范围,则不能显示玻璃体结构。有的全层裂孔患者术前OCT检测未能显示玻璃体结构,在术中证实玻璃体粘连于后极部视网膜,表明在全层裂孔已形成的情况下,仍有部分患者未发生玻璃体后脱离,因此,提示玻璃体后脱离所产生的牵拉力不是裂孔形成的唯一因素,裂孔的形成可能是多因素作用的结果。

五、对特发性黄斑裂孔玻璃体手术疗效的评价

(一)手术后黄斑裂孔形态的OCT图像特征

自Gass提出沿切线方向玻璃体视网膜牵拉是特发性黄斑裂孔形成的原因,并提出Gass分期以后,玻璃体手术已成为治疗黄斑裂孔的有效方法。依据OCT图像特征对黄斑裂孔进行准确分期,可为手术选择提供依据,亦可作为预测手术成功与否的指标之一。特发性黄斑裂孔经玻璃体手术治疗,术后视力有不同

程度提高者，OCT图像显示裂孔周围神经上皮脱离的晕轮消失，裂孔边缘视网膜厚度恢复正常，神经上皮内小囊泡消失，裂孔明显变小甚至消失。

部分人认为可将特发性黄斑裂孔术后裂孔愈合形态分为3种类型。

1. 完全愈合型　OCT图像显示裂孔区缺损组织完全修复，黄斑中心凹曲线形态完全恢复，黄斑区神经上皮厚度恢复正常（图4-3-16，4-3-17）。

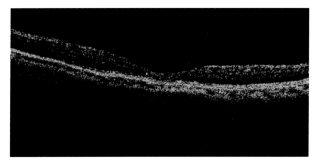

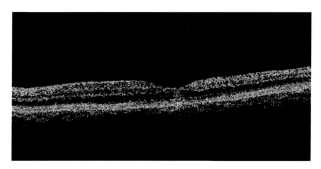

⬆ 图 4-3-16　**左眼黄斑水平扫描 OCT 图像**
黄斑裂孔术后，裂孔不可见，中心凹曲线正常，厚度大致正常

⬆ 图 4-3-17　**左眼黄斑水平扫描 OCT 图像**
玻璃体切割术后1个月，裂孔愈合，黄斑中心凹曲线恢复，中心凹下少量组织增生

2. 部分愈合型　缺损组织部分修复，OCT图像显示裂孔缘一侧断端消失，另侧缘可见，中心凹曲线形态部分恢复；或者中心凹桥样物形成，在视网膜色素上皮表面有与内层视网膜相连的桥样组织形成，类似中心凹视网膜浅脱离，经过一段时间随访，中心凹结构可以恢复正常，也可能见到裂孔重新开放（图4-3-18）。

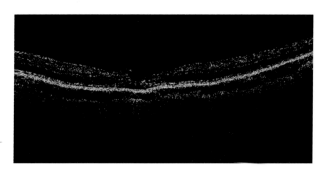

➡ 图 4-3-18　**右眼黄斑水平扫描 OCT 图像**
黄斑裂孔术后，中心凹曲线右侧恢复，左侧呈陡峭状。底部有一个小浅脱离，中心有组织相连

3. 未愈合型　OCT图像显示裂孔缘断端神经上皮水肿消失，裂孔径缩小，缺损区存在，中心凹曲线形态未恢复（图4-3-19）。

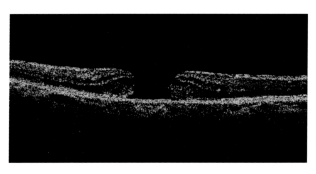

⬅ 图 4-3-19　**左眼黄斑水平扫描 OCT 图像**
黄斑裂孔术后，中心缺损区仍在，裂孔未愈合

亦有人认为可将特发性黄斑裂孔玻璃体手术后黄斑区形态学改变分为：①黄斑区形态正常型，此型裂孔闭合，中心凹形态恢复正常，视功能恢复最理想（图4-3-16）；②黄斑区神经上皮变薄型，此型黄斑区神经上皮变薄，中心凹陡峭，视功能恢复较差（图4-3-20）；③黄斑区神经上皮缺损型，视功能恢复最差（图4-3-21）。

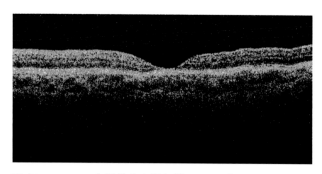 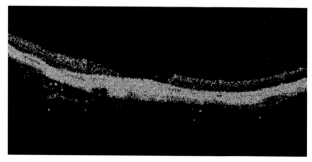

⬆ 图 4-3-20　**左眼黄斑水平扫描 OCT 图像**　⬆ 图 4-3-21　**左眼黄斑水平扫描 OCT 图像**

黄斑裂孔术后，裂孔消失，中心凹曲线恢复，但神经上皮层明显变薄　　　　　黄斑裂孔术后，裂孔仍在，神经上皮及色素上皮均变薄

术后完全愈合型和部分愈合型眼，视功能多较术前有较大改善。未愈合型眼中，中心视力、黄斑区光敏度较术前有较大改善，而绝对暗点、相对暗点平均面积虽缩小，但改善不明显。黄斑区中心凹部视网膜正常形态的恢复与视功能的改善程度呈正相关，提示黄斑区神经上皮缺损区不同程度的组织修复均能对视功能有所帮助，缺损区内的组织修复是视功能改善的基础。术后中心凹形态恢复越好，视功能改善越明显。影响视功能恢复的因素包括病程时间、裂孔分期、孔径大小、术前视功能状况、术中神经上皮组织损伤及术后高眼压程度等。Ⅱ期裂孔的预后与Ⅲ、Ⅳ期比较有显著性差异，OCT图像显示主要为神经上皮层的断裂而非大面积的组织缺损，一旦手术解除了玻璃体牵拉，断裂的神经上皮层复位，可及早获得组织结构的恢复，为良好的视功能奠定基础。这也说明未发生较大面积组织缺损眼更容易恢复正常的黄斑中心凹形态。

（二）手术前后黄斑裂孔定量测定对比

对特发性黄斑裂孔玻璃体手术前后OCT图像特征进行比较，可对裂孔直径、晕轮大小、孔缘神经上皮厚度进行定量测定对比分析。裂孔闭合表现为术后裂孔直径、晕轮直径较术前明显缩小，孔缘神经上皮厚度减小。

六、黄斑裂孔对侧眼的随访

据文献报道，特发性黄斑裂孔双眼发生率为3%～22%，因此，双眼定期进行OCT检查，可及时发现对侧眼的病变并及早采取治疗措施。

病例2：患者女性，61岁，左眼视力下降半个月来诊。右眼矫正视力0.4，左眼矫正视力0.1。右眼眼底正常。临床印象为左眼黄斑裂孔（图4-3-22）。未行治疗，3个月后裂孔自行愈合，左眼视力0.3（图4-3-23，4-3-24）。

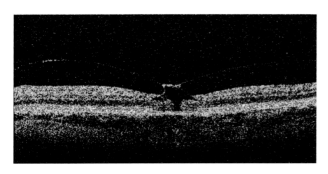

图 4-3-22　**左眼黄斑水平扫描 OCT 图像**
黄斑中心组织缺失即裂孔形成，孔缘可见黄绿色增殖膜或盖膜牵拉，盖膜又与后玻璃膜相连

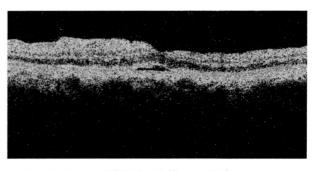

图 4-3-23　**左眼黄斑水平扫描 OCT 图像**
黄斑中心裂孔消失，中心凹曲线已恢复，底部残留一个小囊腔，玻璃膜已完全分离，此例为黄斑裂孔自发恢复

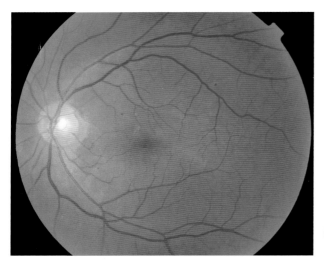

图 4-3-24　**左眼眼底彩像**
黄斑裂孔自愈后，黄斑裂孔消失

（魏文斌）

第五章
视网膜血管性疾病

视网膜血管性疾病包括视网膜动脉阻塞、静脉阻塞、大动脉瘤、黄斑旁毛细血管扩张症和外层渗出性视网膜病变（Coats）病等。

第一节　视网膜动脉阻塞

视网膜动脉阻塞（retinal artery occlusion）是一组具有相似的发病原因，因阻塞部位和程度不同而在临床上表现有所差异的疾病，通常包括视网膜中央动脉阻塞、分支动脉阻塞、睫状视网膜动脉阻塞、视网膜中央动脉阻塞合并中央静脉阻塞、毛细血管前小动脉阻塞。在急性视网膜动脉阻塞中，中央动脉阻塞约占57%，分支动脉阻塞约占38%，睫状视网膜动脉阻塞约占5%。由于解剖位置密切相关，眼动脉阻塞在临床表现上与视网膜中央动脉阻塞有许多相似之处，应注意鉴别。

视网膜动脉阻塞的原因主要有栓塞、动脉壁改变、血栓形成及血管痉挛。90%以上患者可查出相关的全身疾病，其中以高血压、颈动脉粥样硬化或狭窄以及各种心血管疾病较为多见。男性居多，平均发病年龄在60岁以上，而30岁以下患者多与偏头痛、心脏病、外伤、镰状细胞贫血、视盘埋藏型玻璃疣、视盘前动脉环有关，偶见儿童发病。双眼发病率为1%～2%，如同时发病，应注意排除有无心瓣膜疾病、巨细胞动脉炎及其他血管感染性疾病。约1/4视网膜中央动脉阻塞合并视网膜中央静脉阻塞，发病与球后注射有关。

视网膜中央动脉阻塞患者就诊视力在光感至指数之间，眼动脉阻塞可导致无光感。中央动脉阻塞合并中央静脉阻塞和睫状动脉阻塞合并前部视盘缺血性病变者视力下降明显，预后不良。具有开放睫状动脉和黄斑中心凹未完全受累的视网膜中央动脉阻塞患者，则有相对较好的就诊视力。毛细血管前小动脉阻塞通常对视力无明显影响。睫状视网膜动脉阻塞分3型：①单纯型：超过40%，视力预后佳，90%患眼视力可达0.5以上；②合并视网膜中央静脉阻塞型：超过40%，静脉阻塞多为非缺血性视网膜中央静脉阻塞，70%预后视力0.5；③合并前部缺血性视神经病变型：约占睫状动脉阻塞的15%，通常视力预后低于0.05，甚至无光感。

内层视网膜组织缺血坏死后所表现的黄白色混浊水肿常在阻塞后数小时出现，是这组疾病的典型临床表现。毛细血管前小动脉阻塞所导致的棉絮斑通常小于1/4 PD，多见于后极。视网膜混浊水肿多在4～7周内消失。黄斑"樱桃红"是视网膜中央动脉阻塞的一种特征性改变，这是中心凹局部组织最薄、可以透见色素上皮脉络膜颜色以及不同程度得到脉络膜供养的结果，其大小取决于无血管区的范围，但眼动脉阻塞者无此征象。20%～40%患眼可见到栓子，多为黄色闪辉的胆固醇栓子，常来源于颈动脉。来源于心血管系统的钙化栓子则体积更大，引起的阻塞更严重。串珠样的血栓在严重的视网膜中央动脉阻塞中可同时见于动脉和静脉血管中。

OCT检查可见视网膜动脉阻塞所形成的后极部黄斑区水肿在形态学上与静脉阻塞黄斑水肿、糖尿病黄斑水肿以及其他血管性疾病、葡萄膜炎等所形成的黄斑水肿存在明显差异。可以概括为以下几个方面：①中心凹轮廓多没有明显改变，而其他疾病所致黄斑水肿中心凹多变平或突起，正常轮廓丧失；②组织厚度轻度或无明显改变，无论是分支动脉阻塞黄斑区受累的神经上皮组织与未受累组织相比，还是中央动脉阻塞患眼与对侧眼相比，神经上皮厚度改变均较轻；③受累组织反向散射不同，动脉阻塞急性期受累神经上皮内层反射明显增强，由此所产生的遮蔽作用使原本较弱的神经上皮外层反光带难以成像，形成无反射的暗腔，色素上皮和脉络膜光带同样因遮蔽而减弱，这种改变可在3～4周后随眼底水肿的消退而恢复；其他疾病所致的黄斑水肿在神经上皮光带厚度增加的同时，还表现为组织反光减弱，层间反射不均，持续时间通常也比动脉阻塞引起的改变长。

病例1：患者女性，74岁，右眼突然失明1天。右眼光感，左眼视力1.0。临床印象为右眼视网膜中央动脉阻塞（图5-1-1～5-1-4）。

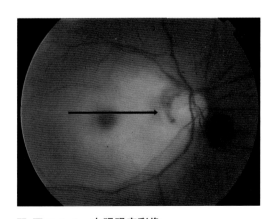

图 5-1-1　右眼眼底彩像

视网膜动脉细，后极部视网膜灰白色水肿，黄斑中心相对色暗，视盘鼻下可见圆形浅层出血

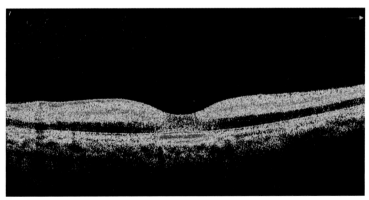

图 5-1-2　右眼水平扫描 OCT 图像

黄斑中心凹处厚度正常（142μm），中心凹两侧视网膜内层水肿增厚，光反射增加，最厚处达339μm。增厚的视网膜内层，遮蔽了外层及RPE的光信号而呈无光反射的暗区

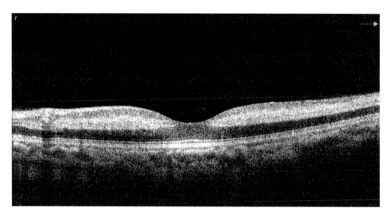

⬆ 图 5-1-3　右眼 OCT 灰度图像

视网膜反射最强处位于丛状层,IS/OS层及视细胞嵌合层均能见到,RPE无中断处。低反射区内可见多数点状反射

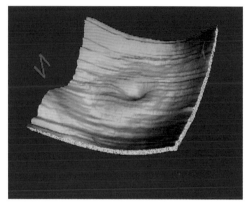

⬆ 图 5-1-4　视网膜中央动脉阻塞 OCT 三维图像

视网膜内层水肿区如圆面包圈状,黄斑中心凹处厚度正常（142μm）,中心凹两侧视网膜内层水肿增厚,光反射增加,最厚处达339μm。增厚的视网膜内层遮蔽了外层及RPE的光信号而呈无光反射的暗区

病例2：患者女性,69岁,左眼视力突然下降5天。右眼视力0.2,左眼眼前指数。临床印象为左眼视网膜中央动脉阻塞（图5-1-5,5-1-6）。

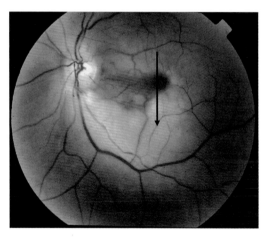

⬆ 图 5-1-5　左眼眼底彩像

动脉很细,后极部视网膜呈灰白色水肿,下方更明显。视盘旁可见一条小的睫状血管,黄斑中心水肿相对较轻,黄斑呈樱桃红（箭头所示为OCT扫描方向）

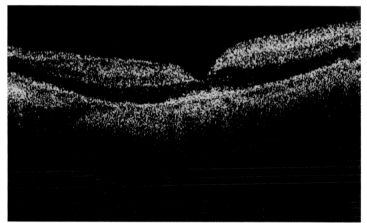

⬆ 图 5-1-6　左眼黄斑垂直扫描 OCT 图像

中心两侧视网膜内层增厚,光反射增强,呈V字形。增厚的内层遮蔽其后外层视网膜及部分RPE组织的光反射而呈长条形暗区

病例3：患者男性,49岁,右眼视力突然下降1周。右眼光感。临床印象为右眼视网膜中央动脉阻塞（图5-1-7～5-1-9）。

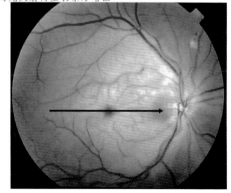

⮕ 图 5-1-7　右眼眼底彩像

视盘边界不清,动脉细,静脉略显充盈。后极部可见浓密灰白色水肿,黄斑区略显黄,中心发暗

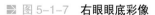

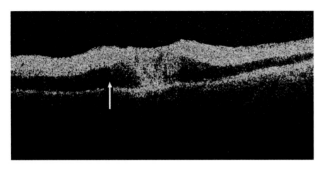

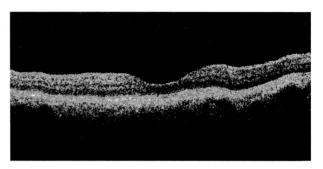

⬆ 图 5-1-8 **右眼黄斑水平扫描 OCT 图像**
视网膜内层增厚反射增强，遮蔽其后外层视网膜RPE以及脉络膜光反射信号（箭头）。中心处也有多数绿色点状反射区并凸向玻璃体，说明中心水肿渗出也极明显

⬆ 图 5-1-9 **右眼黄斑水平扫描 OCT 图像**
1个月后黄斑水肿消退，图像大致正常

　　病例4：患者男性，52岁，左眼下方感觉有物遮挡1周。左眼视力0.3。临床印象为左眼视网膜上支动脉阻塞（图5-1-10，5-1-11）。

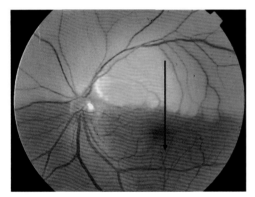

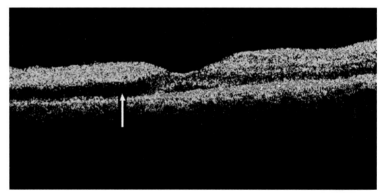

⬆ 图 5-1-10 **左眼眼底彩像**
上半视网膜灰白色水肿

⬆ 图 5-1-11 **左眼黄斑垂直扫描 OCT 图像**
黄斑中心凹曲线仍在，有一个极小的神经上皮脱离暗区。图像左侧即眼底上半部，可见视网膜内层组织光反射增强，并遮蔽其后组织的光反射（箭头）。图像右侧即眼底下半部大致正常

　　病例5：患者男性，68岁。右眼视力眼前手动，左眼视力0.2。临床印象为右眼视网膜中央动脉阻塞（图5-1-12）。

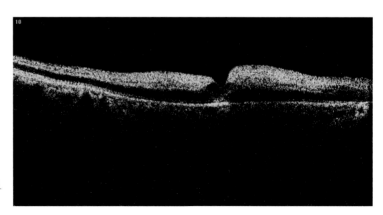

⬆ 图 5-1-12 **右眼黄斑 FD-OCT 图像**
右眼整个视网膜内层呈高反射光带，其后组织光反射受遮蔽

病例6：患者男性，68岁，右眼视力下降10天，既往有高血压史。右眼视力0.02，左眼视力0.8。临床印象为右眼视网膜中央动脉阻塞（图5-1-13～5-1-16）。

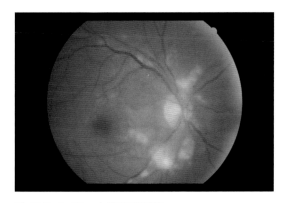

图 5-1-13　右眼眼底彩像

视盘周围多个丝绵状白斑，动脉细，黄斑水肿中心发暗

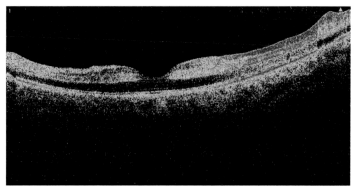

图 5-1-14　右眼垂直扫描 OCT 图像

黄斑内层水肿，但程度不一致。中心凹陷可见，黄斑上方即图像右侧内层光带反射增强，相应RPE复合体部分光带增强，两者之间视网膜下可见多数黄绿色光点。中心处IS/OS光带及外界膜光带均可见，并不能说明功能可不受影响

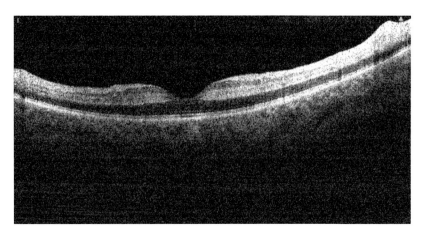

图 5-1-15　右眼灰度图

光带反射强弱及IS/OS光带外界膜光带，显得更清晰

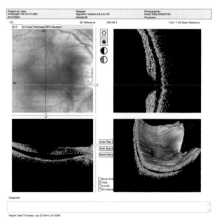

图 5-1-16　右眼组合图

左上SLO图发暗，水肿区分布不均匀。左下及右上为垂直及水平扫描OCT图像，显示水肿状态。右下三维图水肿隆起区范围较广

第二节　视网膜静脉阻塞

　　视网膜静脉阻塞（retinal vein occlusion）是临床上较为常见的一组疾病，依阻塞部位不同，可分为视网膜中央静脉阻塞和分支静脉阻塞。在分支静脉阻塞中，又可因病变影响范围不同而呈现分支主干阻塞、分支阻塞及黄斑分支阻塞等不同临床表现。视网膜中央静脉阻塞多见于50岁以上人群，分支静脉阻塞多见于60～70岁人群，患者多同时伴发高血压、心血管疾病及糖尿病等全身疾病。

　　临床上通常将视网膜中央静脉阻塞分为完全型和不完全型、缺血型和非缺血型、淤滞型和出血型等。除视力受损程度、视网膜出血形态、出血多少外，是否存在相对性瞳孔传入障碍、视网膜电图（ERG）的改变、FFA检查毛细血管无灌注区面积大小以及是否有新生血管形成都是病变分型的重要依据。

　　由于病变累及整个视网膜，中央静脉阻塞患者的黄斑都会受到影响，视力受损明显，黄斑病变包括水肿、缺血和局部出血等所致的视网膜色素上皮功能障碍等。视网膜分支静脉阻塞对中心视力的影响程度主要取决于阻塞部位和病变区是否累及黄斑。据统计，即使未经治疗也有1/3～1/2的患者最终视力会恢复到0.5或更好，但持续存在的黄斑水肿、缺血以及新生血管继发玻璃体积血都可能对中心视力造成永久性损害。

　　OCT在视网膜静脉阻塞疾病诊断中的应用，主要是对黄斑区病变形态学变化的追踪观察。由于可以进行微米级定量测量，OCT能够在检眼镜检查甚至FFA出现明显改变前，通过黄斑区神经上皮厚度的细微改变发现水肿的存在。除通过切面图像对黄斑水肿的类型进行区分，OCT还能够发现以往检查手段难以发现的、与组织水肿同时存在的细小浆液性神经上皮脱离。对患者的追踪观察可以看到自然病程的转归过程和治疗的效果；对于长期慢性病例，OCT可以在FFA检查已经没有明显改变的情况下，观察到神经上皮、色素上皮厚度和形态的改变，为永久性视力损害的形成提供证据。

　　病例1：患者男性，48岁。左眼视力0.2。临床印象为左眼视网膜中央静脉阻塞（图5-2-1，5-2-2）。

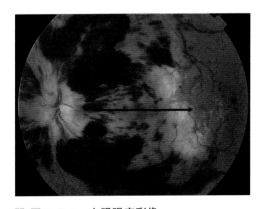

图 5-2-1　左眼眼底彩像

视盘水肿，静脉迂曲扩张。视盘周及静脉旁可见多个火焰状出血，黄斑水肿

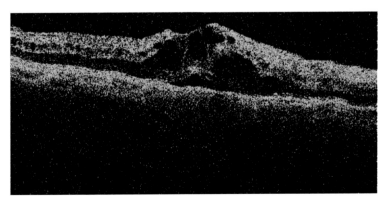

图 5-2-2　左眼黄斑水平扫描 OCT 图像

中心有多个大小不等的囊肿（CME）及液体聚集，黄斑水肿向内突起，厚度达721μm

病例2：患者女性，43岁，右眼视力下降半年余。右眼视力0.05，左眼视力0.8。临床印象为右眼视网膜中央静脉阻塞。经2次玻璃体腔内注射曲安奈德（TA）4mg，OCT检查随访18个月（图5-2-3～5-2-12）。

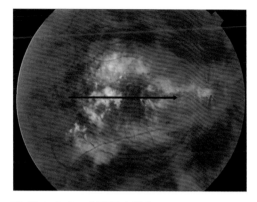

图 5-2-3　右眼眼底彩像

眼底大量浓密浅层出血，黄斑区大片脂性渗出及散在出血

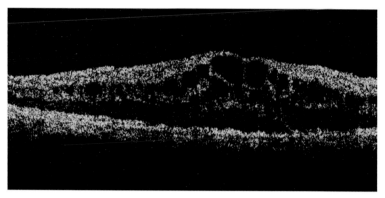

图 5-2-4　右眼黄斑水平扫描 OCT 图像

RPE光带前有一个浅而长的神经上皮脱离暗区，由此往内至视网膜内，可见多个大小不等的囊肿，黄斑中心突向玻璃体腔厚达796μm

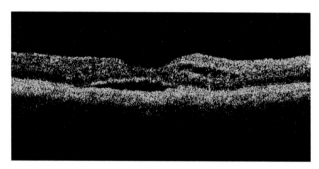

图 5-2-5　右眼黄斑水平扫描 OCT 图像

玻璃体腔内TA注射10天后，神经上皮脱离仅限于中心处，视网膜内囊肿（CME）仍残留少量，中心厚度332μm，与之前相比，水肿大为减轻

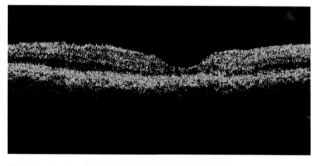

图 5-2-6　右眼黄斑水平扫描 OCT 图像

治疗近2个月后，黄斑外观基本恢复正常，残留少许囊肿，中心厚度200μm

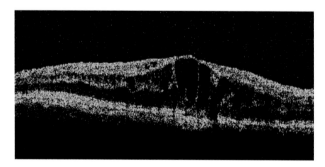

图 5-2-7　右眼黄斑水平扫描 OCT 图像

治疗5.5个月后，黄斑水肿复发基本上已恢复到治疗前水平，神经上皮脱离和囊肿又出现，中心厚度749μm

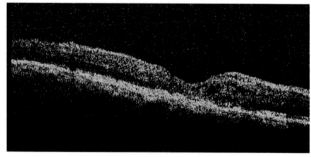

图 5-2-8　右眼黄斑水平扫描 OCT 图像

再次玻璃体腔内注射TA 4mg 3天后，黄斑水肿再次消退，中心凹曲线恢复，残留少量囊肿，中心厚度224μm

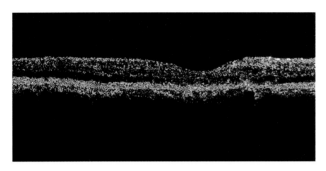

▲ 图 5-2-9　右眼黄斑水平扫描 OCT 图像

再次治疗2.5个月后，黄斑水肿进一步消退，基本恢复正常，中心厚度191μm

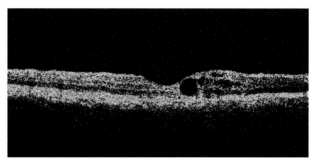

▲ 图 5-2-10　右眼黄斑水平扫描 OCT 图像

再次治疗4个月后，中心凹鼻侧又出现囊肿，中心厚度尚好，为208μm

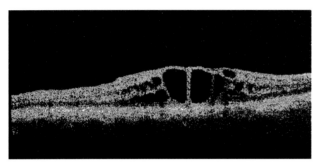

▲ 图 5-2-11　右眼黄斑水平扫描 OCT 图像

再次治疗7个月后，黄斑可见多个囊肿，中心处已融合成较大囊肿，中心视网膜厚度547μm

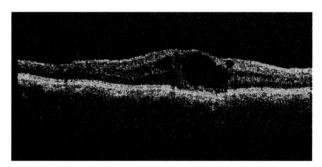

▲ 图 5-2-12　右眼黄斑水平扫描 OCT 图像

再次治疗13个月后，黄斑中心已融合成更大的囊肿，中心视网膜厚度548μm，仍较复发后水肿的程度轻

病例3：患者女性，50岁。左眼视力眼前指数。临床印象为左眼视网膜中央静脉阻塞（图5-2-13，5-2-14）。

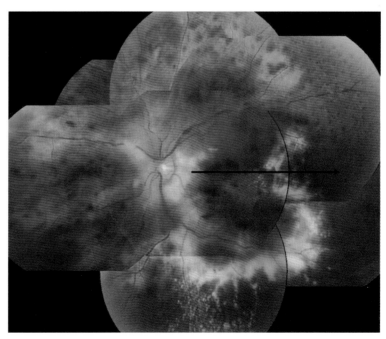

▨ 图 5-2-13　左眼眼底彩像

整个后极部散在多数出血，黄斑区出血水肿，多数出血渗出呈环形围绕黄斑区，周边可见光凝斑

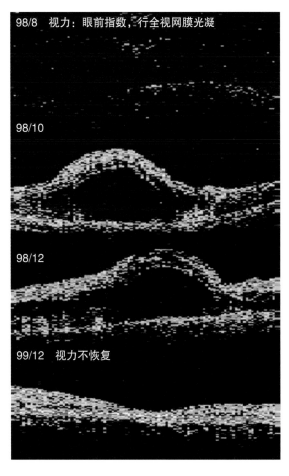

98/8 视力：眼前指数，行全视网膜光凝

98/10

98/12

99/12 视力不恢复

◀ 图 5-2-14 左眼黄斑水平扫描 OCT 图像组合图

上图显示黄斑区中心一个大囊肿将视网膜劈裂，劈裂腔高度522μm，考虑静脉阻塞为缺血性，遂行赤道部至周边部视网膜光凝；中图显示光凝2个月后黄斑区囊腔略有降低，劈裂腔高度492μm；下图显示光凝1年后，RPE和神经上皮层光带变薄，中心处极薄几不可测，视力未恢复

病例4：患者男性，51岁。右眼视力1.0，左眼视力0.2。临床印象为左眼视网膜中央静脉阻塞（图5-2-15，5-2-16）。

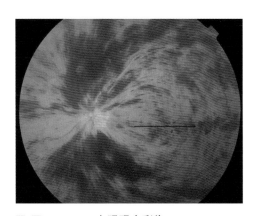

↑ 图 5-2-15 左眼眼底彩像

视盘边缘不清，眼底可见广泛浅层火焰状出血，上下方特别致密，黄斑区水肿出血

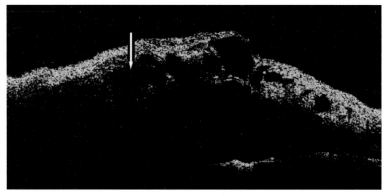

↑ 图 5-2-16 左眼黄斑水平扫描 OCT 图像

视网膜隆起甚高，视网膜内有多个囊样水肿。视网膜内及视网膜下浓密出血呈低反射（箭头），并遮蔽其后大部分RPE及脉络膜组织的光反射

病例5：患者女性，32岁。左眼视力0.3。临床印象为左眼视网膜中央静脉阻塞。经玻璃体腔内注射曲安奈德（TA）4mg后，水肿有所减轻（图5-2-17～5-2-20）。

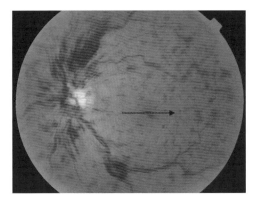

⇡ 图 5-2-17 左眼眼底彩像

视盘边缘不清，静脉迂曲，静脉旁可见多个火焰状和点状出血，黄斑区也有水肿出血

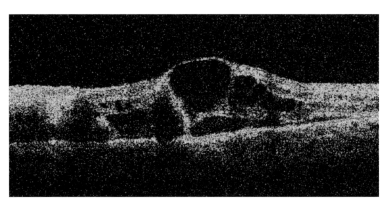

⇡ 图 5-2-18 左眼黄斑水平扫描 OCT 图像

黄斑区可见水肿及多个呈低光反射的囊腔和液体聚集（视网膜厚度622μm），中心处还有一个较小的神经上皮脱离暗区

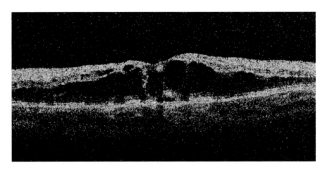

⇡ 图 5-2-19 左眼黄斑水平扫描 OCT 图像

玻璃体腔内注射TA 4mg后1个月，黄斑区囊肿依然存在，部分融合成一劈裂腔，神经上皮脱离消失，水肿稍有减轻（视网膜厚度488μm）

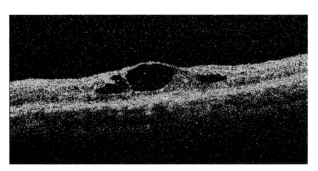

⇡ 图 5-2-20 左眼黄斑水平扫描 OCT 图像

治疗2个月后，囊肿范围缩小，水肿减轻（视网膜厚度403μm）

病例6：患者男性，42岁，右眼前视物遮挡1个月。右眼视力0.3。临床印象为右眼颞上分支静脉阻塞（图5-2-21，5-2-22）。

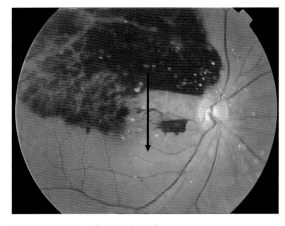

⇡ 图 5-2-21 右眼眼底彩像

自视盘起颞上象限范围内可见浓密浅层出血，黄斑水肿出血

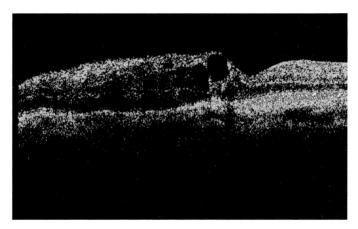

⇡ 图 5-2-22 左眼黄斑垂直扫描 OCT 图像

中心凹曲线可见，中心凹左侧为上方眼底，视网膜水肿增厚，光反射减弱，可见多个低光反射囊腔（黄斑囊样水肿），RPE光带部分被遮蔽。中心凹右侧为下方眼底，图像大致正常

病例7：患者女性，39岁。左眼视力0.3。检眼镜检查可见颞上象限范围内有局限性浅层出血水肿，并累及黄斑。临床印象为左眼视网膜颞上分支静脉阻塞（图5-2-23）。

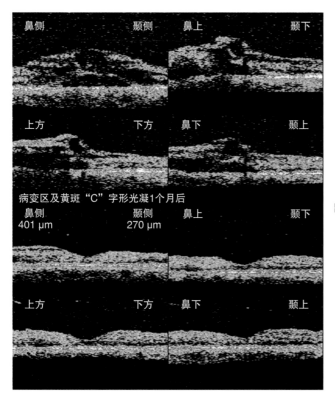

▲ 图 5-2-23　左眼黄斑扫描 OCT 图像组合图

左1为黄斑水平扫描之OCT图，黄斑可见多数大小不等的囊样水肿，中心突向玻璃体。右1为黄斑斜向鼻上向颞下扫描（315°），图像左侧CME很明显，至右侧则逐渐正常。左2为黄斑垂直扫描，图像左侧可见CME及视网膜内液体聚集，右侧则逐渐正常。右2为45°扫描，图像左侧有囊样水肿，右侧逐渐趋于正常。左3为激光光凝1个月后，光凝病变区及黄斑C字形光凝，黄斑水平扫描，黄斑CME已不明显，但弥漫性水肿仍在，鼻侧未做光凝，视网膜厚度401μm，颞侧厚度270μm。右3为315°扫描，左4为垂直扫描，右4为45°扫描，这3个图像中，中心凹曲线恢复，黄斑水肿逐渐消退，视力恢复至0.6

病例8：患者男性，54岁。右眼视力0.4，左眼视力0.7。检眼镜检查可见右眼颞上方静脉分布范围内大片浅层出血并累及黄斑区。临床印象为右颞上分支静脉阻塞（图5-2-24，5-2-25）。

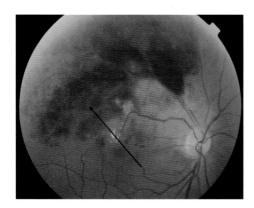

▲ 图 5-2-24　右眼眼底彩像

颞上静脉分布范围内，大片浓密浅层出血水肿，黄斑区也有出血水肿及少量渗出

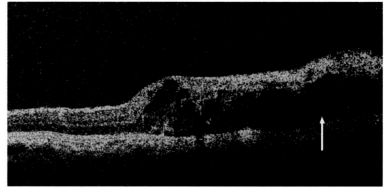

▲ 图 5-2-25　右眼黄斑斜向扫描（135°）OCT 图像

黄斑中心囊样水肿并突起，图像右侧即眼底上方可见视网膜内出血，并遮蔽其后RPE及脉络膜组织的光反射信号（箭头）

病例9：患者女性，54岁。右眼视力0.3，左眼视力0.1。临床印象为左眼颞上分支静脉阻塞（图5-2-26）。

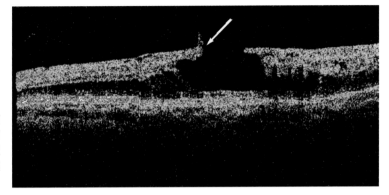

➥ 图 5-2-26　**左眼黄斑水平扫描 OCT 图像**
黄斑中心处组织缺损，表面有绿色细线样反射即前膜，将裂孔鼻侧缘拉向上（箭头）。RPE光带前还可见视网膜组织及视网膜劈裂腔，残留视网膜厚度93μm。此例为视网膜分支静脉阻塞引起的黄斑板层裂孔

病例10：患者男性，67岁。右眼视力0.9，左眼视力0.04。临床印象为左眼视网膜中央静脉阻塞（图5-2-27）。

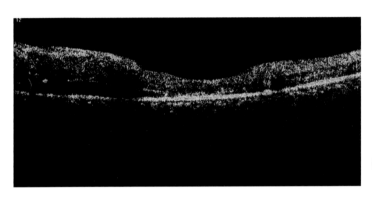

◀ 图 5-2-27　**左眼黄斑 FD-OCT 图像**
左眼视网膜内出血水肿，遮蔽其后组织光反射

病例11：患者男性，40岁。右眼视力0.2，左眼视力0.03。临床印象为左眼视网膜中央静脉阻塞（图5-2-28，5-2-29）。

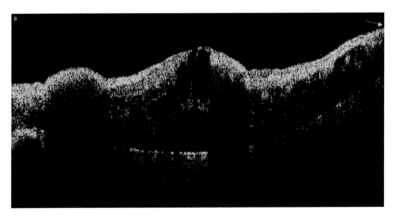

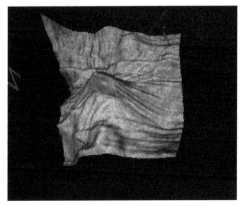

⬆ 图 5-2-28　**左眼 FD-OCT 图像**
左眼视网膜内及下方大量出血将视网膜推向内隆起甚高，表面不平如山丘状。其后组织光反射均被遮蔽，仅见一个线状RPE光带

⬆ 图 5-2-29　**C 扫描 OCT 图像**
ILM内界膜层，视网膜呈山丘状隆起，放射状皱褶

病例12：患者男性，54岁。左眼视力0.1。临床印象为左眼视网膜中央静脉阻塞（图5-2-30，5-2-31）。

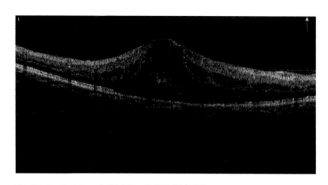

⬆ 图 5-2-30　**左眼 FD-OCT 黑白图**
左眼黄斑水肿前突，多个囊肿形成低反射区

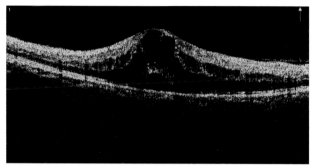

⬆ 图 5-2-31　**左眼 FD-OCT 伪彩图**
除黑白图所见外，还可见一个小神经上皮脱离暗区

　　病例13：患者男性，52岁。右眼视力0.3，左眼视力0.9。临床印象为右眼视网膜分支（颞上支）静脉阻塞（图5-2-32）。

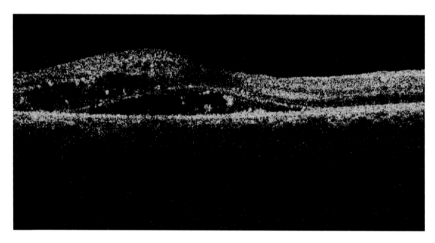

◀ 图 5-2-32　**右眼黄斑 FD-OCT 图像**
右眼颞侧视网膜水肿增厚，其中有小囊肿腔，可见神经上皮脱离腔暗区，其中点状高反射即渗出

第三节　视网膜大动脉瘤

　　视网膜大动脉瘤是指视网膜动脉血管壁的局部膨出，多发于老年人，常因中心视力下降就诊。病变多发于颞侧第三级动脉分支以前，瘤体直径多不超过1/4PD，由于瘤壁渗透性增加，眼底常可见以瘤体为中心的环形渗出，并可伴有数量不一的出血，当出血较多，部分或全部遮蔽瘤体时应注意与老年黄斑变性相鉴别。除检眼镜检查外，FFA是诊断视网膜大动脉瘤的重要手段。而OCT对于判定黄斑中心凹受累情况、决定是否采取治疗具有一定意义。

　　病例1：患者男性，57岁，左眼视力下降半年就诊。左眼视力0.1。临床印象为左眼视网膜大动脉瘤（图5-3-1，5-3-2）。

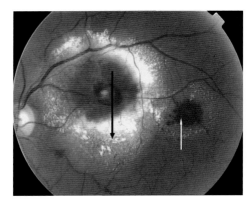

⬆ 图 5-3-1　**左眼眼底彩像**

　　颞上动脉主干上黄斑区上方，可见一个黄红色瘤体，约1/3PD大小。瘤体隆起周围出血，出血外为脂性渗出物包绕。在此动脉的小分支上，还可见一个小动脉瘤（箭头），周围也有出血

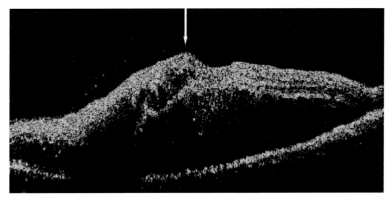

⬆ 图 5-3-2　**左眼黄斑垂直扫描 OCT 图像**

　　视网膜向前隆起，其隆起最高点（箭头指处）正通过呈黄绿色反射的瘤体。瘤体周围出血，掩盖了瘤体边缘，使其不能呈孤立高反射球形的表现。视网膜内呈高反射的出血以及视网膜下呈绿色点状和呈暗区的出血，遮蔽部分RPE光带，图像左侧即眼底上方比较明显，右侧视网膜下还有液体存在

　　病例2：患者女性，57岁，右眼视力下降1年。右眼视力0.1。临床印象为右眼视网膜大动脉瘤（图5-3-3，5-3-4）。

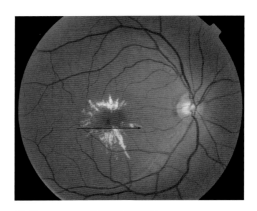

⬆ 图 5-3-3　**右眼眼底彩像**

　　黄斑中心旁可见一红色点状的血管瘤，其周有硬性渗出及水肿

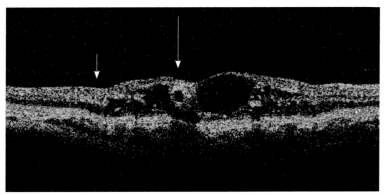

⬆ 图 5-3-4　**右眼黄斑水平扫描 OCT 图像**

　　相当于黄斑血管瘤处（长箭头），可见一个黄绿色圆形光团，中心呈低光反射，遮蔽其后组织的光反射。光团两侧有大小不等的囊样水肿区，其周围硬性渗出呈红黄白小点（短箭头）

　　病例3：患者女性，52岁，左眼视力下降。临床印象为左眼大动脉瘤（图5-3-5～5-3-7）。

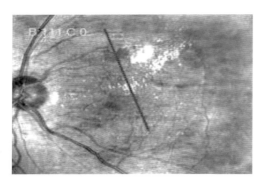

➡ 图 5-3-5　**视网膜大动脉瘤眼底像**

　　左颞上支动脉主干上可见一个动脉瘤，图中显示黑斑处，下方有黄白色渗出及出血，波及黄斑有水肿

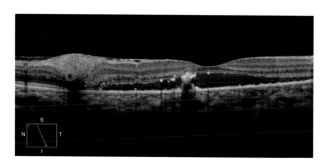

图5-3-6 左眼黄斑及动脉瘤斜向扫描OCT图像

在黄斑左侧视网膜浅层可见一个近圆形高反射区即血管瘤处，其后组织光后反射受遮蔽。黄斑中心显示一个弧形无反射的神经上皮脱离腔，散在小渗出点，其中一个较大的渗点呈高反射点，并遮蔽其后组织的后反射

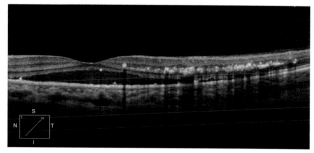

图5-3-7 图5-3-6治疗后OCT图像

注射雷珠单抗1个月后复诊，左眼神经上皮脱离未见好转，渗出点增多，多位于外丛状层

第四节 黄斑旁毛细血管扩张症

黄斑旁毛细血管扩张症可分为先天性和获得性两种，病因不明，可能与血管发育异常有关，部分病例有家族史。黄斑区视网膜水肿增厚、毛细血管扩张和微血管瘤形成是本病的典型眼底改变。病变区多位于中心凹颞侧，水肿区周围可见硬性渗出。获得性病变FFA可见扩张的血管壁着染，并可见小片毛细血管无灌注区，与黄斑旁小分支静脉阻塞相似。OCT检查有助于了解黄斑中心凹受累情况和病情变化。

病例1：患者男性，52岁。右眼视力0.5，左眼视力0.8。检眼镜检查可见黄斑区有水肿、硬性渗出。FFA可见左眼黄斑旁毛细血管扩张，晚期渗漏，未发现其他相关疾病。临床印象为左眼特发性黄斑旁毛细血管扩张症（图5-4-1，5-4-2）。

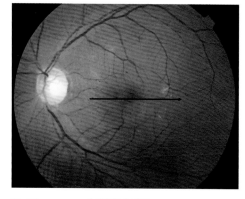

图5-4-1 左眼眼底彩像

黄斑水肿，颞侧少量硬性渗出

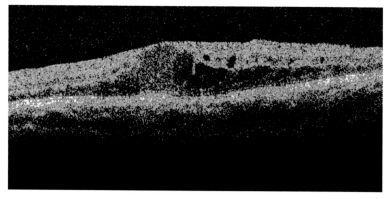

图5-4-2 左眼黄斑水平扫描OCT图像

黄斑水肿厚达589μm，外层视网膜可见多数呈低光反射的囊腔，部分囊腔内可见呈绿色光点的渗出。黄斑中心也有渗出使中心凹隆起，视网膜内层还可见多个微小的囊肿

病例2：患者男性，42岁，左眼视力下降1个月。右眼视力1.5，左眼视力0.1。检眼镜检查可见左眼黄斑水肿。FFA可见黄斑旁毛细血管扩张。临床印象为左眼黄斑毛细血管扩张症（图5-4-3）。

➡ 图5-4-3　左眼黄斑水平扫描 OCT 图像
黄斑区弥漫水肿增厚，视网膜组织结构紊乱，中心有一个圆形较大的低光反射的囊肿（白箭头），囊肿前壁向玻璃体凸出未破裂。囊肿内有多个绿色反光点，表明腔内有渗出

第五节　外层渗出性视网膜病变

外层渗出性视网膜病变又称Coats病，好发于青少年男性，多见于10～20岁。该病多为单眼发病，以眼底大量深层黄白色渗出为特征，多位于视盘颞侧和黄斑附近，视网膜血管下可见点状出血和胆固醇结晶。血管病变多位于周边视网膜，动静脉均可受累。FFA可见小血管、毛细血管迂曲扩张呈渔网状，小动脉壁囊样扩张，粟粒状动脉瘤、大动脉瘤、微动脉瘤和毛细血管无灌注区。大量渗出聚集于黄斑区会对视力造成严重影响，自然病程预后差，渗出性视网膜脱离、新生血管性青光眼、并发白内障是造成视力丧失的主要原因。OCT主要用于检查黄斑区病变以及治疗过程中黄斑病变发展的追踪观察。

病例1：患者男性，10岁。右眼视力0.1。检眼镜检查可见黄斑中心约2PD的黄色卵圆形深层渗出，其周尚有散在细点状渗出。临床印象为右眼Coats病黄斑病变（图5-5-1～5-5-3）。

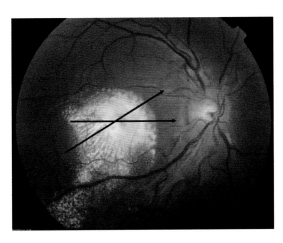

◄ 图5-5-1　右眼眼底彩像
黄斑中心可见约2PD黄色卵圆形深层渗出，其周尚有散在细点状渗出

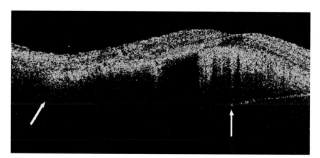

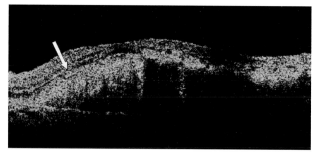

图 5-5-2 右眼黄斑水平扫描 OCT 图像

中心凹曲线变平，视网膜被推向前。视网膜下可见致密黄绿色反射带，即为眼底所见之脂性渗出处。其中两处呈红色反射带。上述反射带（箭头）间均遮蔽其后RPE和脉络膜的光反射信号

图 5-5-3 右眼黄斑 45° 斜向扫描 OCT 图像

图像表现与图5-5-2相似，视网膜下脂性渗出呈致密光反射带和红色反射带（箭头），均遮蔽其后RPE和脉络膜光带的光反射信号

病例2：患者男性，22岁。左眼视力0.1。检眼镜检查可见黄斑颞下方一个略呈三角形的黄色深层脂性渗出，黄斑水肿，散在黄色点状渗出。临床印象为左眼Coats病（图5-5-4，5-5-5）。

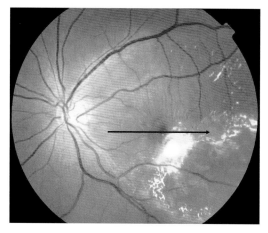

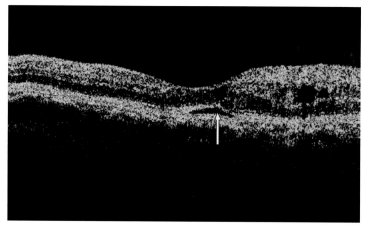

图 5-5-4 左眼眼底彩像

黄斑颞下方可见一个略呈三角形的黄色深层脂性渗出，黄斑水肿，散在黄色点状渗出

图 5-5-5 左眼黄斑水平扫描 OCT 图像

图像左侧即眼底中心鼻侧表现正常。中心凹底部有一个极小的神经上皮脱离暗区（箭头），中心凹颞侧视网膜水肿，视网膜外层可见囊样水肿暗区及黄绿色渗出

病例3：患者男性，12岁。右眼视力0.08。检眼镜检查可见右眼黄斑中心处一个约0.5PD大小的黄白色卵圆形瘢痕，并向视网膜表面突起，颞侧中周部有散在黄色点状渗出及光凝斑。临床印象为右眼Coats病（图5-5-6～5-5-8）。

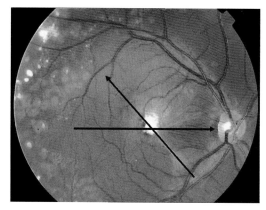

图 5-5-6 右眼眼底彩像

黄斑中心处可见一个约0.5PD大小的黄白色卵圆形瘢痕，并向视网膜表面突起，颞侧中周部有散在黄色点状渗出及光凝斑

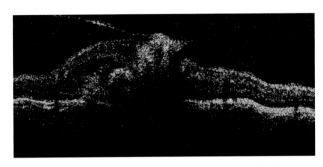

图 5-5-7　右眼黄斑斜向扫描（135°）OCT 图像

中心处可见致密的呈黄绿色反射的一团组织（瘢痕），由视网膜下直至凸出视网膜表面，其后组织RPE和脉络膜反射光信号均被遮蔽，表面还有牵拉条牵拉，视网膜被拉向前

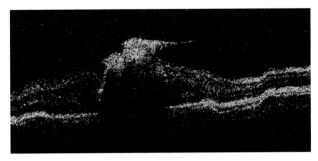

图 5-5-8　右眼黄斑水平扫描 OCT 图像

黄斑中心有一团黄绿色致密组织凸出视网膜表面。有牵拉条与之相连，其旁视网膜也被拉向前且光反射减弱，其后RPE和脉络膜光反射信号被遮蔽

病例4：患者男性，7岁，发现右眼视力下降1年。右眼视力0.05。检眼镜检查可见黄斑处一个约1/4PD大小的灰白色瘢痕，其周有散在深层脂性渗出，黄斑颞侧还可见2PD大小的脂性渗出。临床印象为右眼Coats病（图5-5-9～5-5-12）。

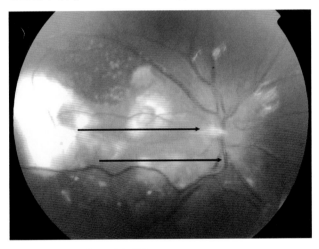

图 5-5-9　右眼眼底彩像

黄斑可见一个约1/4PD大小的灰白色瘢痕，其周有散在深层脂性渗出，黄斑颞侧还可见2PD大小的脂性渗出

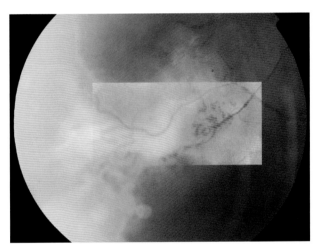

图 5-5-10　右眼眼底彩像

颞侧中周部可见多个血管瘤及脂性渗出

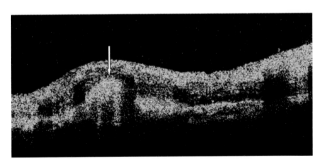

图 5-5-11　右眼黄斑水平扫描 OCT 图像

扫描正通过黄斑瘢痕处，图中箭头处黄绿色团状物即为瘢痕，由视网膜下突向视网膜，将视网膜推向内，并遮蔽其后组织的光信号

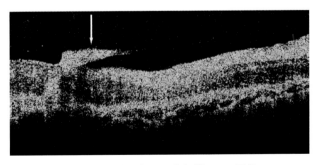

图 5-5-12　右眼黄斑中心下方扫描 OCT 图像

视网膜内黄绿色条状瘢痕突出，视网膜表面可见玻璃体膜牵拉

（魏文斌　王光璐　马　凯）

第六章
黄斑病变

第一节 视网膜神经上皮脱离

视网膜神经上皮脱离见于中心性浆液性脉络膜视网膜病变（CSC，也称中浆病）。中浆病病因不明，约20%双眼发病，多发于20～50岁的中青年，男性较女性多见。

中浆病眼底可见黄斑区局限性圆形视网膜浅脱离，发病数周以后，视网膜下常有黄色点状沉着。在浆液性视网膜脱离区内或其他部位，常可见小的色素上皮脱离灶，呈灰色或灰黄色，少数患者可伴有视网膜下纤维素性渗出。严重的或复发性的中浆病，下方周边可发生视网膜脱离。长期视网膜下液的存在可引起广泛的色素上皮色素脱失。

中浆病FFA常见细小的强荧光点逐渐呈炊烟状或墨渍样扩大，在晚期视网膜神经上皮脱离区内荧光积存。渗漏点常发生于黄斑中心凹1mm范围内，有时可有多个渗漏点。有些患者可见长形的脱色素带，从后极延伸到周边。

在中浆病ICGA的中期，后极部可见片状强荧光，与FFA上的渗漏点相对应，但范围较大。晚期强荧光逐渐退行，此点可与CNV相鉴别；恢复期，FFA上渗漏停止后，ICGA上的强荧光灶仍持续一段时间。此外，90%的患者对侧眼有相似改变。

中浆病OCT主要可见到黄斑区视网膜神经上皮脱离、色素上皮脱离及泡状脱离等现象。

视网膜神经上皮脱离在OCT上表现为在RPE光带前有一梭形的呈无光反射暗区的液腔，液腔将神经上皮层推向内，神经上皮层组织结构并无明显异常，中心凹曲线存在或消失，所以，中浆病常有较好的视力。

病例1：患者男性，41岁，右眼视物模糊1.5个月。右眼视力0.6。检眼镜检查可见黄斑区呈圆盘状浅脱离。临床印象为右眼中浆病（图6-1-1～6-1-3）。

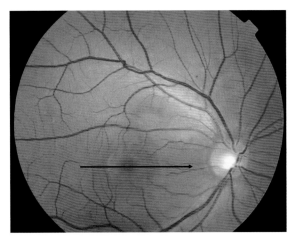

❖ 图 6-1-1　**右眼眼底彩像**
黄斑区约2PD范围内可见轻水肿，余正常

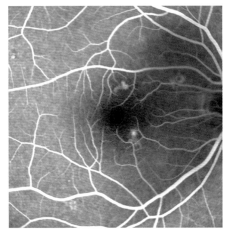

❖ 图 6-1-2　**右眼 FFA 像**
黄斑中心鼻侧有一个荧光素渗漏点

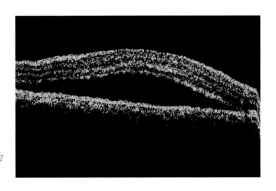

➡ 图 6-1-3　**右眼黄斑水平扫描 OCT 图像**
黄斑区RPE光带前有一个呈弧形向前的光学暗区，为神经上皮脱离腔，中心凹曲线消失

病例2：患者男性，38岁，右眼视物不清3个月。右眼视力0.2。临床印象为右眼中浆病（图6-1-4～6-1-7）。

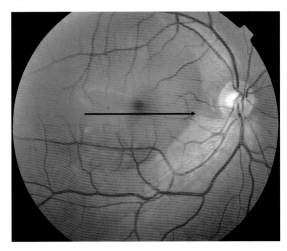

❖ 图 6-1-4　**右眼眼底彩像**
上下血管弓间可见较大的神经上皮浅脱离区，其鼻侧及下方可见清楚的脱离边缘

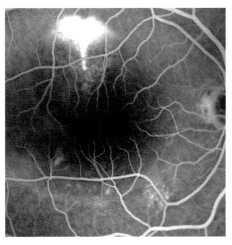

❖ 图 6-1-5　**右眼 FFA 像**
黄斑上方可见蘑菇云样荧光素渗漏

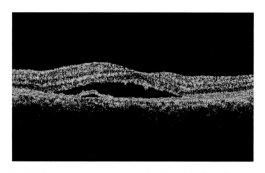

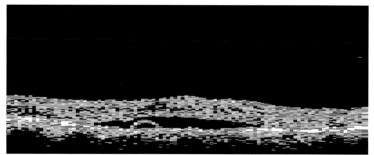

⬆ 图 6-1-6　右眼黄斑水平扫描 OCT 图像

黄斑区可见较大的神经上皮脱离的光学暗区，在脱离区内，还可见很小的向前隆起的RPE光带即色素上皮脱离。但检眼镜检查或是FFA，后者常被前者所掩盖，仅能发现神经上皮脱离。只有OCT可发现隐藏在神经上皮脱离腔内的如此小的色素上皮脱离

⬆ 图 6-1-7　右眼黄斑水平扫描 OCT 图像

治疗后2个月，神经上皮脱离腔显著缩小，小的色素上皮脱离腔依然存在

病例3：患者男性，37岁，右眼视物稍感模糊1个月。右眼视力0.7。检眼镜检查未见明确水肿。FFA未见渗漏点。临床印象为右眼疑似中浆病（图6-1-8，6-1-9）。

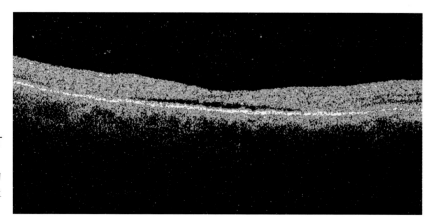

➡ 图 6-1-8　右眼黄斑水平扫描 OCT 图像

黄斑区有裂隙样的神经上皮脱离，中心凹曲线仍可见到。此例的OCT检查对诊断极有帮助

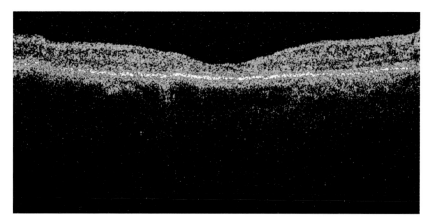

⬅ 图 6-1-9　右眼黄斑水平扫描 OCT 图像

2个月后，神经上皮脱离完全吸收

病例4：患者男性，41岁，双眼视力下降1个月。右眼视力0.4，左眼视力0.7。检眼镜检查见双眼黄斑水肿。临床印象为双眼中浆病（图6-1-10）。

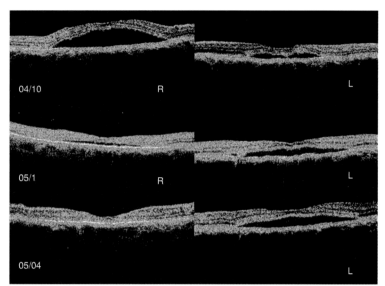

➡ 图 6-1-10 **黄斑水平扫描 OCT 组合图**

左侧为右眼，左上图黄斑区RPE光带前可见较大的神经上皮脱离暗区；左中图为3个月后，脱离仅残留一个小缝隙；左下图显示半年后视网膜完全复位，视力增至0.8。右侧为左眼，右上图见黄斑区有一个窄的神经上皮脱离腔；右中图为3个月后，脱离有发展；右下图为半年后，脱离进一步增大，视力降至0.5。此例特别之处在于双眼患中浆病虽然在同一患者身上，但转归不一样。观察半年，右眼逐渐好转痊愈，而左眼却渐渐加重

病例5：患者男性，35岁，左眼视物模糊1个月余。右眼视力1.2，左眼视力0.8。临床印象为左眼中浆病（图6-1-11）。

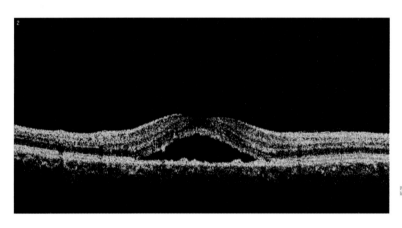

◀ 图 6-1-11 **左眼黄斑 FD-OCT 图像**
神经上皮脱离腔底部的点状高反射为渗出点

病例6：患者男性，41岁，右眼视力下降2个月。右眼视力0.3。临床印象为右眼中浆病（图6-1-12）。

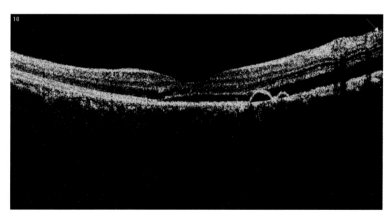

➡ 图 6-1-12 **右眼黄斑 FD-OCT 图像**
可见浅而长的神经上皮脱离腔及两个小的色素上皮脱离

病例7：患者男性，34岁，左眼视物模糊半个月。左眼视力0.4。临床印象为左眼中浆病（图6-1-13）。

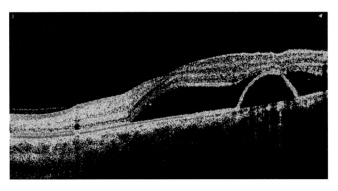

◀ 图 6-1-13　左眼黄斑斜向扫描 OCT 图像
中心偏颞上有小的色素上皮脱离，在其顶端有一破损处，液体由此进入膜下，形成神经上皮脱离的无光反射暗区

病例8：患者男性，42岁，右眼视物模糊1周。右眼视力0.5。临床印象为右眼中浆病（图6-1-14～6-1-18）。

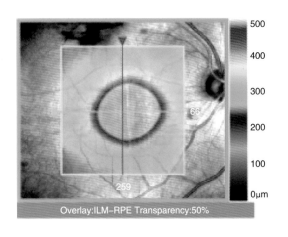

▲ 图 6-1-14　视网膜厚度图
右眼黄斑可见一个约2PD大小近圆形的视网膜微隆起

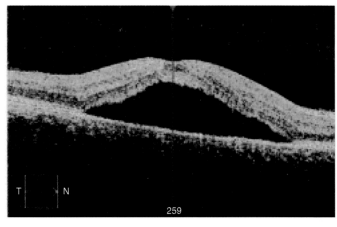

▲ 图 6-1-15　右眼黄斑水平扫描 OCT 图像
在视网膜下即从视细胞外节向内，可见内侧呈弧形的无光反射暗区（液腔），整个视网膜被推向内隆起

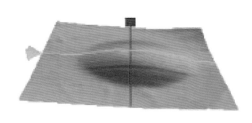

ILM

▲ 图 6-1-16　右眼黄斑内界膜像
更明确地显示隆起视网膜的范围及高度

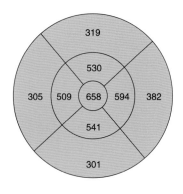

▲ 图 6-1-17　右眼黄斑区由 ILM 至 RPE 厚度数值图
中心区最高达858μm

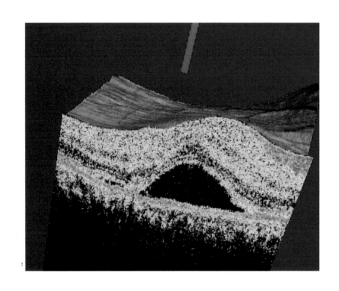

⇒ 图6-1-18 **右眼三维图像**
显示神经上皮脱离区

病例9：患者男性，52岁，右眼视力下降1个多月。右眼视力0.04，左眼视力0.5。临床印象为右眼中浆病（图6-1-19，6-1-20）。

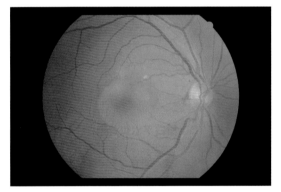

⬆ 图 6-1-19 **右眼眼底彩像**
黄斑区有一个直径大于1PD的扁平水肿区

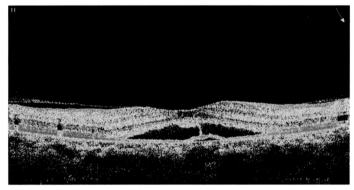

⬆ 图6-1-20 **图 6-1-19 病例的 OCT 图像**
右眼黄斑可见小的色素上皮脱离，视网膜下有一个无光反射的液腔，其内壁中部有呈高反射的渗出物，渗出物与色素上皮脱离有条状渗出物相连，中浆病可见纤维素性渗出，晚期甚至可形成视网膜下纤维增生

第二节 视网膜色素上皮脱离

视网膜色素上皮脱离在OCT上表现为RPE光带向前呈半球形隆起，其后的黄绿色脉络膜光带仍可见，液腔亦呈一光学暗区。与神经上皮脱离相比，两者的暗区位置不同：神经上皮脱离的暗区在RPE光带前，而色素上皮脱离的暗区在RPE光带后。两者常并存，而且可以多发。OCT在显示液腔方面有独到之处，

特别是呈裂隙状或极小的神经上皮脱离，或是神经上皮脱离区下极小的色素上皮脱离，上述情况检眼镜根本无法发现，而OCT可以清楚地显示病变的本质。

病例1：患者男性，55岁，右眼视物稍不清1个月。右眼视力0.7。检眼镜检查可见黄斑中心两旁有2个圆形黄色病变。临床印象为右眼色素上皮脱离（图6-2-1）。

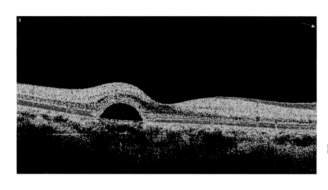

◀ 图 6-2-1　右眼黄斑水平扫描 OCT 图像

黄斑中心凹曲线存在，紧邻中心凹可见一个色素上皮脱离腔。视网膜被推向前，但无组织水肿，亦无神经上皮脱离。此例为单纯性色素上皮脱离，常可经年不吸收

病例2：患者男性，43岁，右眼视力下降半年。右眼视力0.7。检眼镜检查可见黄斑轻度水肿。临床印象为右眼中浆病（图6-2-2）。

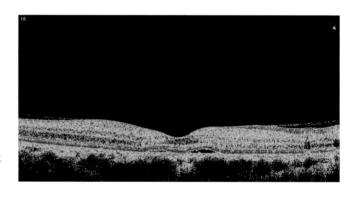

▶ 图 6-2-2　右眼黄斑斜向扫描 OCT 图像

黄斑中心区可见2个极小的色素上皮脱离

病例3：患者女性，45岁，右眼视力下降半年。右眼视力0.3。检眼镜检查可见黄斑水肿。临床印象为右眼中浆病（图6-2-3）。

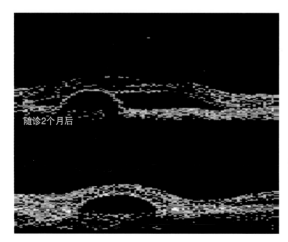

随诊2个月后

◀ 图 6-2-3　右眼黄斑水平扫描 OCT 图像

上图显示中心偏颞侧有一个神经上皮脱离暗区，脱离腔内还有一个圆屋顶样向前隆起的色素上皮脱离暗区；下图显示随诊2个月后，神经上皮脱离消失，但色素上皮脱离依然存在，视力增至0.7，色素上皮脱离远不如神经上皮脱离吸收快

病例4：患者女性，41岁，左眼视物发暗2个多月。临床印象为右眼视网膜色素上皮脱离（图6-2-4～6-2-6）。

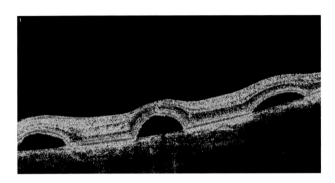

⬆ 图 6-2-4 左眼黄斑水平扫描 OCT 图像
在黄斑区RPE层可见3个圆屋顶样隆起，底部为玻璃膜及脉络膜组织，中间为无光反射暗区

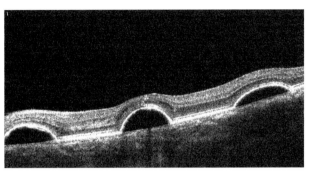

⬆ 图 6-2-5 左眼黄斑水平扫描 OCT 黑白非伪彩色图像
在隆起内侧IS/OS层不能连续观察到

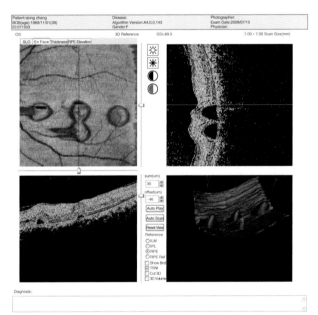

➡ 图 6-2-6 左眼黄斑 OCT 的复合图
不同部位不同方向显示出色素上皮脱离的不同形态。右下为三维图，显示色素上皮脱离的立体图像

第三节 泡状视网膜脱离

多发性中浆是一种严重的中浆病，亦称泡状视网膜脱离。表现为眼底后极部可见多处灰白色病变区，FFA时该区表现为强荧光渗透，病变表面有局限性视网膜脱离，严重者下方呈球状脱离。

多发性中浆OCT的表现与中浆病不同之处在于中浆病的液腔呈暗区，而多发中浆因有纤维素性渗出，液腔不呈完全暗区，渗出呈黄绿色高反射。泡状视网膜脱离由于重力关系，视网膜下液体通过液道汇合而沉积于眼底下方，在OCT上液道处RPE光带呈不规整的萎缩变薄，下方的视网膜脱离常使神经上皮层光带隆起甚高。

　　病例1：患者男性，30岁，右眼视网膜脱离术后未复位1个月来诊。右眼视力0.08，左眼视力0.2。临床印象为双眼泡状视网膜脱离（图6-3-1～6-3-6）。

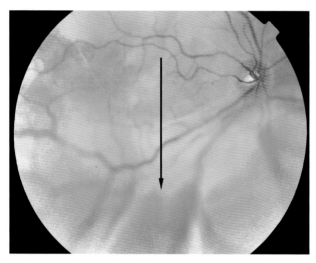

⇑ 图6-3-1　**右眼眼底彩像**
黄斑及下方可见灰白色病变，视网膜脱离呈青灰色隆起

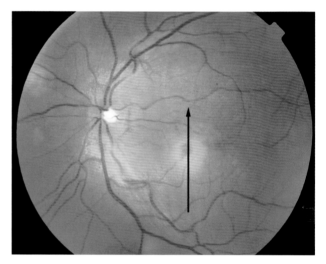

⇑ 图6-3-2　**左眼眼底彩像**
黄斑下方、血管弓下及视盘鼻侧均可见圆形灰白色病变区，下方视网膜脱离

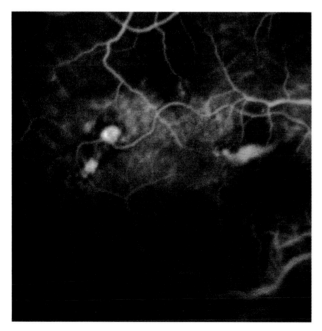

⇑ 图6-3-3　**右眼FFA像**
黄斑下方可见2个渗漏形成的强荧光灶

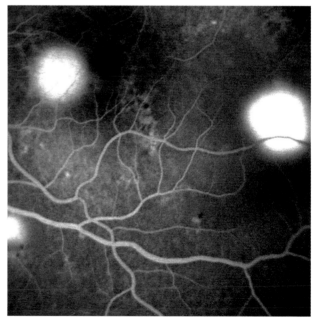

⇑ 图6-3-4　**左眼FFA像**
黄斑下方、血管弓下及颞侧偏下可见3个大小不等的渗漏灶，呈圆形强荧光灶

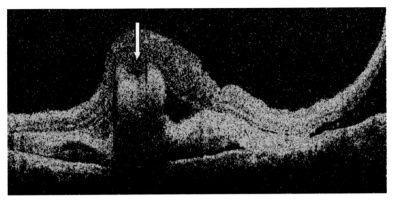

图 6-3-5　右眼黄斑垂直扫描 OCT 图像

相当于灰白色病变区可见视网膜内有一笔尖样的高反射区（白箭头），视网膜下渗出向视网膜内突出，使整个视网膜圆屋顶样突向玻璃体，其后组织的光反射受遮蔽使RPE光带中断，但不排除RPE光带有破损处。在光带中断处两侧视网膜下组织有局限性光信号增强即渗出。在图像右侧即眼底下方还可见局限性神经上皮脱离。上述改变可能为液体通过RPE破损处致视网膜局限性水肿渗出

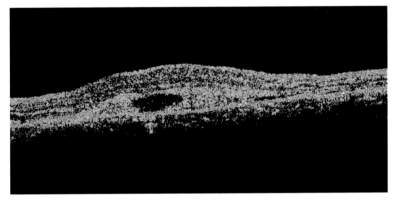

图 6-3-6　左眼黄斑垂直扫描 OCT 图像

相当于灰白色病变区RPE光带前可见一弧形高反射线，其内组织光信号增强（渗出），中心有一个长圆形的囊肿

　　病例2：患者男性，45岁，左眼视物不清4个月，右眼2年前患中浆病，曾在他院行激光光凝治疗。右眼视力0.4，左眼视力0.05。临床印象为双眼泡状视网膜脱离（右眼为陈旧性，左眼为活动性）。左眼予激光光凝治疗（图6-3-7～6-3-12）。

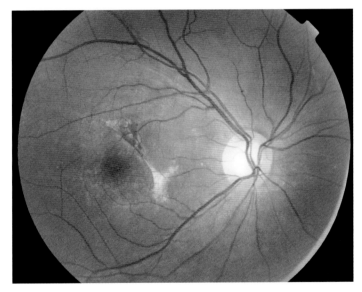

图 6-3-7　右眼眼底彩像

黄斑区可见色素条沉着及分支状瘢痕，无水肿

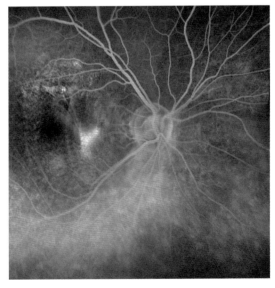

图 6-3-8　右眼 FFA 像

黄斑区色素遮蔽荧光，瘢痕处荧光着染，未见荧光渗漏处

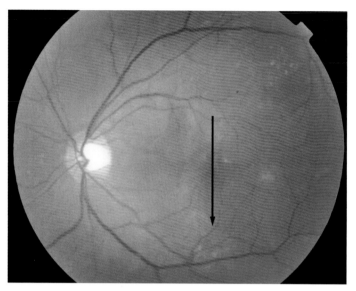

图 6-3-9　左眼眼底彩像
黄斑区也可见一个纵行色素条，其旁可见黄白色灶，黄斑水肿，下方有视网膜脱离

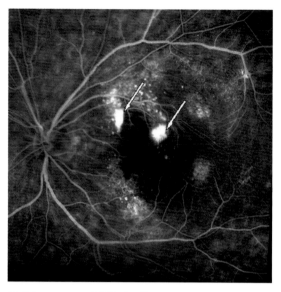

图 6-3-10　左眼 FFA 像
黄斑区色素条遮蔽荧光，两旁有 2 个荧光素渗漏点，该处呈灰白色隆起（箭头），其余为透见荧光

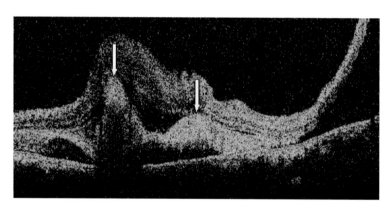

图 6-3-11　左眼黄斑灰白色斑处垂直扫描 OCT 图像
RPE 光带受遮蔽、中断，视网膜内可见黄绿色火焰状及条形纤维素性渗出（箭头），使视网膜突向玻璃体。RPE 光带前可见无光反射的神经上皮脱离腔。图像右侧即眼底下方有较高的视网膜脱离

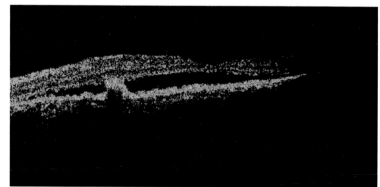

图 6-3-12　左眼黄斑垂直扫描 OCT 图像
光凝治疗后 1 个月，纤维素性渗出吸收，神经上皮脱离减轻，中心凹曲线恢复。RPE 光带前的高反射点为色素

第四节 中心性渗出性脉络膜视网膜病变

　　脉络膜新生血管（CNV）也称视网膜下新生血管，在视网膜脉络膜的许多疾病和疾病的过程中均可发生。当RPE代谢产物积聚、炎症使玻璃膜破裂，均可诱发CNV向内生长。CNV达RPE层下或神经感觉层下，产生渗出、出血、机化瘢痕等病理改变。只要RPE复合体有破坏，就有发生CNV的可能，它是多种疾病引起的非特异性的并发症。常见的引起黄斑区新生血管膜的疾病除了AMD外，尚有病理性近视的眼底改变、视网膜血管样条纹、外伤性脉络膜破裂、中心性渗出性脉络膜视网膜病变（也称中渗病），以及过强激光光凝CNV引起视网膜下出血，为暗红或黑色的出血灶（陈旧为黄色），常可误诊为脉络膜肿瘤，大量出血可达玻璃体腔。下面介绍常见的中渗病。

　　中渗病多见于年青女性，单眼发病，常有轻度近视，骤然发病，由于病因未明，现常称为特发性黄斑新生血管膜。中渗病典型的表现为黄斑中心凹或中心凹旁可见一孤立的1/4～1PD大、边界清楚的圆形或卵圆形灰黄病灶，周围常伴有少量出血。该病进展慢，FFA证实病灶为CNV，位于神经上皮下，视力预后视病变位置大小而定，如波及中心残留的瘢痕常会影响视力的恢复。

　　病例1：患者女性，34岁，左眼视力下降半个月，视力矫正（-6.00s）右眼0.2、左眼0.04。临床印象为左眼中渗病（图6-4-1～6-4-4）。

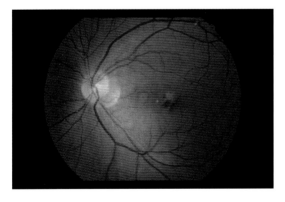

图 6-4-1　左眼眼底彩像
近中心可见一个约1/5PD长条形病变，其间少量出血

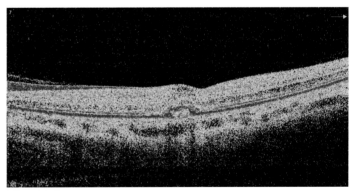

图 6-4-2　左眼黄斑水平扫描 OCT 图像
中心略偏内侧，RPE光带中断，呈一高反射的小隆起，将内层视网膜稍推向内。小出血无法显示

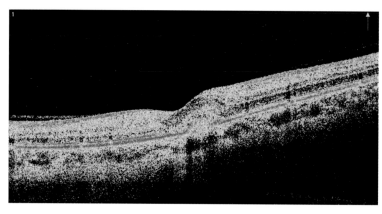

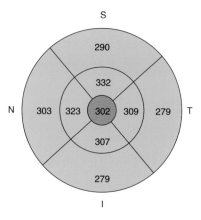

↑ 图 6-4-3　左眼黄斑垂直扫描 OCT 图像
大致与水平扫描表现相似，CNV位于中心稍偏鼻上方

↑ 图 6-4-4　黄斑中心略厚（302μm）

病例2：患者女性，19岁，右眼视力下降2个月。右眼视力0.3，左眼视力1.2。临床印象为右眼中渗病（图6-4-5～6-4-8）。

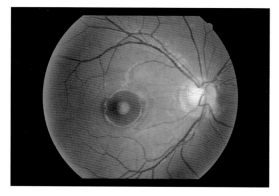

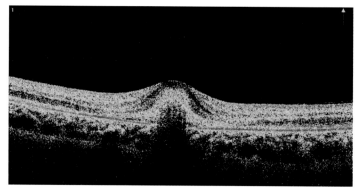

↑ 图 6-4-5　右眼眼底彩像
黄斑中心可见一个灰色斑，直径约1/4PD，未见出血，外侧有1PD水肿晕

↑ 图 6-4-6　右眼黄斑水平扫描 OCT 图像
RPE光带中断，箭头样高反射向内隆起，将内层视网膜推向内

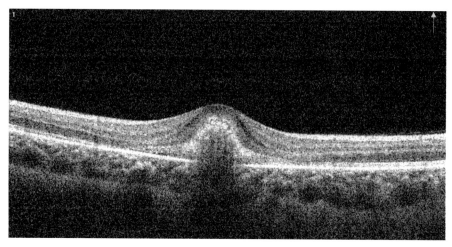

◤ 图 6-4-7　右眼灰度图
视网膜层次更清晰

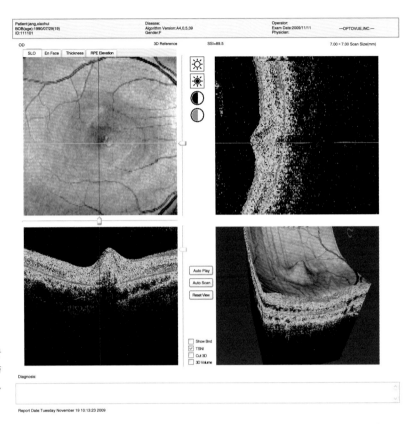

Patient:jang,xiaohui
BOB(age):1990/07/29(19)
ID:111101
Disease:
Algorithm Version:A4,0,5,39
Gender:F
Operator:
Exam Date:2009/11/11
Physician:
—OPTOVUE,INC.—

OD   3D Reference   SSI=89.5   7.00 × 7.00 Scan Size(mm)

SLO | En Face | Thickness | RPE Elevation

Auto Play
Auto Scan
Reset View

Show Bnd
TSNI
Cut 3D
3D Volume

Diagnosis:

Report Date:Tuesday November 19 10:13:23 2009

📖 图 6-4-8 **右眼组合图**
左上图为SLO图，中心CNV处发暗，水肿范围清晰可见。左下及右上图各为水平及垂直扫描OCT图像。上图已经介绍过。右下图为立体图，黄斑CNV处呈锥状隆起，有立体感

病例3：患者男性，25岁。右眼视力0.1#0.9，左眼视力0.1#0.3。临床印象为左眼中渗病（图6-4-9～6-4-11）。

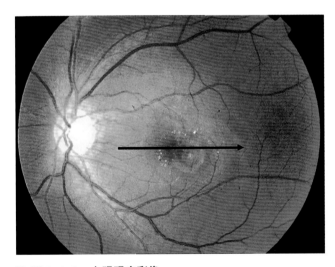

⬆️ 图 6-4-9 **左眼眼底彩像**
黄斑偏颞侧可见一黄色点，其周发暗（出血），围以黄色圈，并有散在黄色小点

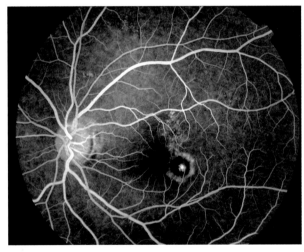

⬆️ 图 6-4-10 **右眼 FFA 像**
黄斑中心偏颞侧可见一个点状强荧光，其周荧光被出血遮蔽，再外绕一圈状强荧光

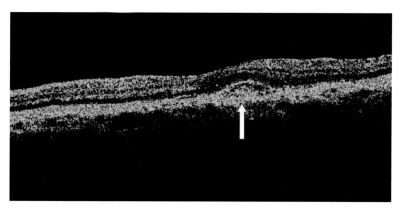

◀ 图 6-4-11　左眼黄斑水平扫描 OCT 图像

RPE光带粗细不均，在中心稍右侧光带局限膨大如梭形，反射增强（CNV，箭头），中心凹曲线变浅，略显凹入

病例4：患者女性，29岁。右眼视力0.1，左眼视力1.0。临床印象为右眼中渗病（图6-4-12～6-4-14）。

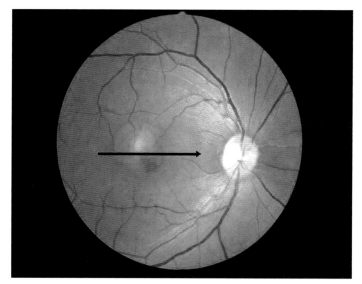

⬆ 图 6-4-12　右眼眼底彩像

黄斑中心可见一灰色膜，其鼻下方有一小片出血

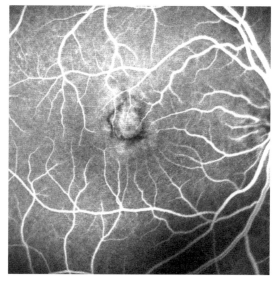

⬆ 图 6-4-13　右眼 FFA 像

黄斑中心的团状强荧光为CNV，其周围出血遮蔽荧光

⇲ 图 6-4-14　右眼黄斑水平扫描 OCT 图像

中心处RPE光带中断，一个梭形致密黄绿色光带（CNV，箭头）占据视网膜下空间，并将视网膜内层推向前

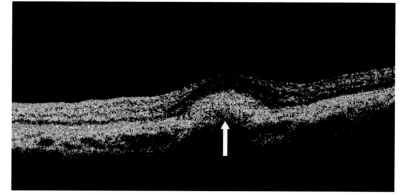

病例5：患者女性，19岁。右眼视力0.2，左眼视力1.0。检眼镜检查可见右眼黄斑中心有一个灰色膜。临床印象为右眼中渗病（图6-4-15）。

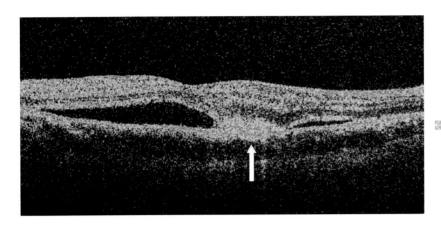

图6-4-15 右眼黄斑水平扫描OCT图像

中心处偏右侧RPE光带局部略呈梭形增宽（CNV，箭头），两侧均可见神经上皮层脱离的无光反射暗区，视网膜被推向内，中心凹曲线仍可见

病例6：患者女性，31岁，右眼视力下降10天。右眼视力0.03#0.1，左眼视力0.5#0.7。临床印象为右眼中渗病。行PDT治疗（图6-4-16～6-4-27）。

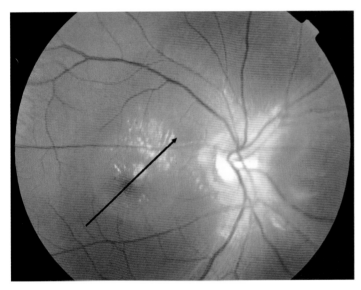

图6-4-16 右眼眼底彩像

黄斑中心有小片状出血，中心偏鼻上可见一个小圆形灰白色膜，黄斑上方还可见硬性渗出

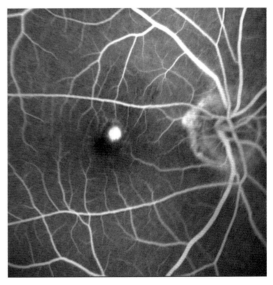

图6-4-17 右眼FFA像

灰白色膜处呈强荧光，中心处出血遮蔽荧光

图6-4-18 右眼斜向45°扫描OCT图像

黄斑中心偏鼻上RPE光带局部增宽呈梭形反射增强（CNV，箭头），黄斑轻度水肿，视网膜内光信号部分减弱

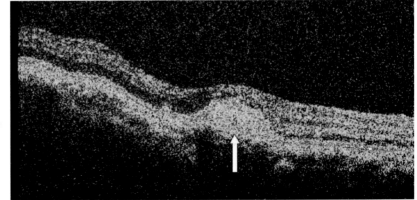

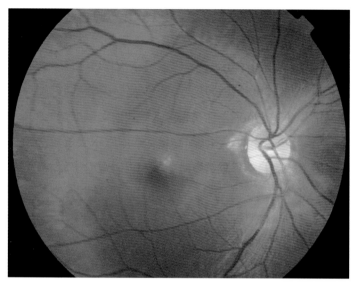

❖ 图 6-4-19　右眼眼底彩像
PDT治疗1个月后，灰色膜退行，出血也吸收，右眼矫正视力达0.5

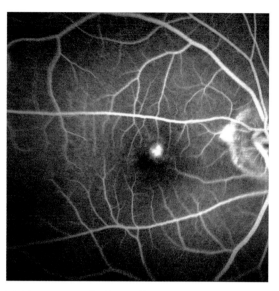

❖ 图 6-4-20　右眼 FFA 像
PDT治疗1个月后，黄斑中心强荧光点稍见小

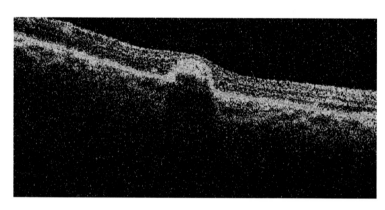

◀ 图 6-4-21　**右眼斜向 45° 扫描 OCT 图像**
PDT治疗1个月后，RPE光带梭形病变处较前缩小，绿色反射点减少

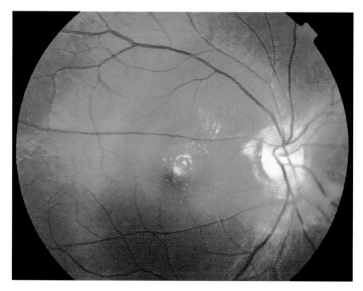

❖ 图 6-4-22　**右眼眼底彩像**
PDT治疗3个月后，CNV继续吸收，部分纤维化

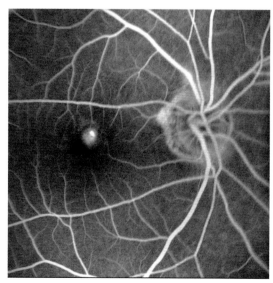

❖ 图 6-4-23　**右眼 FFA 像**
PDT治疗3个月后，CNV呈点状强荧光着染

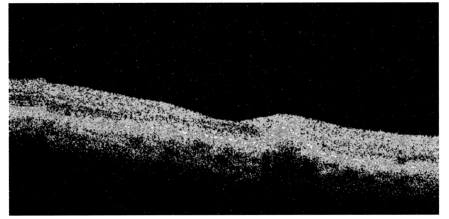

➡ 图 6-4-24 **右眼斜向 45° 扫描 OCT 图像**

PDT治疗3个月后，CNV的弧形RPE光带较前致密紧凑，视网膜水肿亦不甚明显

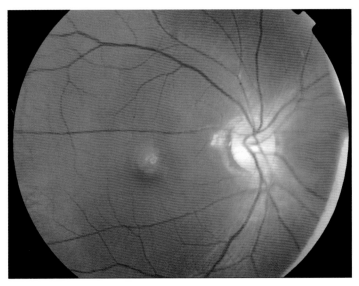

⇧ 图 6-4-25 **右眼眼底彩像**

PDT治疗8个月后，CNV已纤维化，并有轻度色素紊乱，出血已不明显

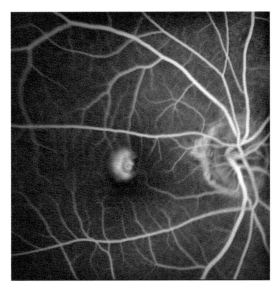

⇧ 图 6-4-26 **右眼 FFA 像**

PDT治疗8个月后，黄斑中心可见一个小圈状强荧光（瘢痕），色素紊乱处表现为轻遮蔽荧光及着染，貌似荧光范围扩大，但并非复发

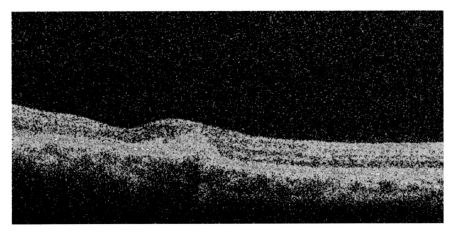

◣ 图 6-4-27 **右眼斜向 45° 扫描 OCT 图像**

PDT治疗8个月后，黄斑CNV较前无明显改变，视力仍维持0.5

脉络膜及视网膜均有皱褶称为脉络膜视网膜皱褶（也称脉网皱褶）。单纯视网膜知觉层发生皱褶称为视网膜皱褶。任何疾病只要能减少巩膜内表面面积，都会使脉络膜内层、Bruch膜、RPE层和视网膜外层产生皱褶。脉网皱褶可因多种疾病而产生，如球后肿物、巩膜炎症、巩膜扣带、脉络膜肿物、低眼压、CNV以及查不出原因的特发性疾病。眼底表现为较粗的黄色条纹和与之平行相间的黑色条纹。这些条纹的走向可以是平行、斜向或垂直。在黄斑区也有呈放射状的。FFA检查时，黄色条纹位于脊上因RPE色素萎缩而呈强荧光带，黑色条纹位于谷底RPE聚集遮蔽荧光而呈黑色（图6-5-1～6-5-3）。

与脉网皱褶相比，单纯视网膜皱褶显得狭窄而细小，为白色，FFA检查时不显影，可合并发生视网膜脱离。视网膜皱褶可见于巩膜扣带术或球内注气治疗孔源性视网膜脱离后，亦可见于视网膜瘢痕旁、高度远视和查不出病因的特发性疾病等。

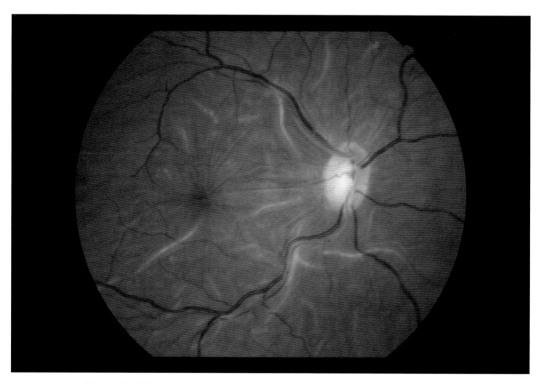

图 6-5-1　右眼眼底彩像

后极部可见白色条纹，浅在但与血管走行不一致，深层还可见皱褶，黄斑周有的呈放射状，未见渗出及出血。此例既有视网膜皱褶，又有脉络膜皱褶

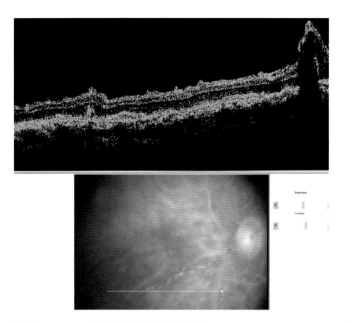

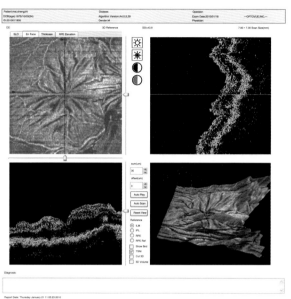

图 6-5-2　视网膜皱褶的 OCT 图像

下图显示水平扫描线，视网膜皱褶隐约可见。上图为水平扫描的 OCT图。RPE光带不规整，相当于脉络膜皱褶处光带呈瓦楞状起伏，视网膜表层光带不平，皱褶处呈箭头样隆起

图 6-5-3　视网膜皱褶的组合图

左上图为SLO像，C扫描图显示皱褶处以黄斑为中心，RPE光带呈放射状隆起（黑色条纹）。左下图为黄斑垂直扫描图，内层视网膜光带增厚，表面起伏不平，RPE光带不规整，靠内侧光带向前隆起。右上水平扫描图未提供有用信息。右下图显示ILM水平图像可见表层视网膜皱褶呈较粗条纹，深层皱褶亦能显示

<h1>第六节　黄斑囊样水肿</h1>

在正常的情况下，血-视网膜屏障（包括毛细血管内皮屏障和色素上皮屏障）的存在使视网膜细胞间质保持相对稳定的状态。在某些情况下，血-视网膜屏障被破坏，液体积聚在视网膜细胞间，引起组织增厚和水肿。随着液体积聚的原因、程度、病程长短的不同，视力受到不同程度的损害。黄斑水肿的典型表现为黄斑区圆形或卵圆形囊样改变，中心凹反光消失，称为黄斑囊样水肿。FFA上可见随着造影时间的延长，黄斑区有囊样荧光积存，呈花瓣样外观。

黄斑囊样水肿常见于视网膜炎症，如糖尿病视网膜病变、视网膜色素变性、视网膜血管病和黄斑视网膜前膜，甚至眼肿瘤病等，它是多种病所致的黄斑非特异性表现。OCT表现为外核或内核融合成大囊肿，内核层也见有小囊肿。先天性黄斑劈裂症劈分后形成的囊肿常位于内核层，外核层及节细胞层也常见小囊肿。

不同原因所致黄斑囊样水肿，其治疗和预后均有所不同。比如，糖尿病视网膜病变所致黄斑囊样水肿激光治疗有效，而葡萄膜炎所致黄斑囊样水肿药物治疗有效。长期黄斑囊样水肿可导致黄斑穿孔、黄

斑萎缩和黄斑色素沉着，并产生不可逆的视力损害。

病例1：患者男性，35岁，患糖尿病15年，右眼视力下降14个月，左眼视力下降3年。右眼视力0.5，左眼视力0.08。双眼各行4次激光光凝。临床印象为双眼增生型糖尿病视网膜病变（图6-6-1～6-6-7）。

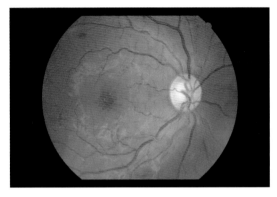

图 6-6-1　右眼眼底彩像
黄斑水肿，隐见囊样改变

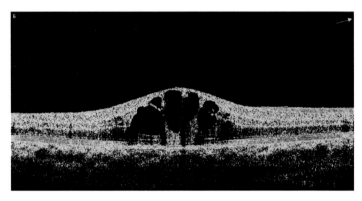

图 6-6-2　右眼斜向扫描 OCT 图像
黄斑囊肿融合成较大囊肿，将视网膜推向内，呈一个窄条光带，IS/OS层丧失，隐见外界膜光带

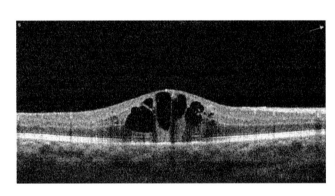

图 6-6-3　右眼灰度图
IS/OS层丧失，外界膜光带看得更清楚

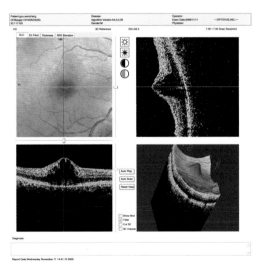

图 6-6-4　右眼组合图
左上图SLO黄斑囊样水肿区发暗。左下及右上图为垂直及水平扫描OCT图，显示水平的形态。右下图为三维图，囊样水肿处呈圆锥状隆起，显示范围及高度

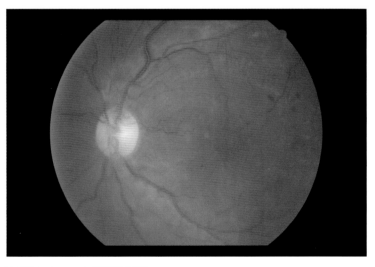

图 6-6-5　左眼眼底彩像
因有白内障，眼底欠清晰。黄斑组织不清，赤道隐见光凝后色素变动

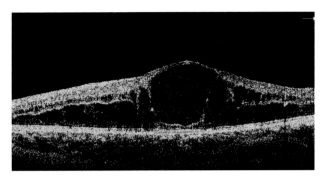

⬆ 图 6-6-6 **左眼水平扫描 OCT 图像**
黄斑中心融合成一个极大的囊肿，两旁囊肿主要位于外核层，少量在内核层。视细胞层丧失较右眼重，仍可见外界膜层光带

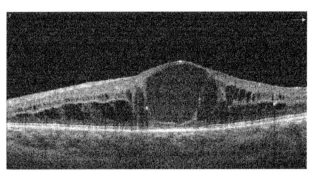

⬆ 图 6-6-7 **左眼灰度图**
囊肿显得更清晰

　　病例2：患者女性，12岁，夜盲4～5年。右眼视力0.6，左眼视力0.4。临床印象为双眼原发性视网膜色素变性继发黄斑囊样水肿（图6-6-8～6-6-11）。

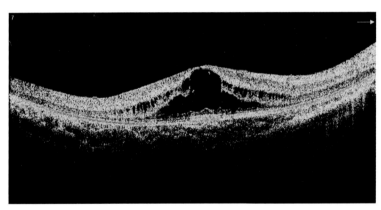

⬅ 图 6-6-8 **右眼水平扫描 OCT 图像**
外核层与内核层囊肿融合成一个大囊腔，内核层尚有多数小囊腔

⬇ 图 6-6-9 **右眼组合图**
左上为黄斑地形图圆形红色隆起区。左下及右上为垂直及水平扫描OCT图，显示水肿形态。右下为三维图，黄斑呈圆盘状隆起

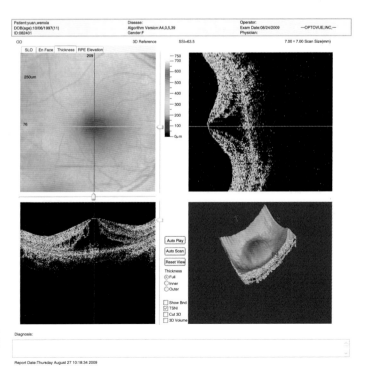

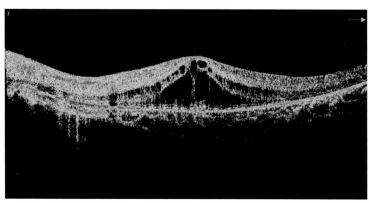

◀ 图 6-6-10　左眼水平扫描 OCT 图像

黄斑表现与右眼相似

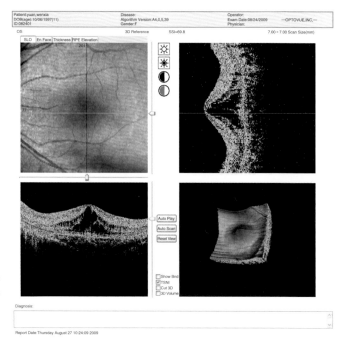

▶ 图 6-6-11　左眼组合图

左上为SLO黄斑中心水肿处发暗。左下及右上为垂直及水平扫描OCT图，水肿表现大致相似。右下为三维图，水肿处呈圆盘状隆起，与右眼相似

病例3：患者男性，60岁，双眼行白内障术后，左眼视力下降近半年。右眼视力0.2，左眼视力0.05（图6-6-12～6-6-15）。

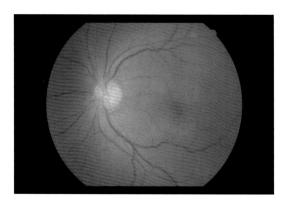

▲ 图 6-6-12　左眼眼底彩像

左眼黄斑组织不清，轻度水肿

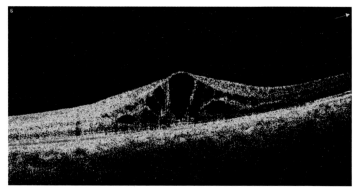

▲ 图 6-6-13　左眼斜向约 15° 扫描 OCT 图像

囊肿及视细胞受损特点与介绍的一样，也是外核层与内核层囊肿融合成较大囊肿。IS/OS层及外界膜部分丧失

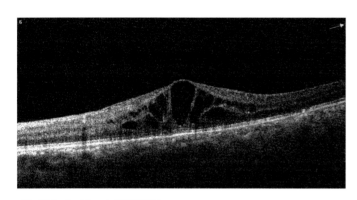

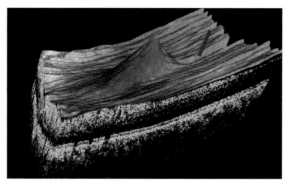

↑ 图 6-6-14　左眼灰度图
IS/OS层及外界膜层要好辨认些

↑ 图 6-6-15　左眼黄斑水肿三维立体图像

第七节　隐匿性黄斑营养不良

隐匿性黄斑营养不良（occult macular dystrophy，OMD）是近10余年才认识的一种新的疾病。1989年，Y Miyake以"遗传性黄斑营养不良而无眼底改变"为题加以描述，至2006年，作者才将此病命名为隐匿性黄斑营养不良。该病特点为视力进行性下降，而眼底及FFA均正常，可合并视野缺损。视网膜电图（ERG）检查正常，多焦视网膜电图（mfERG）异常。SD-OCT可观察到病变晚期视网膜外层视细胞层萎缩，导致黄斑变薄。既往经常将此病误诊为球后视神经炎而做各种不必要的检查，甚至采用大剂量皮质激素的冲击疗法。经观察，国内也有相似病例，介绍于下。

病例1：患者男性，42岁，自觉左眼视力缓慢下降。矫正半年，右眼视力1.0（-1.00s+0.50c×165），左眼视力0.6（-0.75s）。眼底检查、ERG正常，但mfERG右眼正常、左眼黄斑功能中度受损，OCT检查右眼尚好、左眼视细胞层似受损。临床印象为左眼隐匿性黄斑营养不良（图6-7-1～6-7-8）。

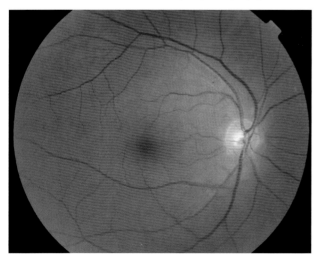

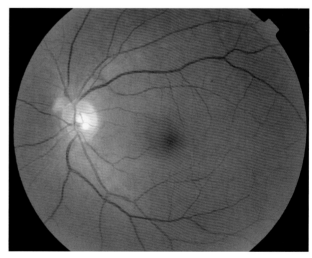

↑ 图 6-7-1　右眼眼底彩像正常

↑ 图 6-7-2　左眼眼底彩像正常

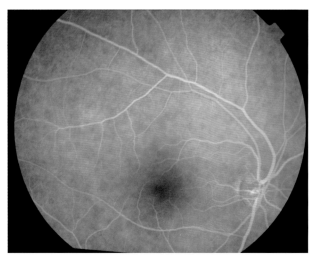

图 6-7-3　右眼 FFA 像正常

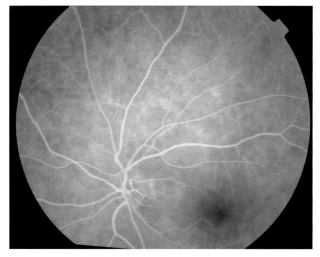

图 6-7-4　左眼 FFA 像正常

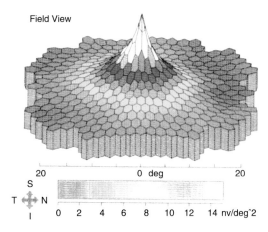

图 6-7-5　右眼 mfERG 正常

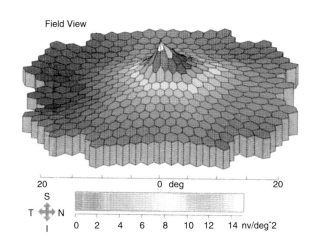

图 6-7-6　左眼 mfERG 尖锋受损

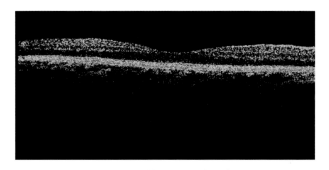

图 6-7-7　右眼水平扫描 OCT 图像正常

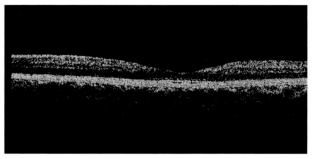

图 6-7-8　左眼水平扫描 OCT 图像
　　黄斑中心RPE层靠内，相当于嵌合体层和外节部分有缺失处

病例2：患者女性，26岁，4年来自觉右眼视力缓慢下降。矫正视力右眼0.2、左眼1.0。双眼眼底正常，ERG正常，mfERG右眼黄斑功能中度受损、左眼正常。临床印象为左眼隐匿性黄斑营养不良（图6-7-9～6-7-12）。

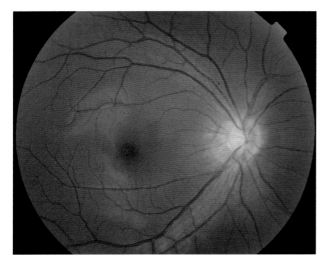

🔼 图 6-7-9　右眼眼底彩像正常

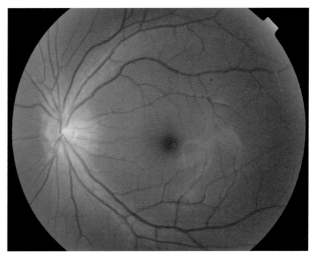

🔼 图 6-7-10　左眼眼底彩像正常

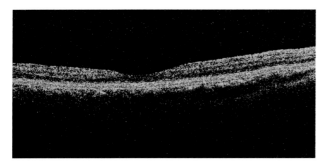

🔼 图 6-7-11　右眼水平扫描 OCT 图像
黄斑视网膜外层组织不清、变薄致中心厚度109μm

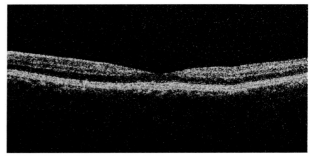

🔼 图 6-7-12　左眼水平扫描 OCT 图像
黄斑未见明显病变，厚度133μm，偏薄

病例3：患者女性，27岁，双眼视力逐渐下降5年。右眼视力0.12，左眼视力0.07。视野检查示双眼中心暗点，双眼蓝光、近红外光眼底自发荧光检查未见异常，双眼全视野ERG、视觉诱发电位未见异常，双眼mfERG示黄斑区反应密度弥漫低平、尖峰消失。临床印象为双眼隐匿性黄斑营养不良（图6-7-13～6-7-17）。

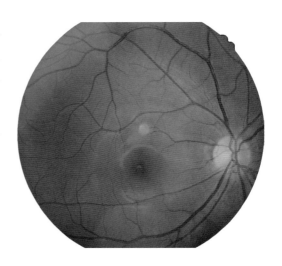

🔽 图 6-7-13　右眼眼底彩像
视盘边界清、色淡红，血管走行正常，黄斑区结构清晰
（黄斑上方白色斑点是镜头的反光），眼底像未见异常

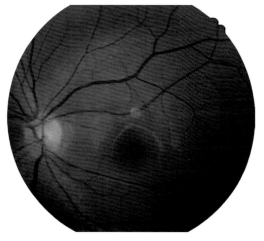

◀ 图 6-7-14　左眼眼底彩像

　　视盘边界清、色淡红，血管走行正常，黄斑区结构清晰（黄斑上方白色斑点是镜头的反光），眼底像未见异常

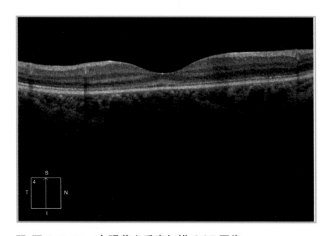

⬆ 图 6-7-15　右眼黄斑垂直扫描 OCT 图像

　　黄斑中心凹的外层椭圆体带结构疏松、轻微隆起，嵌合体层结构不清

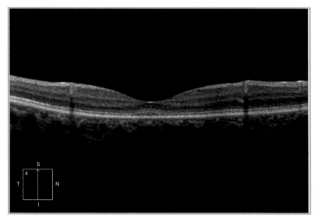

⬆ 图 6-7-16　左眼黄斑垂直扫描 OCT 图像

　　黄斑中心凹的外层椭圆体带结构疏松、轻微隆起，嵌合体层结构不清

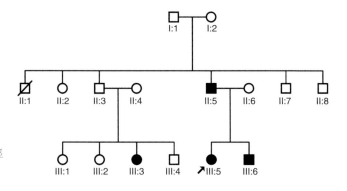

⮊ 图 6-7-17　该患者的家系图

　　可见连续两代均有患者（第一代亲属信息不完整），显示为常染色体显性遗传倾向

（马　凯　王光璐　黄厚斌）

第七章
糖尿病视网膜病变

糖尿病视网膜病变是糖尿病最常见的眼部并发症，亦是目前全球的主要致盲眼病之一，所以备受人们的关注。

1985年中华医学会眼科学分会眼底病学组制定了糖尿病视网膜病变分型分期标准，将糖尿病视网膜病变分为6期，这个标准简单明了、易于掌握，已在临床广为应用。2002年，悉尼国际会议在旧的糖尿病视网膜病变分类基础上，提出了新的分类，以期统一认识。新分类法分为非增生型（以代替既往的背景型）和增生型。非增生型又分为轻度、中度、重度。轻度仅见微动脉瘤，中度介于轻和重度之间，重度为具有下列3条中任意1条：①在眼底4个象限有20个以上视网膜出血；②至少2个象限有肯定的静脉串珠样改变；③至少1个象限有明显的视网膜内微血管异常（intraretinal microvascular abnormality，IRMA），没有新生血管。增生型具有下列2条中任何1条：①新生血管，不论视盘新生血管（neovascularization of disk，NVD）或其他部位的新生血管（neovascularization elsewhere，NVE）；②具有视网膜前出血或玻璃体积血。牵拉性视网膜脱离、新生血管性青光眼均列为其并发症。

第一节　非增生型糖尿病视网膜病变

在非增生型糖尿病视网膜病变中，最初出现的是微动脉瘤、出血、毛细血管扩张，而后有硬性渗出、棉绒斑、静脉串珠样改变、视网膜内微血管异常和无灌注区等。上述病变常致黄斑水肿、黄斑囊样水肿，更严重者能引起黄斑局限视网膜脱离、视网膜劈裂。黄斑囊样水肿可融合成一个大囊，破裂后可形成黄斑裂孔，亦可见黄斑视网膜前膜增生。

在OCT上，微动脉瘤及无灌注区难以显示，硬性渗出表现为视网膜外层的高反射点，并产生遮蔽效应。棉绒斑在神经纤维层呈高反射区。薄的出血无法表现，厚的出血视其大小、厚度呈高反射点片或区，并遮蔽其后组织的光反射。黄斑水肿表现为神经上皮层光带增厚，并可夹杂低反射的液腔。黄斑囊样水肿表现为较多细小低反射囊腔围绕着黄斑中心，这些囊肿可融合成一个大囊腔，囊腔破裂可形成裂孔。视网膜脱离与劈裂可单独存在或并存，两者均有无光反射暗区，视网膜脱离的暗区位于视网膜神经上皮与RPE光带间，而视网膜劈裂的暗区位于视网膜层间，视网膜劈裂还可进一步分为外层劈裂和内层劈裂，劈裂腔四周均有视网膜组织，如残留的视网膜组织少，则要仔细区分。视网膜前膜表现为在视网膜表面的黄绿色高反射线条，与视网膜表面融合在一起或部分分开，分开时易鉴别。

病例1：患者女性，60岁。右眼视力0.4，左眼视力0.05。临床印象为双眼糖尿病视网膜病变，右眼为增生型，左眼为非增生型（图7-1-1，7-1-2）。

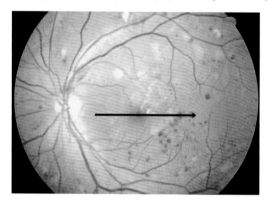

↑ 图 7-1-1　**左眼眼底彩像**
视盘正常，盘周可见散在棉绒斑。黄斑水肿，并有渗出及大量点状出血

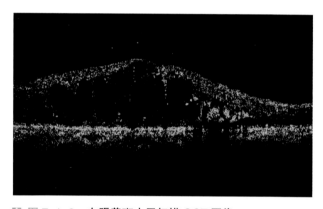

↑ 图 7-1-2　**左眼黄斑水平扫描 OCT 图像**
黄斑水肿呈弧形向玻璃体内突起，有多个无光反射暗区，并有丝状物相连，提示有多个囊腔存在，与遗传性视网膜劈裂表现相似。黄斑中心右侧硬性渗出点表现为高反射点，并遮蔽其后组织的光反射。黄斑水肿、囊肿和硬性渗出常并存

病例2：患者男性，64岁。右眼视力0.04#0.1，左眼视力0.05#0.5。临床印象为右眼非增生型糖尿病视网膜病变（图7-1-3，7-1-4）。

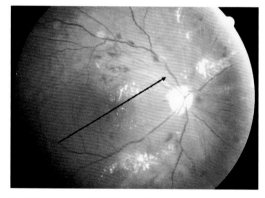

↑ 图 7-1-3　**右眼眼底彩像**
视盘正常，静脉轻度串珠状改变，后极部散在多处硬性渗出、出血及棉绒斑，黄斑水肿

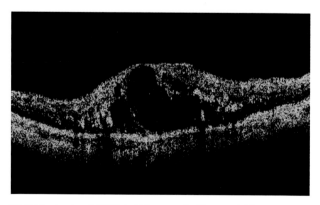

↑ 图 7-1-4　**右眼黄斑斜向 45° 扫描 OCT 图像**
黄斑水肿增厚，呈圆屋顶样向内突出，中心凹失去正常形态，中心视网膜厚度为758μm。多个无光反射暗区提示有囊样水肿及液体聚集。多数红绿色高反射点与渗出点一致，并部分遮蔽其后组织的光反射

病例3：患者女性，47岁。右眼视力0.2，左眼视力眼前数指。临床印象为左眼非增生型糖尿病视网膜病变（光凝后），部分视神经萎缩（图7-1-5，7-1-6）。

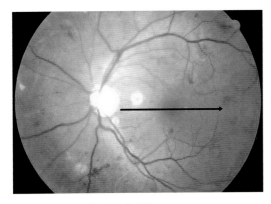
▲ 图7-1-5 **左眼眼底彩像**
视盘色稍淡，后极部散在多个小出血点，黄斑水肿，可见激光斑

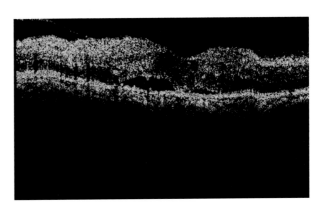
▲ 图7-1-6 **左眼黄斑水平扫描OCT图像**
黄斑中心凹曲线可见，但组织明显水肿增厚达464μm，组织光反射减低，可见少量囊样水肿，中心处有2个小的神经上皮脱离。红黄色高反射点为硬性渗出

病例4：患者女性，65岁。右眼视力0.05，左眼视力0.1。临床印象为双眼非增生型糖尿病视网膜病变，右眼黄斑裂孔（图7-1-7）。

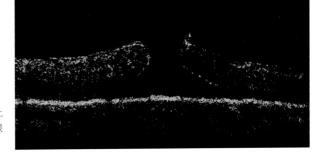
▣ 图7-1-7 **右眼黄斑水平扫描OCT图像**
RPE光带变薄，中心凹处全层视网膜缺失（裂孔），裂孔缘向上翘起，右侧孔缘有一个小的牵拉条，裂孔左侧视网膜表面有绿色细条状光带（前膜），裂孔底部有极小的视网膜脱离

病例5：患者女性，55岁。右眼视力0.2，左眼视力0.5。临床印象为右眼非增生型糖尿病视网膜病变（图7-1-8，7-1-9）。

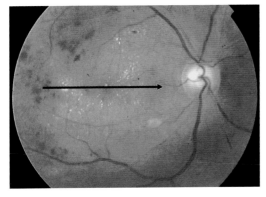
▲ 图7-1-8 **右眼眼底彩像**
后极部散在大量出血点及硬性渗出

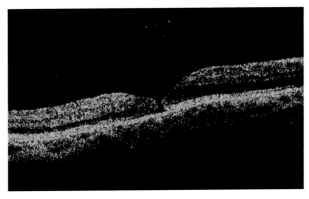
▲ 图7-1-9 **右眼黄斑水平扫描OCT图像**
RPE光带不均匀变薄，黄斑中心可见裂隙样的小裂孔，很难用其他方法检查出如此小的裂孔

病例6：患者女性，47岁。右眼视力0.2，左眼视力0.4。临床印象为双眼非增生型糖尿病视网膜病变（图7-1-10）。

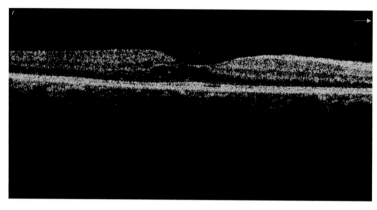

◀ 图 7-1-10　右眼黄斑 FD-OCT 图像
黄斑轻度水肿，少量囊肿

病例7：患者女性，53岁。右眼视力0.02，左眼视力0.7。临床印象为双眼非增生型糖尿病视网膜病变，右眼黄斑水肿（图7-1-11）。

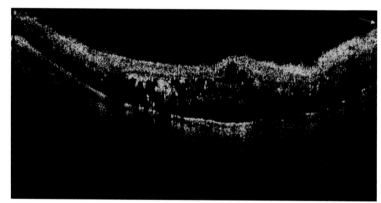

▷ 图 7-1-11　右眼黄斑 FD-OCT 图像
黄斑区视网膜增厚，囊样水肿，隐见神经上皮脱离腔。视网膜内出血产生遮蔽效应，多个点状高反射为渗出

病例8：患者男性，27岁，1型糖尿病5年。右眼视力1.0，左眼视力0.9。临床印象为双眼非增生型糖尿病视网膜病变（图7-1-12）。

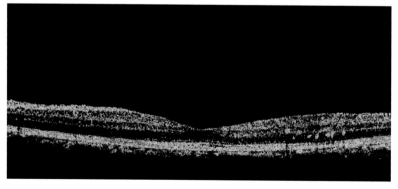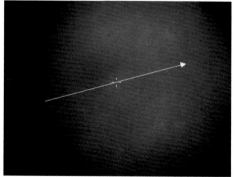

△ 图 7-1-12　左眼黄斑 FD-OCT 图像
左图为颞侧外层视网膜，可见多个高反射点即硬性渗出；右图为扫描方向

病例9：患者男性，58岁。右眼视力0.06，左眼视力0.4。临床印象为双眼非增生型糖尿病视网膜病变，右眼黄斑水肿（图7-1-13）。

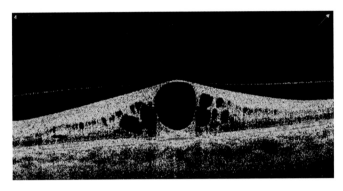

◀ 图 7-1-13　右眼斜向扫描 OCT 图像

黄斑区可见大小不等的低反射囊肿，中心凹曲线消失，囊肿来自外核层及内核层，中心融合成一个大囊肿，IS/OS层有不连续处。黄斑区可见大小不等的低反射囊肿，中心凹曲线消失

病例10：患者女性，64岁。右眼视力0.5，左眼视力0.7。临床印象为双眼非增生型糖尿病视网膜病变，黄斑水肿（图7-1-14，7-1-15）。

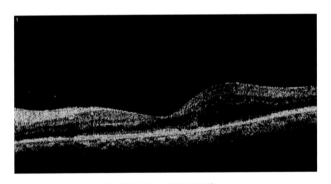

▲ 图 7-1-14　右眼黄斑 FD-OCT 图像

视网膜光带增厚呈海绵状水肿，颞侧有液腔暗区

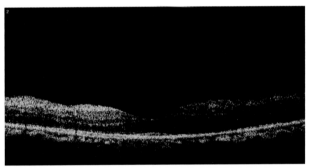

▲ 图 7-1-15　左眼黄斑 FD-OCT 图像

视网膜光带增厚较右眼轻

第二节　增生型糖尿病视网膜病变

当视网膜缺血达到一定程度后可形成新生血管，标志着病变进入了增生期。新生血管管壁脆弱，特别是在玻璃体膜的牵拉下，可引起视网膜前出血、玻璃体积血、牵拉综合征等，另外，还可并发缺血性视神经病变、新生血管性青光眼等。

在OCT上视网膜前出血表现为视网膜表面与玻璃体膜间可见大片高反射区，并遮蔽整个视网膜的光反射信号。大量的玻璃体积血可影响OCT成像质量甚至导致不能成像。如玻璃体牵拉条索明显，则将视网膜拉向内，引起玻璃体视网膜牵拉综合征、视网膜脱离或劈裂。

病例1：患者女性，64岁。右眼视力0.1，左眼视力0.8。临床印象为右眼增生型糖尿病视网膜病变全视网膜光凝后（图7-2-1，7-2-2）。

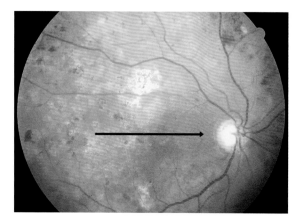

图7-2-1　右眼眼底彩像

眼底包括黄斑大量光凝斑，上方有少量出血

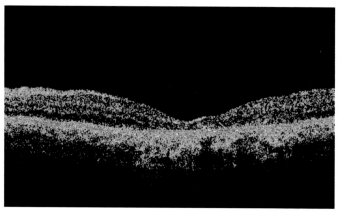

图7-2-2　右眼黄斑水平扫描OCT图像

黄斑中心凹曲线可见，但组织变薄，视网膜厚101μm。RPE光带萎缩变薄，其后组织因光透量增加而反射增强。激光光凝可引起RPE的萎缩、增生，致使RPE光带不均匀变薄和增厚

病例2：患者男性，67岁。右眼视力0.3，左眼视力0.04。临床印象为左眼增生型糖尿病视网膜病变（图7-2-3，7-2-4）。

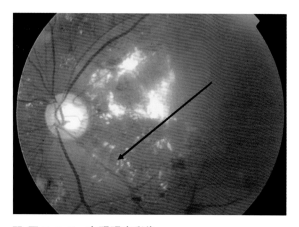

图7-2-3　左眼眼底彩像

视盘正常，盘周多处硬性渗出，静脉呈串珠状改变。黄斑水肿并有点片状硬性渗出。下方血管弓前有1PD的视网膜前出血

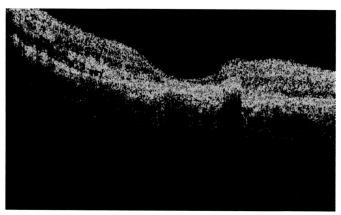

图7-2-4　左眼黄斑斜向225°扫描OCT图像

黄斑中心凹处变薄，两侧视网膜水肿增厚。点片状硬性渗出表现为致密高反射点，图像左侧可见视网膜内多个渗出引起的高反射点，部分遮蔽其后组织的光反射

病例3：患者女性，56岁，糖尿病14年。右眼视力0.1，左眼视力0.2。临床印象为左眼增生型糖尿病视网膜病变（图7-2-5～7-2-7）。

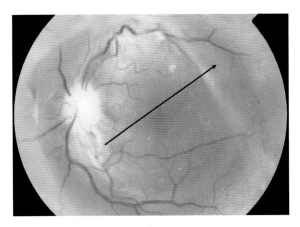

⬆ 图 7-2-5　左眼眼底彩像

血管迂曲，上方血管弓外可见星状皱褶引起牵拉性视网膜脱离，并累及黄斑区

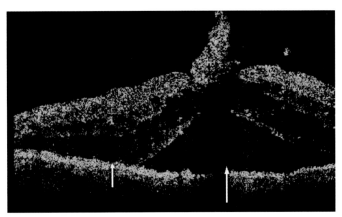

⬆ 图 7-2-6　左眼黄斑斜向 45° 扫描 OCT 图像

黄斑中心可见粗大牵拉条将视网膜拉向玻璃体，视网膜水肿增厚，正常层次结构已不可见。中心有神经上皮脱离（长箭头），两侧为外层视网膜劈裂腔（短箭头）

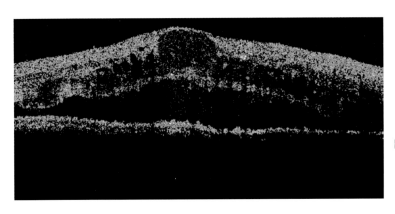

◀ 图 7-2-7　右眼黄斑水平扫描 OCT 图像

与图7-2-5为同一患者的右眼，可见比左眼大的神经上皮脱离区，外丛状层有多数小囊腔并有丝状物相隔，中心处有一个大囊腔

　　病例4：患者女性，66岁。右眼视力0.3，左眼视力0.02。临床印象为左眼增生型糖尿病视网膜病变，黄斑水肿（图7-2-8，7-2-9）。

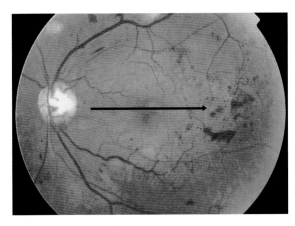

⬆ 图 7-2-8　左眼眼底彩像

视盘正常，静脉迂曲可见圈状血管及NVE。黄斑水肿有前膜，颞侧大量点状出血

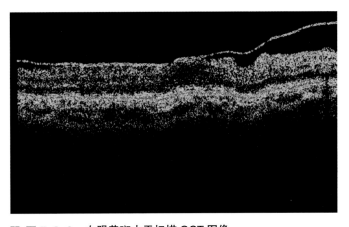

⬆ 图 7-2-9　左眼黄斑水平扫描 OCT 图像

黄斑水肿增厚，中心凹曲线消失。视网膜内表面可见高反射条带即前膜，前膜两侧高反射带与视网膜表面分离，特别是颞侧呈牵拉条带

病例5：患者男性，39岁，左眼曾行玻璃体切割术。右眼视力0.05，左眼视力0.4。临床印象为右眼增生型糖尿病视网膜病变（图7-2-10，7-2-11）。

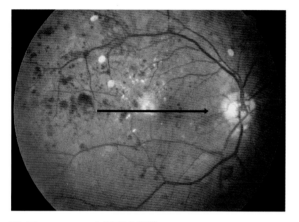

图 7-2-10　右眼眼底彩像
后极部颞侧及上方可见大量出血点、硬性渗出点，上方血管弓旁有NVE，黄斑水肿有出血点，中心有圆形瘢痕

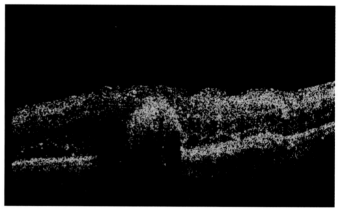

图 7-2-11　右眼黄斑水平扫描 OCT 图像
视网膜水肿，正常结构遭破坏，黄斑中心相当于瘢痕处可见高反射团，将视网膜推向内，其后组织光反射受遮蔽。两侧有液体聚集，导致无光反射暗区颞侧更明显

病例6：患者女性，55岁，糖尿病史10余年，双眼曾行激光光凝治疗。双眼视力0.1。临床印象为双眼增生型糖尿病视网膜病变（图7-2-12，7-2-13）。

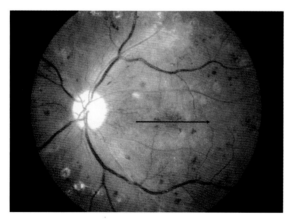

图 7-2-12　左眼眼底彩像
视盘色淡，血管显细。后极部可见大量激光斑及散在出血点，黄斑水肿

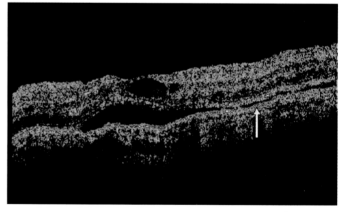

图 7-2-13　左眼黄斑水平扫描 OCT 图像
黄斑水肿达465μm，中心凹曲线消失。中心可见神经上皮脱离腔，图像右侧呈一裂隙状（箭头），还可见囊样水肿。此例经激光光凝治疗后，新生血管退行，但黄斑水肿依然存在

病例7：患者女性，76岁。右眼视力0.5，左眼视力眼前指数。临床印象为左眼增生型糖尿病视网膜病变（图7-2-14）。

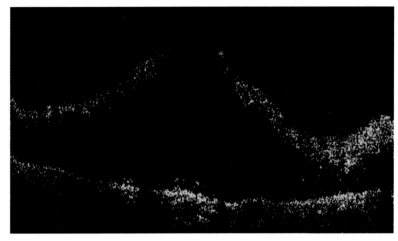

图7-2-14 左眼黄斑水平扫描 OCT 图像
黄斑中心呈丘状隆起甚高，视网膜厚达770μm，其顶端可能有牵拉。有一个较大的无光反射的神经上皮脱离腔，光反射较弱

病例8：患者女性，63岁，糖尿病10年，双眼曾行全视网膜光凝。右眼视力0.01#0.1，左眼视力0.05#0.3。临床印象为双眼增生型糖尿病视网膜病变，全视网膜光凝术后（图7-2-15）。

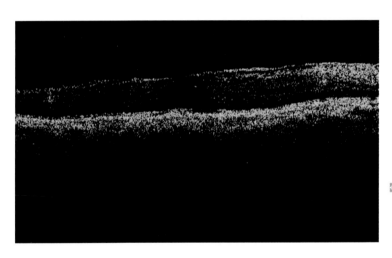

图 7-2-15 右眼黄斑水平扫描 OCT 图像
视网膜表面有一黄绿色线状反光带即前膜，在图像右侧前膜与视网膜表面有窄的分离。神经上皮层水肿增厚，光反射减弱

第三节 黄斑水肿曲安奈德治疗前后的改变

曲安奈德（triamcinolone acetonide，TA）可有效治疗黄斑水肿，但治疗后常有复发。OCT可很好地监测治疗前后的变化。

病例：患者男性，32岁，糖尿病10年，半年前曾行全视网膜光凝术。右眼视力0.02#0.05，左眼视力0.2#0.6。临床印象为双眼非增生型糖尿病视网膜病变、黄斑水肿。双眼先后行TA 20mg球旁注射，黄斑水肿稍好转。最后TA 4mg玻璃体腔内注射后水肿消除，右眼视力0.05#0.2，左眼视力0.2#0.7（图7-3-1～7-3-8）。

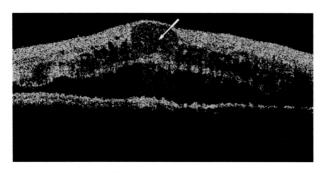

⬆ 图 7-3-1　右眼黄斑水平扫描 OCT 图像

中心可见一个大的神经上皮脱离的无光反射暗区。外层可见多个囊样水肿的囊腔（黄斑囊样水肿），正中心有一个大的圆形囊腔（白箭头）

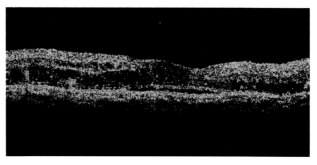

⬆ 图 7-3-2　右眼黄斑水平扫描 OCT 图像

TA球旁注射后1.5个月，视网膜神经上皮脱离已吸收，呈一个小狭隙，囊样水肿也部分吸收。此后数次TA球旁注射

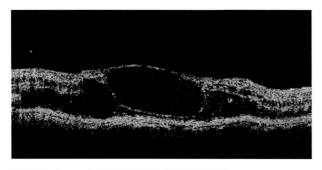

⬆ 图 7-3-3　右眼黄斑水平扫描 OCT 图像

半年后，黄斑中心发展为数个大囊肿（黄斑囊样水肿）。此时改行TA 4mg玻璃体腔内注射

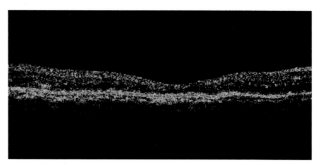

⬆ 图 7-3-4　右眼黄斑水平扫描 OCT 图像

注射2个月后，黄斑水肿消退，中心凹曲线恢复正常，中心视网膜略变薄，RPE光带也变薄

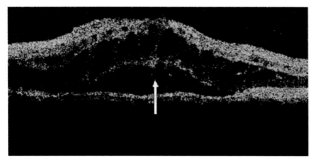

⬆ 图 7-3-5　左眼黄斑水平扫描 OCT 图像

图像与右眼相似，只是神经上皮脱离腔比右眼要小（白箭头）

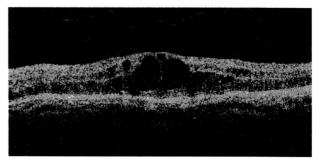

⬆ 图 7-3-6　左眼黄斑水平扫描 OCT 图像

TA 20mg球旁注射2个月，神经上皮脱离腔消失，中心有数个较大的囊腔（黄斑囊样水肿）。此后数次TA球旁注射

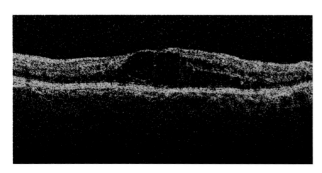

⬆ 图 7-3-7　左眼黄斑水平扫描 OCT 图像

半年后，黄斑囊肿仍然存在，遂改为TA 4mg玻璃体腔内注射

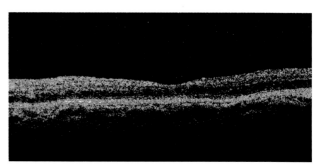

⬆ 图 7-3-8　左眼黄斑水平扫描 OCT 图像

注射2个月后，黄斑尚残留极小的囊肿，但黄斑中心凹曲线已恢复。此例表明TA球内注射短期疗效尚可

第四节　黄斑水肿光凝治疗前后的改变

在药物治疗出现之前，激光光凝是治疗黄斑水肿的主要方法。尽管光凝可使水肿消退，却难以提高视力，甚至可能引起黄斑损伤，导致不可逆的视力丧失。对一些顽固性黄斑水肿，激光光凝治疗无效。

病例1：患者男性，58岁，糖尿病视网膜病变6年余。右眼视力0.3，左眼视力0.2。临床印象为双眼非增生型糖尿病视网膜病变（重度）、黄斑水肿。给予激光光凝（全视网膜光凝+黄斑光凝）治疗。随诊19个月，双眼黄斑水肿消退，特别是右眼。但双眼视力0.08，未见恢复（图7-4-1～7-4-16）。

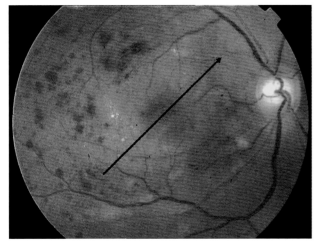

⬆ 图 7-4-1　**右眼眼底彩像**
黄斑水肿，颞侧大量点状出血，少量硬性渗出

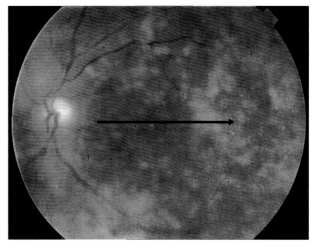

⬆ 图 7-4-2　**左眼眼底彩像**
黄斑水肿，后极部可见大量硬性渗出及少量出血

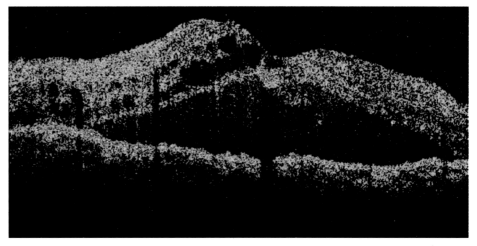

➡ 图 7-4-3　**右眼黄斑斜向 45° 扫描 OCT 图像**
黄斑有一个较大的神经上皮脱离暗区，腔内可见绿色反射点，视网膜外层有多数囊样水肿腔

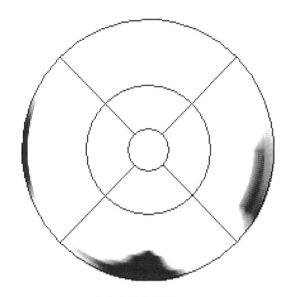

⬆ 图 7-4-4　右眼黄斑水肿图

白色提示高度水肿

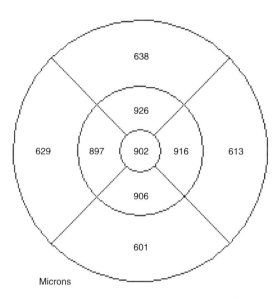

⬆ 图 7-4-5　右眼黄斑各区水肿数值（μm）

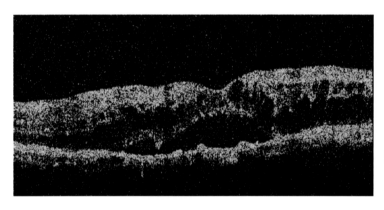

◀ 图 7-4-6　左眼黄斑水平扫描 OCT 图像

黄斑区也可见一个神经上皮脱离腔，整个视网膜海绵样水肿，光反射减低，中心凹曲线尚可见

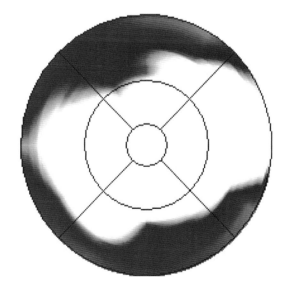

⬆ 图 7-4-7　左眼黄斑水肿地形图

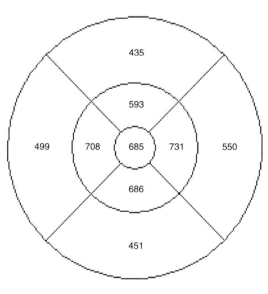

⬆ 图 7-4-8　左眼黄斑各区水肿数值（μm）

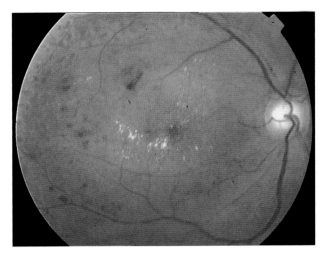

⬆ 图 7-4-9　右眼眼底彩像

光凝治疗后，多数出血吸收，黄斑硬性渗出增多，黄斑轻度水肿

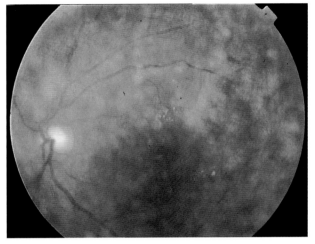

⬆ 图 7-4-10　左眼眼底彩像

光凝治疗后，除光凝斑外，脂性渗出稍见少

➡ 图 7-4-11　右眼黄斑斜向 45° 扫描 OCT 图像

中心水肿消退但轻度变薄，中心凹曲线恢复，中心两侧外层可见多个囊腔

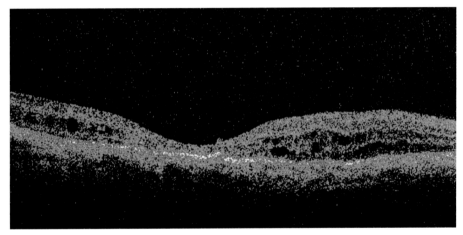

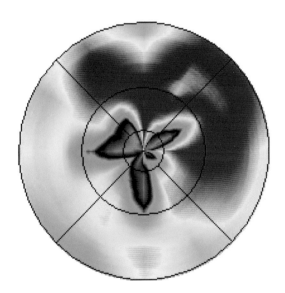

⬆ 图 7-4-12　右眼黄斑水肿地形图

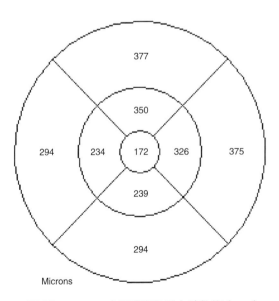

⬆ 图 7-4-13　右眼黄斑各区水肿数值（μm）

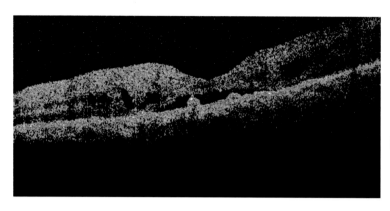

◀ 图 7-4-14 **左眼黄斑水平扫描 OCT 图像**
水肿增厚，外层可见囊样水肿暗区，红色小点为硬
性渗出

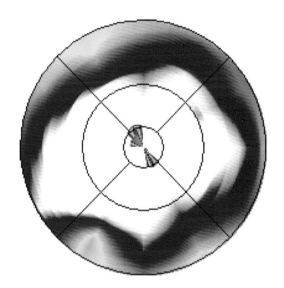

⬆ 图 7-4-15 **左眼黄斑水肿地形图**

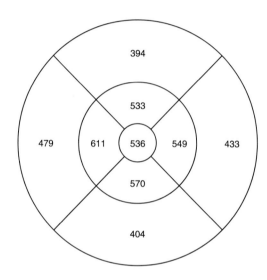

⬆ 图 7-4-16 **左眼黄斑各区水肿数值（μm）**

病例2：患者女性，50岁，糖尿病视网膜病变2年。右眼视力0.4#0.6，左眼视力0.3#0.5。临床印象为双眼增生型糖尿病视网膜病变。全视网膜光凝后，双眼黄斑水肿减轻。随访1年，右眼视力0.4，左眼视力0.2（图7-4-17～7-4-32）。

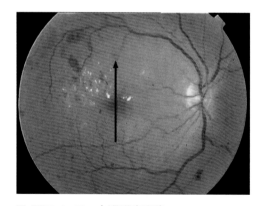

⬆ 图 7-4-17 **右眼眼底彩像**
黄斑水肿，旁有硬性渗出，颞侧及上方散在出血点

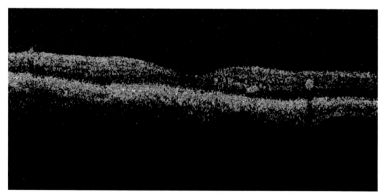

⬆ 图 7-4-18 **右眼黄斑垂直扫描 OCT 图像**
黄斑轻水肿，红色点为硬性渗出

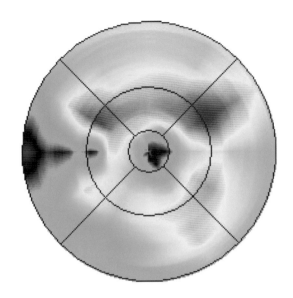

↑ 图 7-4-19 右眼黄斑水肿地形图

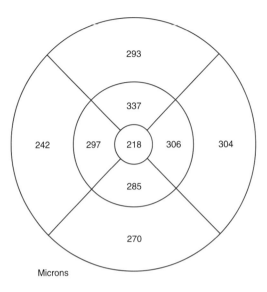

↑ 图 7-4-20 右眼黄斑各区水肿数值（μm）

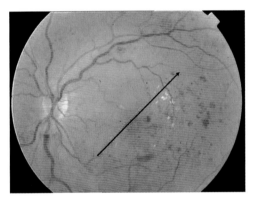

↑ 图 7-4-21 **左眼眼底彩像**

黄斑及颞侧可见大量点状出血及少量硬性渗出，黄斑水肿

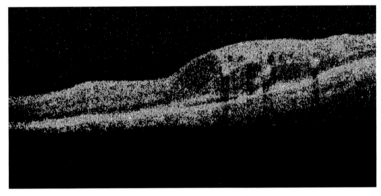

↑ 图 7-4-22 **左眼黄斑斜向 45° 扫描 OCT 图像**

黄斑水肿颞上方更明显，可见多个大小不等的囊腔及大量表现为点状的硬性渗出

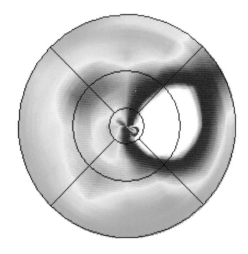

↑ 图 7-4-23 **左眼黄斑水肿地形图**

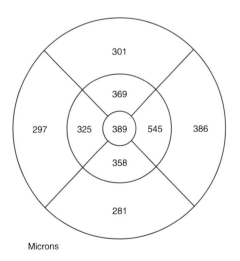

↑ 图 7-4-24 **左眼黄斑各区水肿数值（μm）**

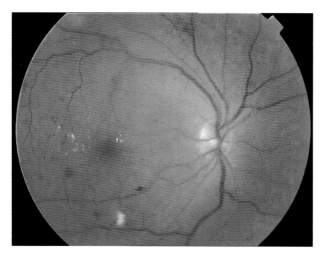

⬆ 图 7-4-25　右眼眼底彩像

　　光凝治疗10个月后，黄斑水肿消退，渗出及出血均减少

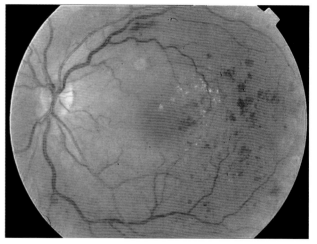

⬆ 图 7-4-26　左眼眼底彩像

　　光凝治疗10个月后，黄斑水肿减轻，出血减少

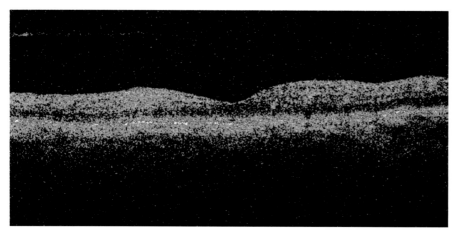

◀ 图 7-4-27　右眼斜向45°扫描 OCT 图像

　　黄斑水肿轻，少量硬性渗出，黄斑中心凹曲线恢复

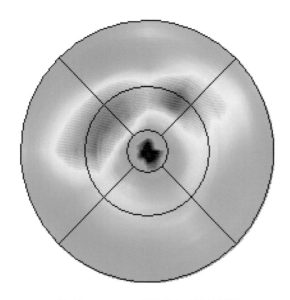

⬆ 图 7-4-28　右眼黄斑水肿地形图

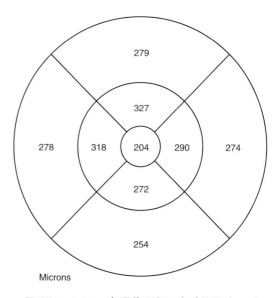

⬆ 图 7-4-29　右眼黄斑各区水肿数值（μm）

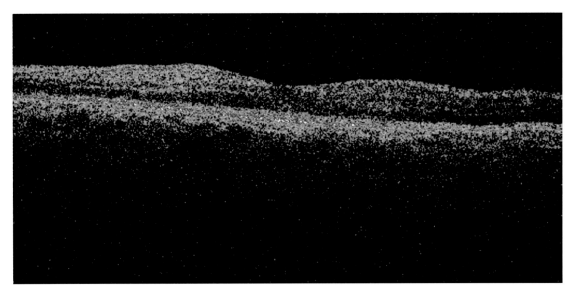

⇑ 图 7-4-30 左眼黄斑斜向 45° 扫描 OCT 图像

黄斑水肿减轻，视网膜轻度增厚

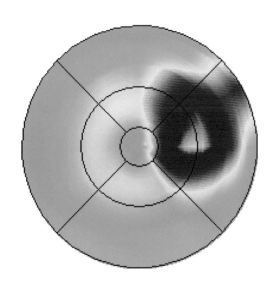

⇑ 图 7-4-31 左眼黄斑水肿地形图

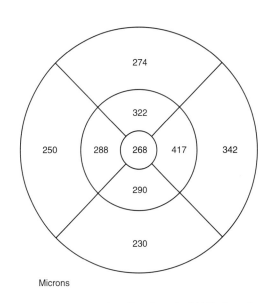

Microns

⇑ 图 7-4-32 左眼黄斑各区水肿数值（μm）

近年来推出一款新型激光器——多点扫描阵列激光器，突破既往每次只能射出一个激光斑的局限，由多个激光斑呈不同阵列排列，这样做一个全视网膜光凝治疗最快5分钟即可完成。一般的光凝治疗要分3～4次才能完成一个疗程，采用新型激光器甚至可全疗程一次一气呵成，这样大大缩短了治疗时间，节约了费用，患者也感到舒适。该治疗对靶组织损伤小，光斑小、反应轻，以后无明显扩大，治疗黄斑更安全。

病例3：患者男性，56岁，双眼糖尿病视网膜病变，伴黄斑水肿，左眼视力0.4。黄斑格栅样光凝后1小时，OCT C扫描显示IS/OS交联层改变（图7-4-33）。

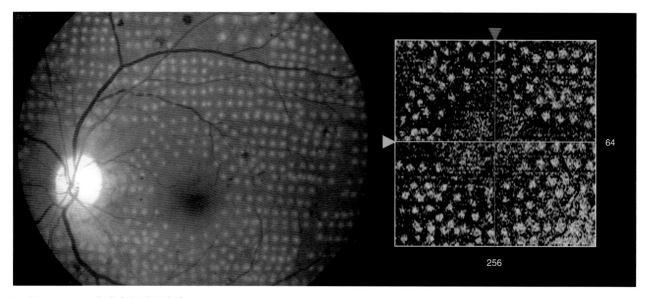

↟ 图 7-4-33　左眼光凝后眼底像
左图为左眼眼底彩像，光凝后1小时光凝斑；右图为黄斑格栅样光凝后1小时，OCT C扫描显示IS/OS交联层改变

　　病例4：患者男性，40岁，双眼糖尿病视网膜病变，双眼视力 0.1，黄斑格栅样光凝后1天、7天、14天的激光光斑变化以及水肿变化（图7-4-34～7-4-38）。

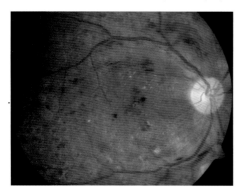

↙ 图 7-4-34　右眼眼眼底彩像
黄斑水肿小渗出点出血，后极可见光凝斑

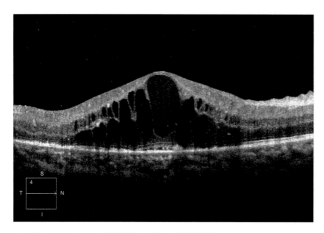

↟ 图 7-4-35　右眼黄斑水肿 OCT 图像
黄斑可见多个囊肿，中心部分融合成较大的囊肿，突向玻璃体。内核层还可见多个小囊肿

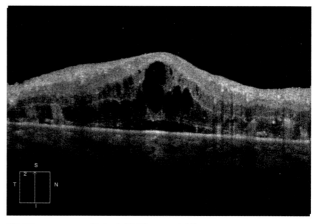

↟ 图 7-4-36　黄斑光凝后 OCT 图像
光凝后1小时，视网膜内层光反射增强，囊腔内渗液，显得囊腔缩小，RPE光带前可见一个浅的神经上皮脱离暗区

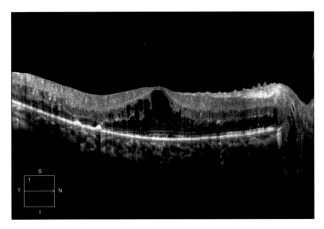

↑ 图 7-4-37　黄斑光凝 7 天 OCT 图像
光凝后7天，黄斑水肿减轻，高度降低，囊腔缩小，神经上皮脱离已消失

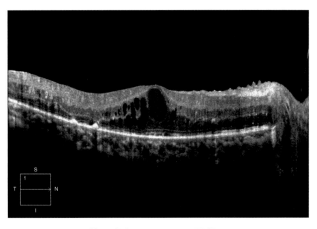

↑ 图 7-4-38　黄斑光凝 14 天 OCT 图像
光凝后14天，与7天相比，黄斑水肿改变似乎并不明显

（王光璐　陆　方）

第八章
年龄相关性黄斑变性

年龄相关性黄斑变性（AMD）是目前全球的主要致盲眼病之一。在美国，45～64岁者AMD患病率为2%，为仅次于糖尿病视网膜病变的第二位致盲眼病。随着我国社会老龄化，本病患者也有增多趋势。

第一节　玻璃疣

玻璃疣（drusen）表现为黄斑及后极部大小不等的RPE层水平的黄色斑点，可大小不一，也可均匀一致。硬性者细小，边界清晰；软性者较大，边缘可不清晰，可互相融合。在OCT上表现为RPE光带向前形成一个小隆起，如同一个小的视网膜色素上皮脱离，但色素上皮脱离下有黄绿色物质，色素点呈高反射点，并可产生遮蔽效应。

病例1：患者男性，59岁。双眼视力0.5。临床印象为双眼玻璃疣（图8-1-1～8-1-3）。

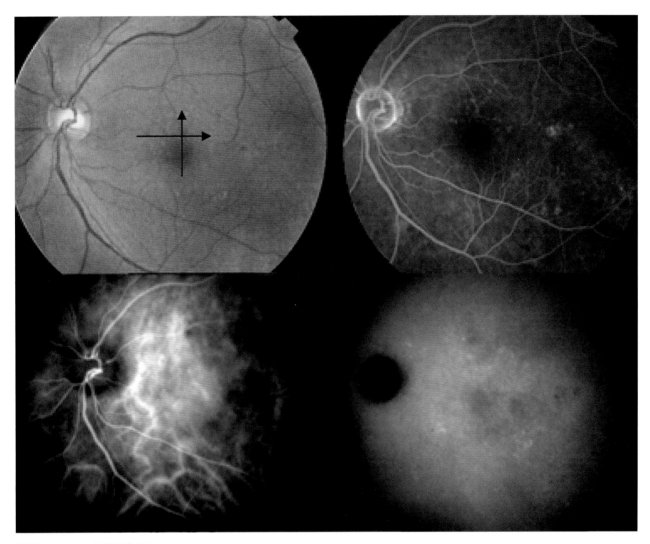

⬆ 图 8-1-1　**左眼组合图**
　　左上为左眼眼底彩像，黄斑区可见多数黄色点状玻璃疣。右上为左眼FFA像，黄斑玻璃疣处见多个强荧光点。左下为左眼ICGA像，黄斑区呈强荧光，并可见点状强荧光。右下为左眼ICGA像，晚期黄斑区仍可辨认强荧光点

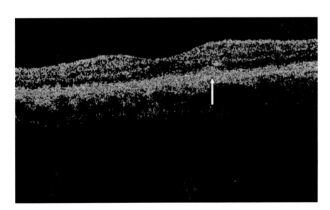

⬆ 图 8-1-2　**左眼黄斑垂直扫描 OCT 图像**
　　RPE光带在中心凹右侧相当于玻璃疣处有一个小突起（白箭头），中心凹曲线及视网膜结构均正常

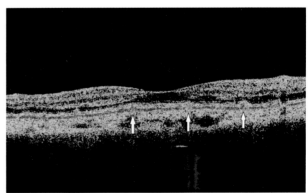

⬆ 图 8-1-3　**左眼黄斑水平扫描 OCT 图像**
　　相当于玻璃疣处，RPE光带多处呈小突起（箭头），光带不规整

病例2：患者男性，77岁，左眼视力下降1年余。右眼视力0.3，左眼视力0.08。临床印象为双眼视网膜玻璃疣（图8-1-4～8-1-7）。

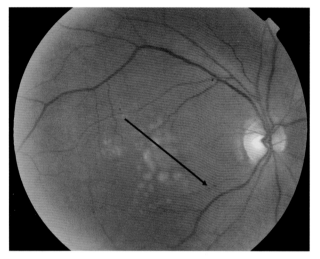

⬆ 图 8-1-4　**右眼眼底彩像**
黄斑区可见多个灰白色软性玻璃疣，中心融合成一个大的玻璃疣

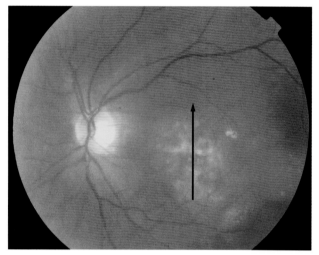

⬆ 图 8-1-5　**左眼眼底彩像**
黄斑有一个约3PD的椭圆形病变区，可见玻璃疣及机化，合并水肿

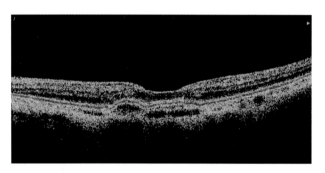

⬆ 图 8-1-6　**右眼黄斑斜向135°扫描 OCT 图像**
相当于软疣处黄斑中心下，可见2个色素上皮脱离，其下有中等程度光反射物质

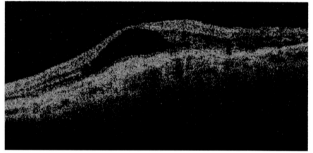

⬆ 图 8-1-7　**左眼黄斑垂直扫描 OCT 图像**
RPE光带呈梭形增强边界不清（混合型中松散性），中心融合成一个大的囊腔，使视网膜劈分开

病例3：患者女性，70岁。右眼视力0.02，左眼视力0.2。临床印象为双眼AMD，右眼瘢痕，左眼玻璃疣（图8-1-8）。

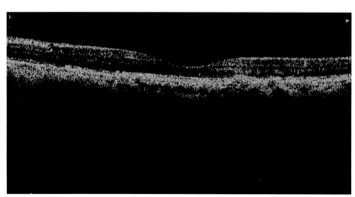

◀ 图 8-1-8　**左眼 FD-OCT 图像**
玻璃疣处RPE光带轻度向前隆起，其下有绿色反射点

病例4：患者女性，71岁。双眼视力0.4。临床印象为左眼玻璃疣（图8-1-9～8-1-12）。

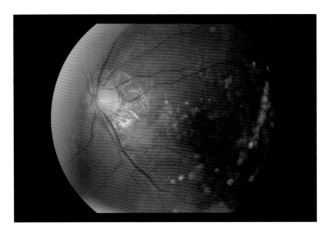

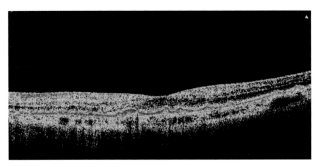

图 8-1-9　左眼眼底彩图
黄斑区可见多个黄白色点状疣，颞侧
周边有伪迹

图 8-1-10　左眼斜向扫描 OCT 图像
在RPE层相当于疣处可见多个向内的实性小突起，大小不一。视
网膜厚度无变化

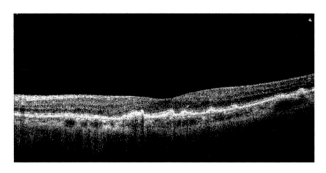

图 8-1-11　左眼斜向扫描 OCT 黑白图像
突起处清楚可见

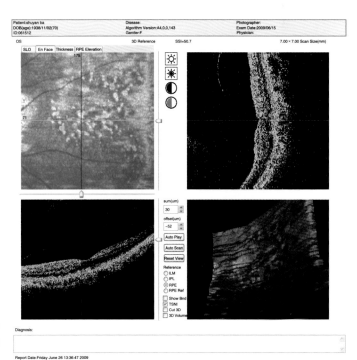

图 8-1-12　左眼组合图
左上图黄斑区可见多个呈白色点状的玻璃疣。
右上及左下图显示不同扫描线下玻璃疣表现。
右下图三维图在RPE层显示疣处隆起

病例5：患者女性，82岁，双眼视力下降3年。右眼视力0.1，左眼视力0.05。临床印象为双眼玻璃疣白内障（图8-1-13～8-1-20）。

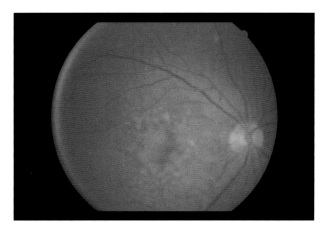

⬆ 图 8-1-13　右眼眼底彩像

因有白内障，眼底较模糊，黄斑区仍可见多数软性玻璃疣有融合疣

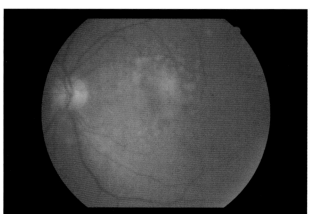

⬆ 图 8-1-14　左眼眼底彩像

眼底所见与右眼相似

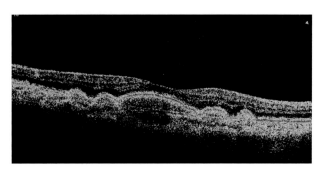

⬆ 图 8-1-15　右眼斜向扫描 OCT 图像

相当于疣处RPE层呈弧形隆起，中心者较大，为融合疣，疣内容物呈均匀中等反射

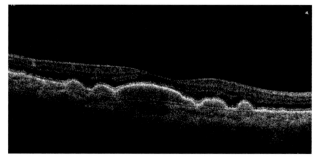

⬆ 图 8-1-16　右眼斜向扫描 OCT 黑白灰度图

疣的隆起及内容物更清晰

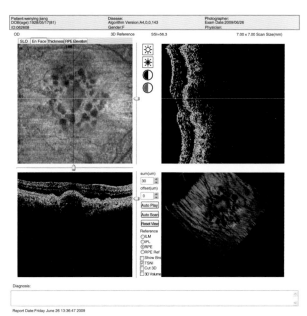

◣ 图 8-1-17　组合图

左上SLO黑点显示玻璃疣。右上为水平扫描OCT图像，显示疣的形态。左下为垂直扫描OCT图像，显示疣的形态。右下为在RPE层面FD-OCT所显示的疣的立体形态

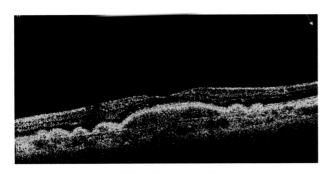

↑ 图 8-1-18　**左眼斜向扫描 OCT 图像**
显示疣的形态，中心的弧形隆起较大，两旁小隆起较右眼更多

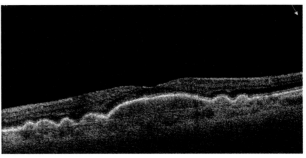

↑ 图 8-1-19　**左眼斜向扫描 OCT 黑白灰度图**
疣的隆起及内容物更清晰

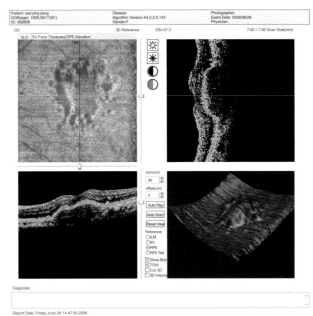

⇒ 图 8-1-20　**组合图**
左上图能看到疣的隆起及融合。右上及左下显示在水平及垂直扫描下疣的形态。右下为在RPE层面FD-OCT所显示的疣的立体形态

第二节　萎缩型年龄相关性黄斑变性

萎缩型AMD主要为RPE的进行性萎缩，继发脉络膜毛细血管层和感光细胞的萎缩，导致中心视力减退。眼底检查可见黄斑区色素紊乱，中心凹反光不清，RPE色素脱失，可见黄色斑点。RPE萎缩可产生边界清晰的地图状萎缩，可透见脉络膜中大血管，伴色素增殖；非地图状萎缩为黄斑区不均匀RPE脱色素，边界不清。在OCT上，RPE萎缩表现为RPE光带的变薄、不规整。脉络膜萎缩表现为RPE光带后可见圆形暗区，也可融合呈条形暗区。

病例1：患者女性，78岁。右眼视力0.2，左眼视力1尺指数。检眼镜检查可见右眼黄斑区深层盘状灶，左眼黄斑区呈地图状萎缩。临床印象为双眼AMD，右眼为渗出型，左眼为萎缩型（图8-2-1～8-2-3）。

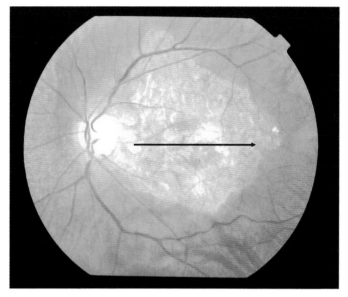

图 8-2-1　左眼眼底彩像
黄斑区可见大小约3PD×3.5PD的深层青灰色地图状萎缩区，边界清楚，可透见脉络膜血管，中心有色素块及灰色膜

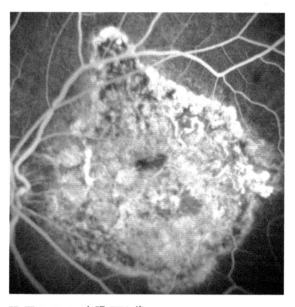

图 8-2-2　左眼 FFA 像
黄斑萎缩区呈不均匀强荧光，部分边缘荧光着染但不扩大，中心色素块处呈遮蔽荧光

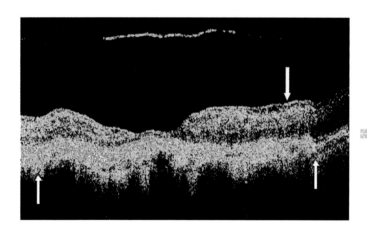

图 8-2-3　左眼黄斑水平扫描 OCT 图像
RPE光带增强增厚（白箭头之间），可能系透光性增加所致。黄斑中心变薄，约102μm，两侧神经上皮层光带增厚。图像右侧视网膜表面有一个细绿色条带示黄斑视网膜前膜（右上方箭头），玻璃体后界膜已完全脱离至玻璃体腔内而呈绿色细条

病例2：患者女性，57岁，双眼视物不清1年，加重2个月。右眼视力0.05，左眼视力0.1。检眼镜检查可见双眼黄斑萎缩、色素沉着。临床印象为双眼AMD（图8-2-4～8-2-7）。

图 8-2-4　右眼眼底彩像
黄斑可见地图状萎缩灶，中心有色素沉着。右眼白内障致眼底像欠清晰

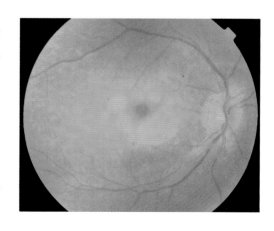

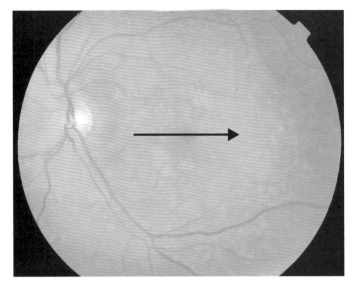

⬆ 图 8-2-5　左眼眼底彩像

黄斑可见地图状萎缩灶，中心有色素沉着

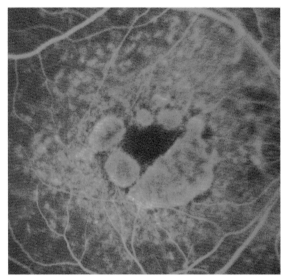

⬆ 图 8-2-6　右眼 FFA 像

黄斑多个萎缩灶，中心处弱荧光为色素遮蔽

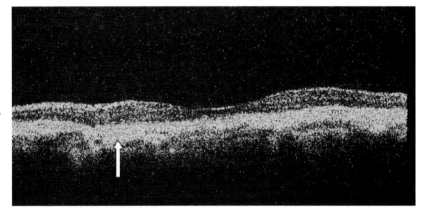

➡ 图 8-2-7　左眼黄斑水平扫描 OCT 图像

RPE光带变薄，不均匀，图像左侧RPE光带后光信号增强，系因光透过量增加所致（白箭头）。神经上皮层光带也稍变薄，中心厚度101μm

病例3：患者男性，59岁。右眼视力0.4，左眼视力0.3。临床印象为双眼AMD（图8-2-8）。

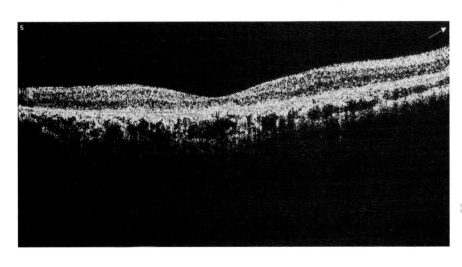

⬅ 图 8-2-8　右眼 FD-OCT 图像

RPE光带不规则变薄，脉络膜萎缩呈暗区，神经上皮层轻微变薄

149

第三节 渗出型年龄相关性黄斑变性

渗出型AMD即CNV形成。眼底表现为黄斑区神经上皮下灰黄色圆形病灶隆起，周围可有出血覆盖，伴有大量黄色硬性渗出。病变区可有浆液性和（或）出血性神经上皮和（或）RPE脱离，也可形成视网膜前出血，甚至进入玻璃体腔致玻璃体积血。

渗出型AMD中CNV的OCT因病期不同、位置不同而表现不同。北京同仁医院收集了大量CNV资料，尝试对它进行分型分期。CNV系指来自脉络膜毛细血管层的新生血管，首先在RPE下生长，此即Ⅰ型CNV，占本院资料的7.4%。Ⅰ型CNV在OCT上表现为RPE和脉络膜毛细血管层光带下不规则的高反射组织，将RPE光带推向内隆起，引起RPE层不规则隆起脱离。如果CNV集中穿过较大的Bruch膜破损处，在视网膜下生长，此即Ⅱ型CNV，占本院资料的27.9%。Ⅱ型CNV在OCT上表现为RPE光带破坏处，呈黄绿色高反射团的CNV由此进入视网膜下生长。两种皆有的称为混合型CNV（中间型），占本院资料的55.8%。OCT上表现为占据RPE下及视网膜下空间的高反射组织。混合型CNV根据病情又可进一步分为4种形式：①复制型CNV，OCT上显示为RPE光带水平的平行的高反射条，属于早期生长阶段，在我们的病例中仅见1例；②松散型CNV，OCT上CNV高反射团松散而不均匀，边界不清，RPE光带不规则增宽，常合并脱离和囊肿处于发展阶段，占我们一半以上的病例；③高隆起型CNV，OCT上RPE水平增宽的CNV光带被其下的液体或出血高高顶起，处于发展阶段，约占1/3；④纺锤型CNV，OCT上CNV的光反射比较致密且边界清楚，比较局限或处于恢复期。

病例1：患者女性，50岁。右眼视力0.3#0.5。临床印象为右眼AMD（图8-3-1～8-3-4）。

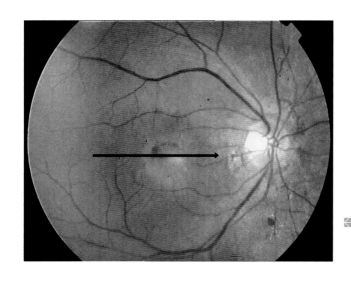

◤ 图 8-3-1　**右眼眼底彩像**
黄斑中心可见灰色膜，周围有出血，其外约1PD范围视网膜发灰，其余正常

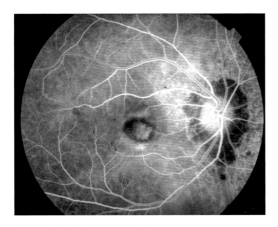

⬆ 图 8-3-2　右眼 FFA 像
　　造影早期，黄斑中心有强荧光灶，约0.5PD大小，边界清楚，周围出血遮蔽荧光，再外有不完整的强荧光边，此为典型CNV

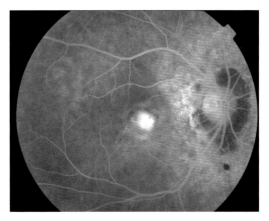

⬆ 图 8-3-3　右眼 FFA 像
　　造影晚期，黄斑中心强荧光增强扩大，出血遮蔽荧光范围缩小，最外层强荧光边依旧

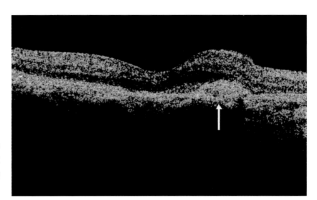

➡ 图 8-3-4　右眼黄斑水平扫描 OCT 图像
　　黄斑中心凹曲线可见，中心偏鼻侧RPE光带中断，可见纺锤形高反射团（白箭头），其前方少量液体聚集呈光反射暗区，视网膜结构尚正常。此为混合型CNV中的纺锤形

病例2：患者女性，61岁。右眼视力0.09。临床印象为右眼AMD（图8-3-5～8-3-7）。

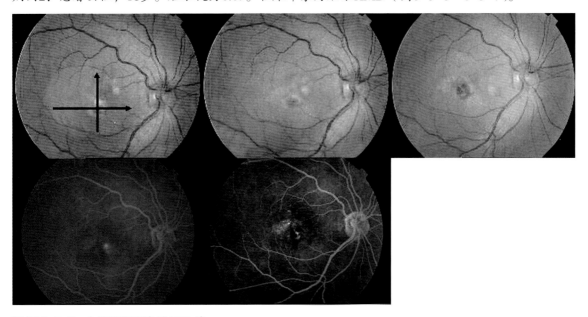

⬆ 图 8-3-5　右眼眼底彩像及 FFA 像
　　上面3张眼底彩像（角度稍有不同）黄斑中心可见灰白色膜夹杂有出血，外围有约3PD的视网膜浅脱离；下面2张为FFA像，下左为造影中期，黄斑中心CNV处呈圈状强荧光，出血处遮蔽荧光，正中可见一个强荧光点；下右为造影晚期，黄斑中心仍持续有点状强荧光

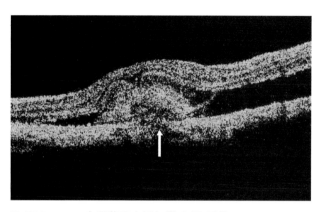

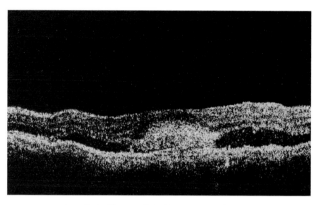

▲ 图 8-3-6　右眼黄斑水平扫描 OCT 图像

黄斑中心处RPE光带中断，CNV由此进入视网膜下生长，呈黄绿色光反射团（箭头）。CNV两侧均有视网膜脱离包绕，神经上皮层被推向内，中心凹曲线消失。此为Ⅱ型CNV

▲ 图 8-3-7　右眼黄斑垂直扫描 OCT 图像

与图8-3-6相似，视网膜脱离的宽度稍窄

病例3：患者女性，54岁。右眼视力0.1。临床印象为右眼AMD（图8-3-8，8-3-9）。

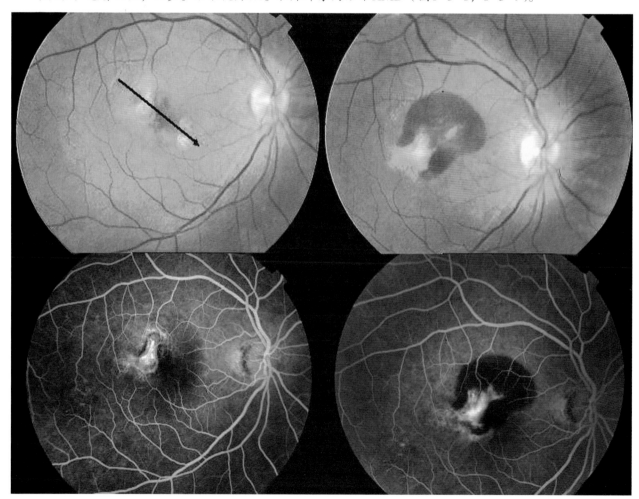

▲ 图 8-3-8　右眼眼底彩像与 FFA 像

左上图为右眼眼底彩像，黄斑中心有片状出血，出血颞侧可见褶状黄白色膜。左下图为右眼FFA像，黄斑中心出血处遮蔽荧光，膜处呈强荧光。右上图为6个月后右眼眼底彩像，黄斑区出现直径约2PD的近圆形视网膜下出血，膜也略有发展。右下图为6个月后右眼FFA像，出血处遮蔽荧光，膜处呈不规则强荧光

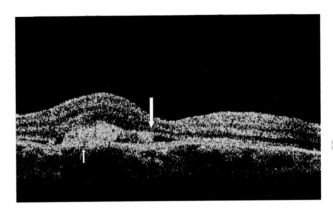

◀ 图 8-3-9　**右眼黄斑斜向 135° 扫描 OCT 图像**

RPE光带有中断处（短箭头），视网膜下有一梭形黄绿色高反射CNV，其旁黄绿色条带为出血（长箭头），中心凹曲线仍可见。此为Ⅱ型CNV

　　病例4：患者男性，76岁，左眼视力下降1年余，近数月右眼视力也下降，曾行PDT治疗。双眼视力0.01。临床印象为双眼AMD（图8-3-10～8-3-19）。

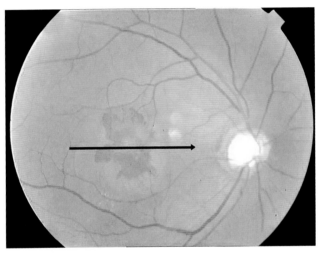

◀ 图 8-3-10　**右眼眼底彩像**

黄斑中心有直径约1.5PD的地图状深层出血，中心为灰色膜，出血处视网膜发灰，似有浅脱离

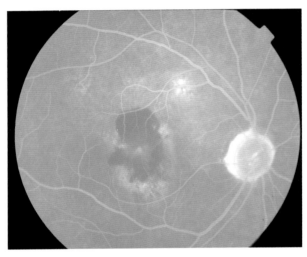

◀ 图 8-3-11　**右眼 FFA 像**

出血处遮蔽荧光，出血边缘很清楚，中心血管膜处已显现荧光，出血外围也可见荧光包绕

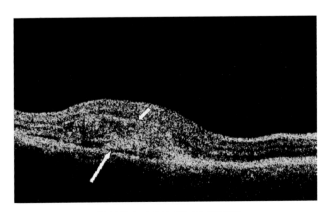

◀ 图 8-3-12　**右眼黄斑水平扫描 OCT 图像**

中心左侧RPE光带变薄并有可疑中断，在RPE光带前有不规则、稍致密的绿色反光团（松散形CNV，长箭头），在其前方还可见绿色光带（出血，短箭头）。CNV及出血均位于视网膜下，并对其后组织的光反射有所遮蔽，而且两者同在，影响对CNV的观察及判断

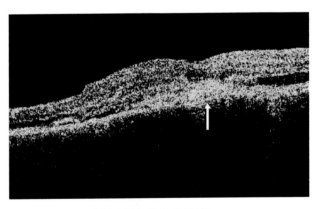

◀ 图 8-3-13　**右眼水平扫描 OCT 图像**

治疗3个月后，出血大部分吸收。CNV大致呈纺锤形（箭头），其两侧可见小而浅的神经上皮层脱离暗区

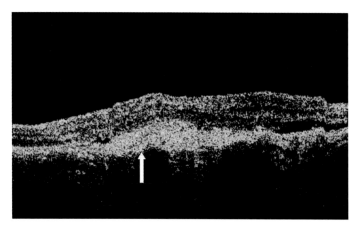

图 8-3-14　右眼水平扫描图像
治疗6个月后，出血基本吸收。CNV较前致密，边界也更清楚，仍残留少量视网膜下液，视网膜水肿也部分吸收。此例显示松散型CNV经治疗后转变成致密的纺锤形CNV（纤维化）

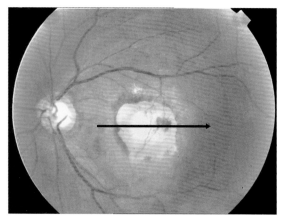

图 8-3-15　左眼眼底彩像
黄斑有一个黄白色、直径约1.5PD的近圆形的盘状病变，病变内外均可见出血，此外还有黄色点状病变

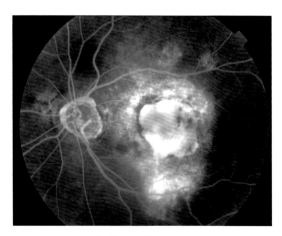

图 8-3-16　左眼 FFA 像
黄斑病变处呈不均匀强荧光，边界清楚，病变内外的出血处遮蔽荧光。病变外大片低强度荧光，可能为透见荧光或着染

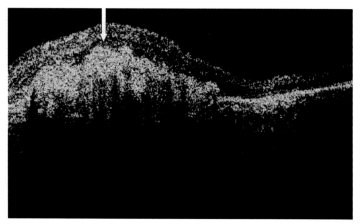

图 8-3-17　左眼黄斑水平扫描 OCT 图像
RPE光带不规则增厚，反射增强并向前呈弧形高突起，边界不清（箭头），视网膜水肿。此为混合型CNV中的高隆起形

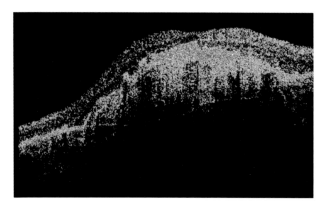

图 8-3-18　左眼黄斑水平扫描 OCT 图像
治疗3个月后，CNV较前致密，反射更增强（部分纤维化），但边界仍不清楚

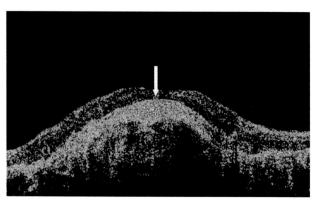

图 8-3-19　左眼黄斑水平扫描 OCT 图像
治疗6个月后，CNV更致密，反射更强（箭头），仍维持隆起状态，但边界较前清楚，CNV下仍有液体和出血

病例5：患者男性，64岁。右眼视力0.05，左眼视力0.1。临床印象为双眼渗出型AMD，双眼行PDT治疗（图8-3-20～8-3-29）。

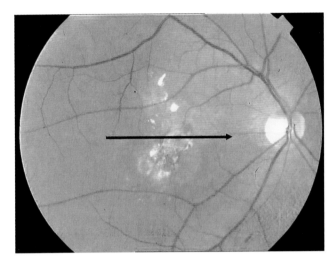

⬆ 图8-3-20　**右眼眼底彩像**
黄斑可见深层黄白色地图状病变，夹杂着色素点及黄白点，病变颞下方似有陈旧出血

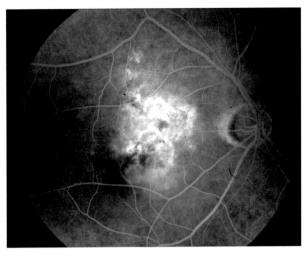

⬆ 图8-3-21　**右眼FFA像**
黄斑区地图状强荧光，其中心部分点片状强荧光，部分色素也遮蔽荧光，病变颞下方出血遮蔽荧光

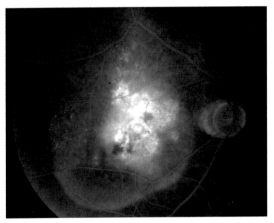

⬆ 图8-3-22　**右眼FFA像**
造影晚期黄斑病变不均匀着染，中心部分更高，出血及色素仍为遮蔽荧光，其周围神经上皮脱离也显示出淡荧光。此为隐匿型CNV

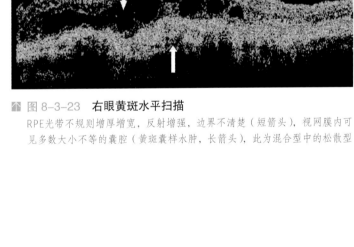

⬆ 图8-3-23　**右眼黄斑水平扫描**
RPE光带不规则增厚增宽，反射增强，边界不清楚（短箭头），视网膜内可见多数大小不等的囊腔（黄斑囊样水肿，长箭头），此为混合型中的松散型

⬇ 图8-3-24　**右眼黄斑水平扫描OCT图像**
PDT治疗1个月后，RPE不规则增强，光带较前减少，除见囊样水肿外，两侧还见神经上皮脱离，右侧脱离更高（箭头）

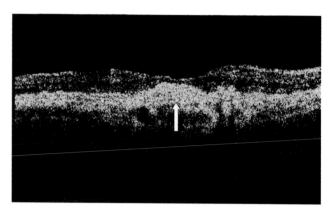

➡ 图 8-3-25　右眼黄斑水平扫描 OCT 图像

　　PDT治疗3个月后，RPE光带增宽呈纺锤形，囊样水肿大部分吸收，视网膜内少量液腔反射减弱，视网膜下液已吸收。CNV由边界不清的松散型转变为边界清楚的纺锤形（白箭头），视力增至0.09

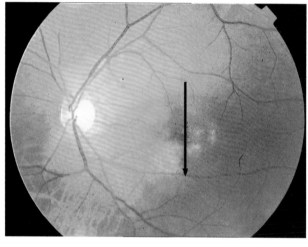

◀ 图 8-3-26　左眼眼底彩像

　　黄斑深层可见黄白色盘状病变及散在黄色点状病变

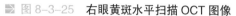

➡ 图 8-3-27　左眼黄斑垂直扫描 OCT 图像

　　黄斑中心凹曲线可见，图像右侧即黄斑下方，可见RPE光带不规则增宽并向内呈弧形隆起，将视网膜也推向内（白箭头），视网膜内及视网膜下少量液腔。此即混合型CNV中的高隆起形

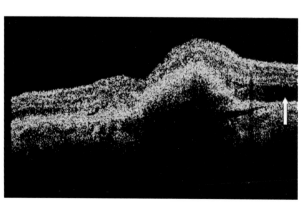

◀ 图 8-3-28　左眼黄斑垂直扫描 OCT 图像

　　PDT治疗1个月后，RPE光带由隆起形态变成尖样，视网膜下液增加（箭头），视网膜水肿似稍增加

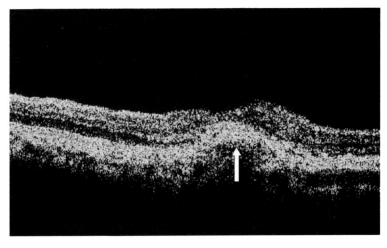

❯ 图 8-3-29　**左眼黄斑垂直扫描 OCT 图像**

PDT治疗3个月后，隆起的RPE光带较1个月时平复致密，呈纺锤形（部分纤维化，箭头），视网膜水肿减轻，残留窄裂隙样液腔。视力仍为0.1

病例6：患者女性，78岁。右眼视力0.3，左眼视力1尺指数。临床印象为左眼渗出型AMD（图8-3-30）。

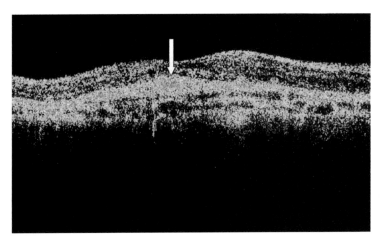

◀ 图 8-3-30　**左眼黄斑水平扫描 OCT 图像**

RPE光带不规则增强并向前隆起，RPE下可见黄绿色条带（箭头）。此即Ⅰ型CNV

病例7：患者男性，63岁，双眼视力下降2年。右眼视力0.5，左眼视力0.6。临床印象为双眼AMD（图8-3-31～8-3-33）。

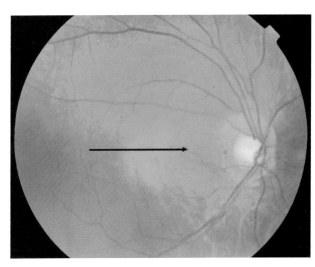

❯ 图 8-3-31　**右眼眼底彩像**

黄斑可见深层灰色病变。白内障使眼底不清

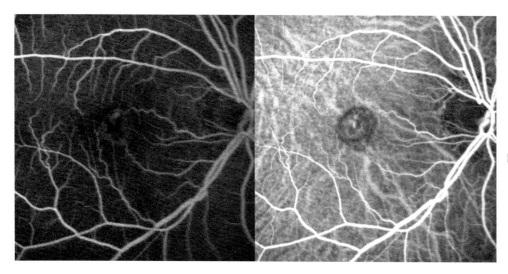

◄ 图 8-3-32　右眼 FFA 像与 ICGA 像

左图为右眼FFA像，黄斑中心有一个强荧光圈，中心也见点状强荧光；右图为右眼ICGA，荧光表现与左图相似

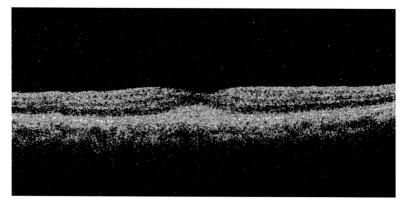

▶ 图 8-3-33　右眼黄斑水平扫描 OCT 图像

黄斑中心RPE光带似乎劈分成两条，中间为绿色光带。此为CNV的复制型

　　病例8：患者男性，72岁。右眼视力0.2，左眼视力2尺指数。临床印象为双眼渗出型AMD，行PDT治疗1次（图8-3-34～8-3-42）。

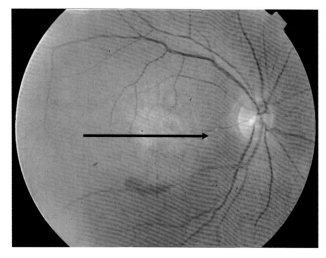

⬆ 图 8-3-34　右眼眼底彩像

黄斑中心有直径约1PD的近圆形灰色病灶，周围色素紊乱，病变中及下方有弧形陈旧出血

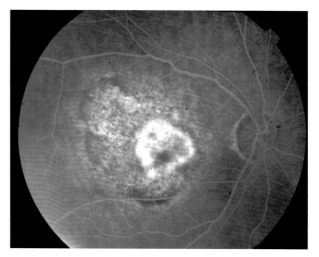

⬆ 图 8-3-35　右眼 FFA 像

黄斑中心灰色膜处显强荧光，边界清楚，病变中及下方出血处遮蔽荧光，色素紊乱处呈散在点状强荧光

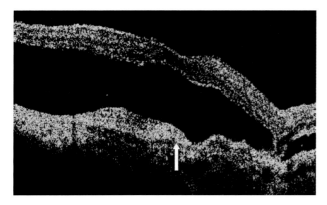

图 8-3-36　右眼黄斑水平扫描 OCT 图像

RPE光带不规则增宽较明显，边界不清楚（白箭头），已看不出原来的光带形态。视网膜脱离腔较宽，将神经上皮层推向内，图像右侧还可见另一个大脱离腔。此属于混合型CNV中的松散型

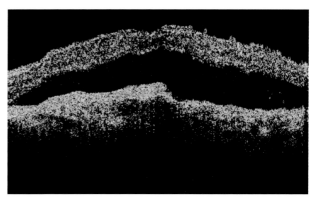

图 8-3-37　右眼黄斑水平扫描 OCT 图像

PDT治疗1个月，RPE光带形态已粗略可见，但宽窄不一，反射不均匀，脱离高度降低

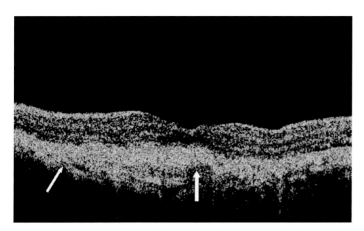

图 8-3-38　右眼黄斑水平扫描 OCT 图像

PDT治疗3个月后，RPE光带反射已可见，黄斑中心稍偏左RPE光带局部增宽，大致呈纺锤形（箭头）。视网膜下液已全部吸收，视网膜仍稍显厚并残留少量液腔，中心凹曲线已恢复。随着病情的变化，CNV形态是可以转化的

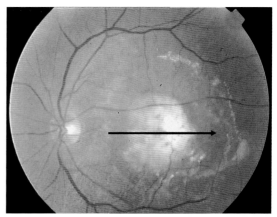

图 8-3-39　左眼眼底彩像

黄斑可见直径约2PD的近圆形黄白色病变，其外周大量渗出

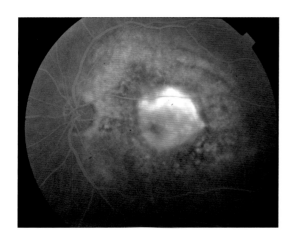

图 8-3-40　左眼 FFA 像

黄斑病变处呈边界清楚的强荧光，上方荧光更强，其周大量点状强荧光

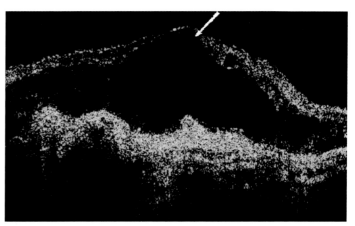

图 8-3-41　左眼黄斑水平扫描 OCT 图像

RPE光带极不规整，大部分增宽增强，并向前隆起。视网膜光反射减弱，突向玻璃体，中心一个大的劈裂腔（箭头）。此属松散型CNV

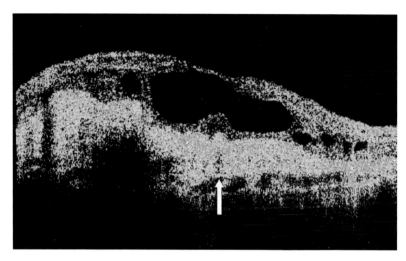

◤ 图 8-3-42　左眼黄斑水平扫描 OCT 图像
PDT治疗3个月后，RPE光带极不均匀增宽，反射更强，部分纤维化（箭头）。劈裂腔更进一步缩小，两侧可见多个小囊肿

病例9：患者男性，76岁。右眼视力0.4。临床印象为右眼渗出型AMD（图8-3-43～8-3-46）。

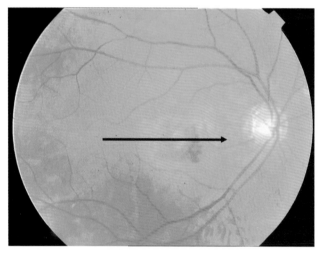

◤ 图 8-3-43　右眼眼底彩像
黄斑有直径约1.5PD的近圆形黄白色病变，中心部分有出血

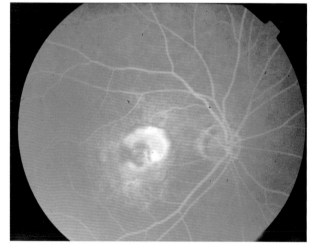

◤ 图 8-3-44　右眼 FFA 像
CNV处呈圆形强荧光，边界大部分清楚，出血处遮蔽荧光

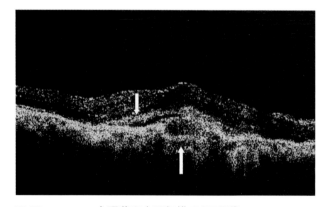

◤ 图 8-3-45　右眼黄斑水平扫描 OCT 图像
RPE光带在中部中断，CNV由此进入视网膜下生长，光带呈纺锤形（箭头）。箭头处黄绿色光带为出血

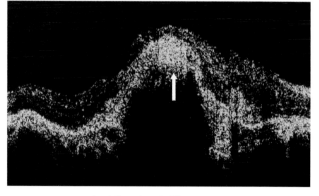

◤ 图 8-3-46　右眼黄斑水平扫描 OCT 图像
未经治疗1年后，CNV光带高高隆起，尖端呈一个强荧光团（箭头），视网膜水肿增厚。视力降至0.07。此即混合型CNV中的高隆起形

病例10：患者女性，83岁。右眼视力0.1，左眼视力指数。临床印象为双眼渗出型AMD（图8-3-47）。

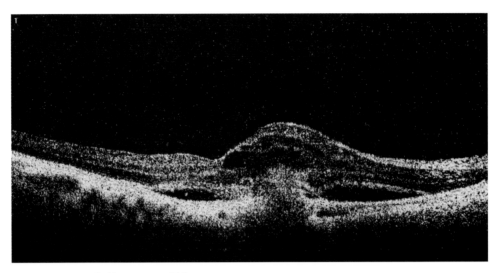

📖 图 8-3-47 **右眼 FD-OCT 图像**
黄斑中心RPE光带中断，CNV进入视网膜下生长，其周有神经上皮脱离腔区暗区包绕，神经上皮层光带水肿隆起，可见黄斑囊样水肿

病例11：患者男性，60岁。右眼视力半尺指数，左眼视力0.3。临床印象为右眼AMD（图8-3-48）。

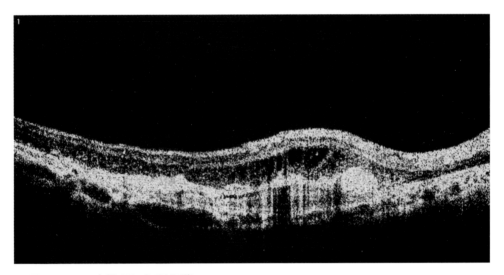

📖 图 8-3-48 **右眼 FD-OCT 图像**
RPE光带呈不规则增宽，反射强弱不一。视网膜水肿增厚，外层可见多个囊肿，此CNV为混合型中的松散型，表示处于进展状态

第四节 视网膜和色素上皮脱离

　　AMD常可继发视网膜脱离或色素上皮脱离，脱离可为浆液性或出血性。OCT上表现为视网膜神经上皮光带或RPE光带的隆起，其下为脱离暗区，若为出血性脱离，则可见出血的黄绿色高反射光带，脉络膜光反射被遮蔽。

　　病例1：患者男性，79岁。右眼视力1.0，左眼视力0.07。临床印象为左眼视网膜下出血、AMD（图8-4-1，8-4-2）。

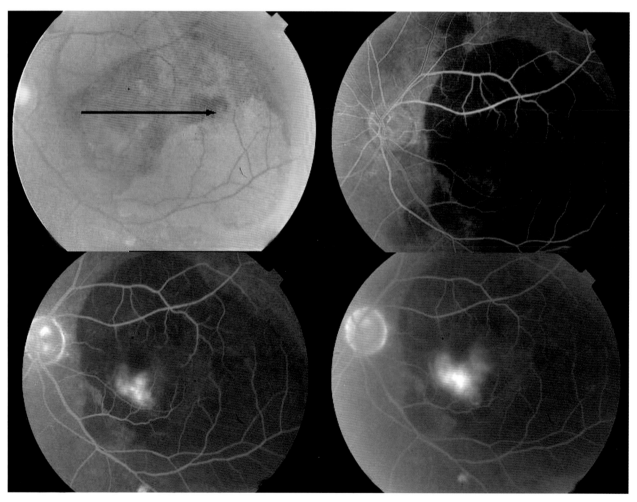

⬆ **图 8-4-1　左眼眼底彩像与 FFA 像**

　　左上图为左眼眼底彩像，后极部血管弓内外可见大片视网膜下出血，有的浓密，有的已分解呈黄色；右上图为左眼FFA像，造影早期17秒，视网膜下出血不论红色或黄色均呈遮蔽荧光，黄斑鼻下方可见一片淡荧光，由小点组成；左下图为左眼FFA像，造影1分49秒，出血仍呈遮蔽荧光，淡荧光处荧光增强扩大；右下图为左眼FFA像，造影10分钟，渗漏进一步增强扩大

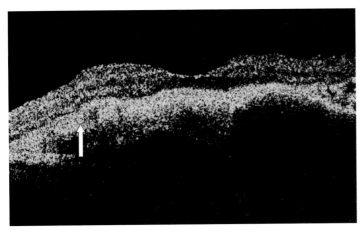

图 8-4-2　**左眼黄斑水平扫描 OCT 图像**
RPE红黄色高反射带向前呈弧形隆起，光带下为出血，呈黄绿色反射组织（箭头），其后组织的光反射均被遮蔽，视网膜中心凹曲线可见，此为出血性色素上皮脱离

病例2：患者男性，65岁。右眼视力0.1，左眼视力0.05。临床印象为双眼渗出型AMD、左眼黄斑出血（图8-4-3，8-4-4）。

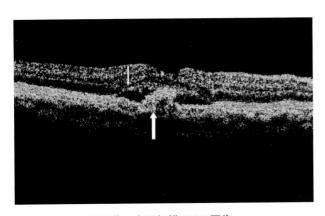

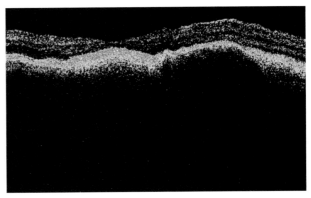

图 8-4-3　**左眼黄斑水平扫描 OCT 图像**
RPE光带在中心处中断，CNV（下方箭头）由此长入视网膜下，但CNV前有一绿色弧形光带（出血，上方细箭头）。视网膜下出血在FFA像中仅见出血遮蔽荧光，未能显现出CNV，而OCT能将两者显示出来

图 8-4-4　**右眼黄斑水平扫描 OCT 图像**
黄斑区RPE光带光反射增强，左侧更明显且呈弧形向内隆起，光带后有绿色光反射为出血，脉络膜光反射均被遮蔽。此即出血性色素上皮脱离

病例3：患者男性，72岁。右眼视力0.2，左眼视力指数。临床印象为双眼AMD（图8-4-5，8-4-6）。

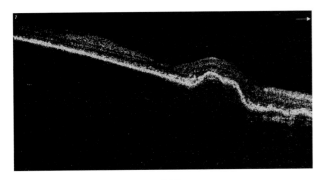

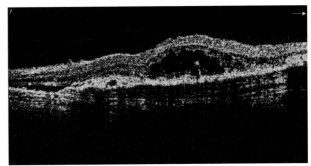

图 8-4-5　**右眼 FD-OCT 图像**
RPE光带向前隆起，下方脉络膜光反射被遮蔽，可疑CNV

图 8-4-6　**左眼 FD-OCT 图像**
黄斑中心可见视网膜劈裂，左侧可见RPE光带增厚不规则，其旁可见小的视网膜脱离

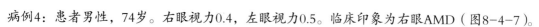

病例4：患者男性，74岁。右眼视力0.4，左眼视力0.5。临床印象为右眼AMD（图8-4-7）。

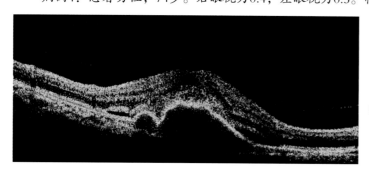

◤ 图 8-4-7　右眼 FD-OCT 图像

黄斑中心有一色素上皮脱离，光带呈不规整隆起并产生遮蔽效应，多由CNV引起。色素上皮脱离周围有浅而小的神经上皮脱离腔包绕，视网膜水肿隆起

病例5：患者男性，69岁。右眼视力0.1，左眼视力1.0。临床印象为右眼AMD（图8-4-8）。

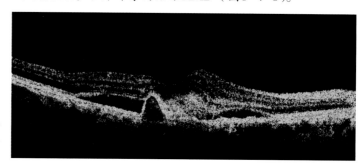

◤ 图 8-4-8　右眼 FD-OCT 图像

黄斑中心可见色素上皮脱离，其旁RPE光带不清楚，此处有CNV进入视网膜下呈高反射区，其周围有神经上皮脱离腔包绕，视网膜水肿增厚

第五节　黄斑盘状瘢痕

AMD的CNV形式经治疗可以转化，病变晚期可逐渐纤维化，形成黄斑盘状瘢痕。在OCT上，瘢痕呈不规则致密的高反射组织，常合并组织的萎缩变薄。

病例1：患者男性，70岁。右眼视力0.05。临床印象为右眼AMD瘢痕期（图8-5-1，8-5-2）。

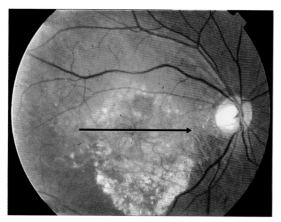

◤ 图 8-5-1　右眼眼底彩像

黄斑区可见卵圆形灰白色瘢痕，并有色素沉着

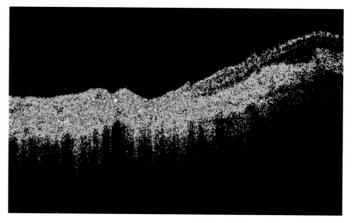

◤ 图 8-5-2　右眼黄斑水平扫描 OCT 图像

RPE光带增宽增厚，不规则，已失去原有形态，中心处神经上皮层极薄

病例2：患者男性，72岁。左眼视力1尺指数。临床印象为左眼AMD瘢痕期（图8-5-3）。

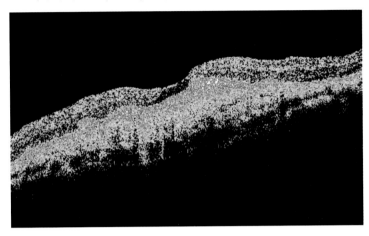

◀ 图 8-5-3　**左眼黄斑水平扫描 OCT 图像**
RPE光带不规则增宽，反射增强，黄斑中心视网膜变薄，并可见一个小囊肿

病例3：患者男性，68岁。右眼视力0.04。临床印象为右眼AMD瘢痕期（图8-5-4）。

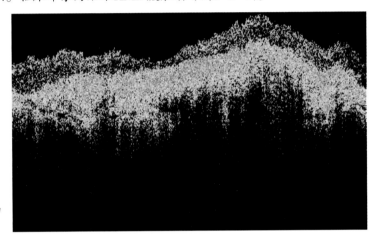

▶ 图 8-5-4　**右眼黄斑水平扫描 OCT 图像**
RPE光带不规则增宽增厚，呈红黄色强光反射带，神经上皮光带已失去正常结构，黄斑中心视网膜极薄

第六节　视网膜内血管瘤样增生

自1992年人们才逐渐认识视网膜内新生血管的性质，2001年，Yannuzzi总结前人经验，才将其命名为视网膜内血管瘤样增生（retinal angiomatous proliferation，RAP），并将此病分为3期：第一期为视网膜内新生血管期（intraretinal neovascularization，IRN），第二期为视网膜下新生血管期（subretinal neovascularization，SRN），第三期为CNV期。RAP的提出扩展了我们对新生血管的认识，OCT上RAP表现为视网膜内的红绿色高反射点（热点）。

病例：患者男性，60岁。右眼视力0.2#0.3，左眼视力0.08#0.3。临床印象为双眼AMD、色素上皮脱离（图8-6-1～8-6-6）。

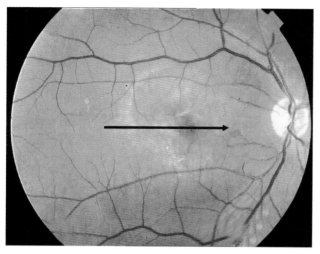

⬆ 图 8-6-1　右眼眼底彩像
　　黄斑深层黄白色病变及点状出血，上方还可见一扁平隆起（色素上皮脱离）

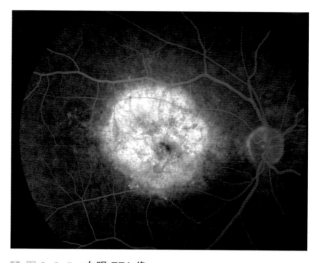

⬆ 图 8-6-2　右眼 FFA 像
　　黄斑有直径大于2PD的圆形强荧光区，荧光分布不均，区内可见一个小点状出血遮蔽荧光

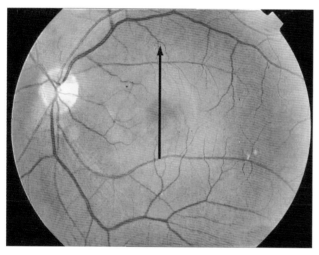

⬆ 图 8-6-3　左眼眼底彩像
　　黄斑中心有直径约1.5PD的圆形深层黄色扁平隆起（色素上皮脱离），中心少量点状出血

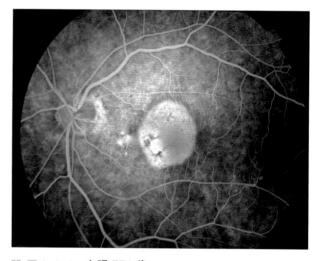

⬆ 图 8-6-4　左眼 FFA 像
　　黄斑中心可见圆形强荧光区，中心偏鼻下还可见一个小圆形强荧光点（热点），热点旁可见出血点遮蔽荧光

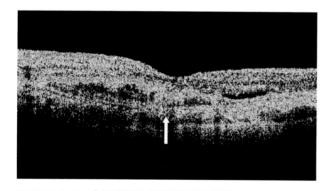

⬆ 图 8-6-5　右眼黄斑水平扫描 OCT 图像
　　RPE光带向前呈波状隆起（色素上皮脱离），光带下有绿色条带反射（箭头），夹杂无光反射暗区，表明CNV主要在RPE下生长。中心凹处还见有小囊肿，右侧可见小的神经上皮脱离区

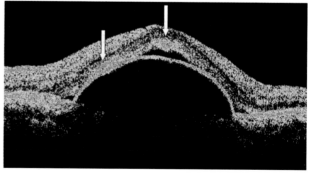

⬆ 图 8-6-6　左眼黄斑垂直扫描 OCT 图像
　　黄斑中心RPE光带呈圆顶样隆起（色素上皮脱离），视网膜内可见2处高反射点（热点），还可见一个小的神经上皮脱离

第七节　特发性息肉样脉络膜血管病变

特发性息肉样脉络膜血管病变（idiopathic polypoidal choroidal vasculopathy，IPCV）于1982年由 Lawrence Yannuzzi首先提出。目前认为，IPCV可能是渗出性AMD的一种特殊类型。

病例1：患者男性，60岁，右眼视力下降2个月。双眼视力0.3。临床印象为双眼IPCV（图8-7-1，8-7-2）。

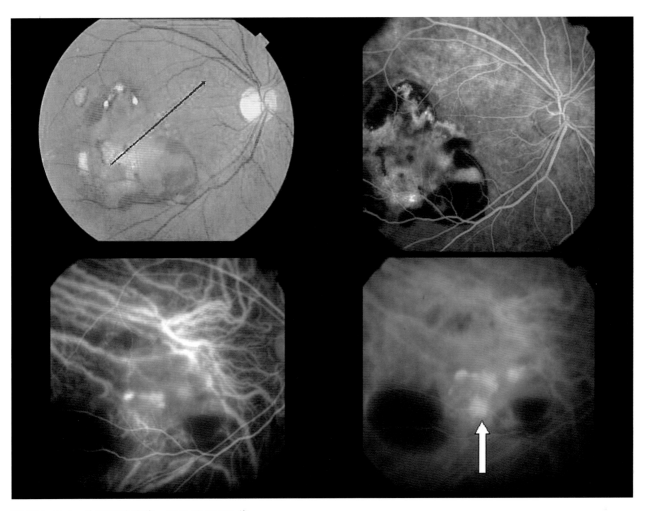

◆ 图 8-7-1　右眼眼底彩像、FFA 及 ICGA 像

左上为右眼眼底彩像，黄斑中心偏颞侧及下方，可见大片深层出血，有的已分解成黄白斑块。右上为右眼FFA像，出血处遮蔽荧光，未遮蔽处可见点状强荧光，但无法确定有无IPCV。左下为右眼ICGA像，黄斑区可见约5个粗大点状强荧光，出血处仍遮蔽荧光。右下为右眼ICGA像，造影晚期粗大强荧光点（箭头）清晰可见

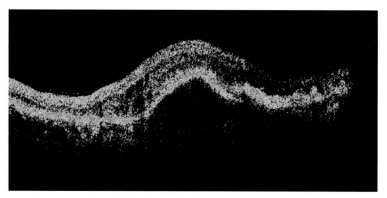

➡ 图 8-7-2　**右眼斜向 45° 扫描 OCT 图像**

扫描线通过IPCV处，该处RPE光带不规则隆起，光带增宽，但光带下并未能显示IPCV结构，这可能是因为OCT有其局限之处

病例2：患者女性，54岁，左眼视力下降2个多月。左眼视力0.1。临床印象为左眼IPCV（图8-7-3）。

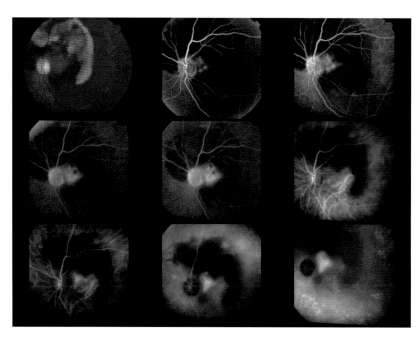

◀ 图 8-7-3　**左眼组合图**

左上显示左眼视盘旁有一个红斑，其外有大片深层出血。上中显示造影早期可见红色斑处有多个点状强荧光，出血处遮蔽荧光。随着时间推移，到中行中图强荧光点已很明显。至下行中图病变处荧光渗漏融合，出血处仍为弱荧光。此例提示亚裔人群病变好发于黄斑区，视盘旁仍为诱发部位之一

病例3：患者女性，71岁，右眼视力下降3周。右眼视力0.3。临床印象为右眼IPCV（图8-7-4～8-7-7）。

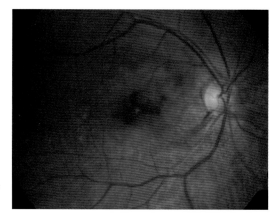

➡ 图 8-7-4　**右眼眼底彩像**

黄斑区可见灰黄色地图样病灶，中心部分条形出血

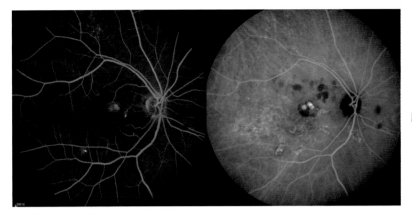

图 8-7-5　右眼 FFA 及 ICGA 像

左图为FFA像，黄斑病变处呈网状淡荧光，黄斑
鼻上方及视盘鼻侧圆形出血处遮蔽荧光，中心有
强荧光点。右图为ICGA像，病变处清楚显示高低
不一、散在不均的荧光，出血处同样遮蔽荧光，
中心在出血中可见2个极清晰强荧光点

图 8-7-6　组合图

中上图为黄斑水平扫描OCT图像，中心偏右可见多个
RPE小隆起，有一个黄绿色圆形高反射物位于视网膜
下，其旁为无光反射暗区的液腔，中心偏左可见RPE
呈瓦楞状扁平隆起，玻璃膜隐约呈绿色细线，未能全
面呈现出来，呈现处未见断裂处（双层征）。RPE与玻
璃膜间为异常血管网。中下图为垂直扫描OCT图像，
RPE视网膜下玻璃膜的表现虽然形态不全相同，但本
质是相同的。在图右侧即黄斑鼻侧有一个小而高的
RPE拇指样突起，即拇指征，对应于囊袋样病灶处。
右侧3个图为ILM及RPE断层图像。特别是右下图，RPE
隆起显示很清晰。左上为全层视网膜地形图，左下为
数字表示

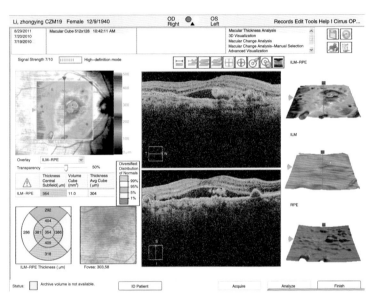

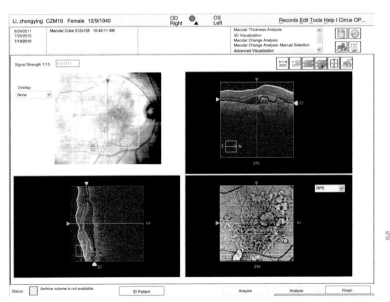

**图 8-7-7　右眼黄斑区 RPE 复合体 C 扫描
OCT 图像**

隆起处大小不等，显示出大小不等、大致呈圆形或
长圆形灶，黑色点条状可能为血管网

临床上，IPCV患者常常表现为视网膜下和色素上皮下复发性出血，而有些IPCV患者在ICGA中可见

脉络膜分支血管网或者息肉样病灶，临床上无色素上皮下或者视网膜下出血，这样的病例也被称为"类似中浆的息肉样脉络膜血管病变"。

病例4：患者男性，52岁，左眼视力减退2个月。左眼视力0.3（图8-7-8～8-7-10）。

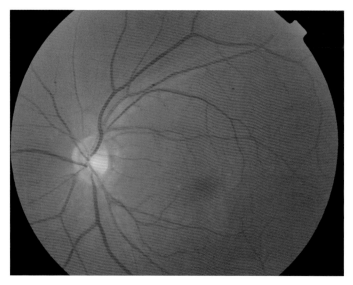

图 8-7-8　眼底彩像
黄斑区可见局限性浆液性脱离，未见出血及渗出

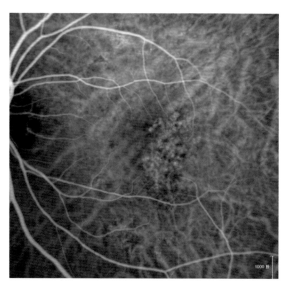

图 8-7-9　ICGA 像
可见脉络膜分支血管网及息肉样强荧光

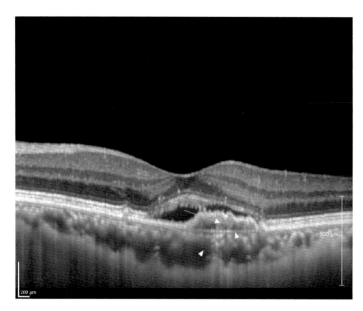

图 8-7-10　黄斑水平方向脉络膜深层成像扫描图像
显示了脉络膜内可见低反射管腔（长箭头），Bruch膜完整无中断（短箭头），在RPE和Bruch间见中高反射性物质

病例5：患者男性，47岁，左眼视物变形1个月。左眼视力0.6。检眼镜检查可见黄斑区出血与渗出（图8-7-11～8-7-13）。

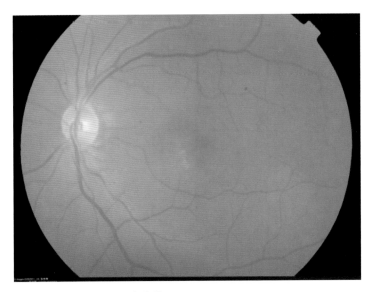

⬆ 图 8-7-11　**左眼眼底彩像**
黄斑区未见出血渗出

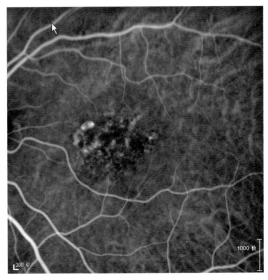

⬆ 图 8-7-12　**ICGA 像**
可见黄斑区脉络膜异常血管网

➡ 图 8-7-13　**同步脉络膜深层成像扫描图像**
图中色素上皮穿隆样隆起（拇指征，长白箭）为息肉样病变和双层征（双白箭）相连续。在RPE下方可见中等反射性物质即异常血管网

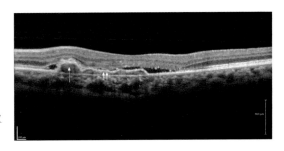

　　病例6：患者男性，33岁，双眼视力下降。双眼视力0.1。检眼镜检查可见右眼底色素上皮脱离及渗出（图8-7-14，8-7-15）。

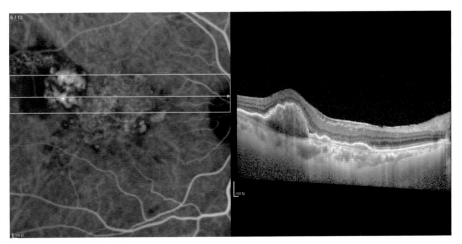

◀ 图 8-7-14　**右眼 ICGA 像及 OCT 图像**
左图黄斑有成簇点状高反射点，其鼻侧有直径约1.5PD的病变区，其间可见散在高反射点及深层脉络膜血管；右图为水平扫描通过高反射点的OCT图像，对应于高反射点处RPE光带高度隆起（拇指征），紧接其右侧可见RPE呈小波浪状多个隆起，其后玻璃膜呈一极细中度反射线，两层之间为CNN（双层征）

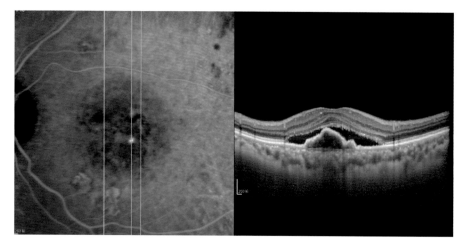

◀ 图 8-7-15 **左眼 ICGA 像及 OCT 图像**

左侧 ICGA 图显示黄斑有一个地图样病灶，中心有点状高反射点。右侧为高反射点垂直扫描 OCT 图像，相应于高反射点处可见 RPE 光带呈不规则高高隆起，其后玻璃膜呈一细线状完整的反射线，两层间可见中等反射物质，RPE 光带向内有一低反射的神经上皮脱离腔

PCV 与 AMD 病变表现不同，OCT 也可作为辅助鉴别诊断的工具之一（图 8-7-16，8-7-17）。

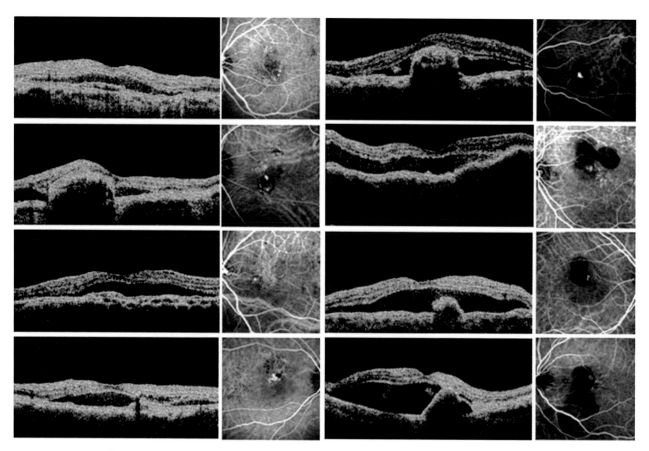

◀ 图 8-7-16 **组合图**

右上图为右眼 ICGA 像，黄斑中心出血处遮蔽荧光，其鼻侧可见数个强荧光点。左上图为荧光点处水平扫描 OCT 图像，对应于强荧光点处，RPE 层呈局限性弧形隆起，其前面是一片神经上皮脱离的低反射暗区，液体可能由弧形隆起断裂处进入。右下图为左眼 ICGA 像，黄斑中心出血处遮蔽荧光，出血范围大于右眼，其鼻侧可见一簇强荧光点。左下图为荧光点处水平扫描 OCT 图像，对应于强荧光点处，RPE 层也呈局限性弧形隆起，隆起程度较右眼为高，其前面靠黄斑内侧也是一片神经上皮脱离的低反射暗区。如果 PCV 病变范围较大，则隆起的色素上皮脱离高度会大于基底的宽度，与中浆病的小色素上皮脱离和大神经上皮脱离区有所不同

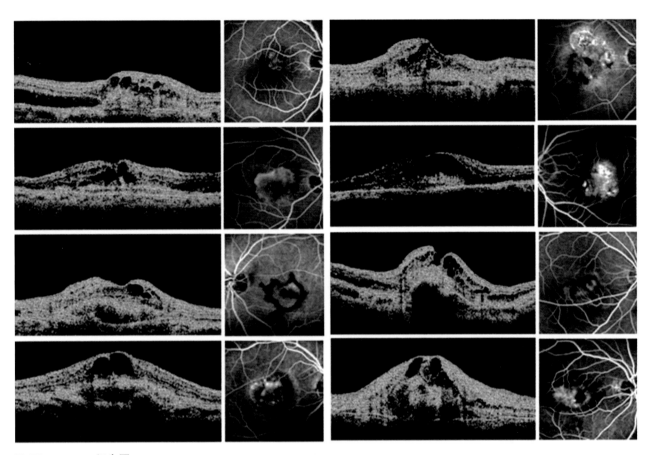

▲ 图 8-7-17　**组合图**
右上图为左眼荧光造影像，黄斑中心有直径约1PD的盘状新生血管膜显荧光，其周及中心有出血遮蔽荧光。左上图为通过CNV扫描的OCT
图像，RPE光带不均，与CNV相混在一起为混合型CNV，其下方以及视网膜内均可见低反射的液腔存留。右下图黄斑中心有直径大于1PD
的盘状不规则的新生血管膜显荧光，其余处有出血遮蔽荧光。左下图为通过CNV扫描的OCT图像，RPE光带与CNV相混在一起，也属于混
合型CNV，视网膜内低反射液腔比左眼明显

第八节　视网膜色素上皮撕裂

视网膜色素上皮撕裂在临床上并不多见，FFA和OCT检查有助于诊断。

病例：患者男性，45岁。右眼视力眼前手动，左眼视力1.5。临床印象为右眼玻璃体积血待查，行玻
璃体切割术（图8-8-1～8-8-3）。

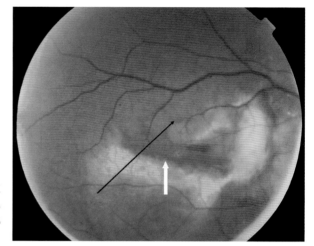

➡ 图 8-8-1　右眼玻璃体切割术后眼底彩像

黄斑区可见纵向深层白色机化物，其颞下方还有一片呈半圆形的灰白色区域，位于血管下方，边界清楚，此即 RPE 撕裂处。在半圆形底部边缘，隐见一深色条，此即撕裂而卷缩的 RPE（白箭头）。在机化物颞侧还可见灰黄色斑及条状出血

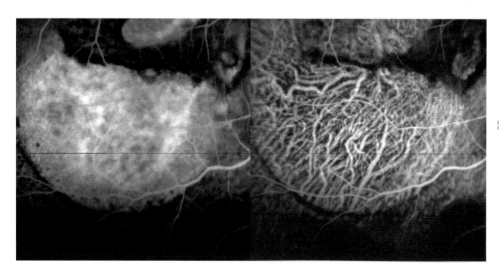

◀ 图 8-8-2　右眼 FFA 及 ICGA 像

左图为右眼 FFA 像，撕裂处呈强荧光区，并可见脉络膜血管，病变上方 RPE 卷缩处呈弱荧光条。右图为 ICGA 像。撕裂处脉络膜血管显示得更清楚，RPE 卷缩处同样呈弱荧光

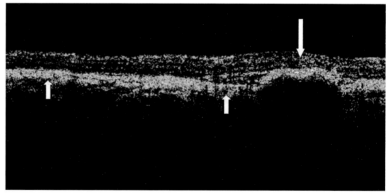

➡ 图 8-8-3　右眼斜向 45° 扫描 OCT 图像

图像左侧相当于 RPE 撕裂处，可见不规整的绿色条带宽窄不一（短箭头），看不出 RPE 的结构。图像右侧光反射带较强而隆起处，相当于 RPE 撕裂后卷缩的色素条处（长箭头），其后组织光反射信号受遮蔽

（王光璐　陆　方　杨丽红　张　风）

第九章
病理性近视的眼底病变

　　病理性近视目前尚无明确的定义，一般而言，临床上将眼轴明显增长（大于26mm）且伴有眼底病理性改变并进行性发展的近视称为病理性近视。人们时常将之与高度近视的概念混淆，高度近视是指大于等于6D的近视，但也有近视为6～8D而眼底并未见病理改变。根据北京同仁医院OCT资料，高度近视中约4.2%无任何OCT异常。如果近视度数不断加深，近视常超过8D甚至10D，眼轴进行性增长常大于27mm，眼底出现一些病理性改变，如后巩膜葡萄肿、Fuchs斑、漆裂纹等。近视度数愈高改变愈明显，它可严重影响视力，引起低视力甚至致盲，因此，称为病理性近视。

　　病理性近视的发病基础是眼球后部过分发育伸展，出现后巩膜葡萄肿，由此而产生一系列病理性改变。根据北京同仁医院84例病理性近视的OCT表现，分述如下。

　　1. **后极部回旋状或圆形萎缩灶**　占90.2%，此为病理性近视的基本病变。OCT上表现为RPE和（或）脉络膜光带的不均匀萎缩变薄，还可引起因光透过量增加而表现为RPE光带的增宽。

　　2. **黄斑出血**　厚的出血占1.5%。OCT上黄斑区厚的出血常表现为视网膜下的弧形或带状的中高反射光带，并可产生遮蔽效应。薄的出血因光能透过，故在OCT上不显示。

　　3. **黄斑裂孔**　占10.4%。在OCT上，黄斑全层裂孔表现为黄斑区神经上皮黄绿色光带中断缺失，使RPE光带裸露出来。即便是裂隙样的小裂孔，OCT亦能很好地显示出来。板层裂孔在OCT上表现为裂孔处尚可见部分视网膜组织，RPE光带并未暴露在外。假性裂孔只是中心周围组织因增殖皱起，外观似裂孔。实际上视网膜组织并无缺失。黄斑裂孔可单独存在或与视网膜脱离并存。

　　4. **神经上皮脱离和（或）视网膜劈裂**　占11.7%。神经上皮脱离在OCT上表现为在RPE光带前的梭形低反射腔，目前临床上窄如裂隙样的小脱离仅OCT能检查出来。视网膜劈裂则表现为视网膜层间劈分

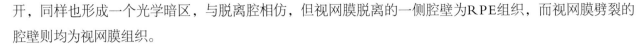

开，同样也形成一个光学暗区，与脱离腔相仿，但视网膜脱离的一侧腔壁为RPE组织，而视网膜劈裂的腔壁则均为视网膜组织。

5. 黄斑视网膜前膜 占10%。OCT上表现为在视网膜内表面的黄绿色细线状或条状的光反射带，与视网膜表面融在一起或分开，在其分开处更容易诊断。

6. 黄斑新生血管膜及色素瘢痕（Fuchs斑） 占11%。新生血管膜在OCT上表现为在RPE光带局限性中断，该处不规则增宽呈高反射区。

7. 黄斑色素增殖或播散、漆裂纹等 占6.2%。色素增殖的OCT表现为在RPE光带水平上局部增宽的高反射区，并伴遮蔽效应。

可以说病理性近视的眼底和OCT表现是丰富多彩的，眼底图像如采用荧光造影或（和）OCT检查结合起来，更能显示它的多样性。

第一节 脉络膜视网膜萎缩

病例1：患者女性，50岁。双眼视力-8.00DS，矫正视力0.3。临床印象为双眼病理性近视（图9-1-1，9-1-2）。

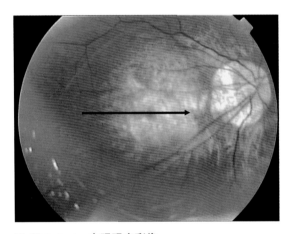

⬆ 图 9-1-1 **右眼眼底彩像**
视盘旁有一萎缩弧，黄斑区呈现后巩膜葡萄肿，有白色萎缩灶（箭头）

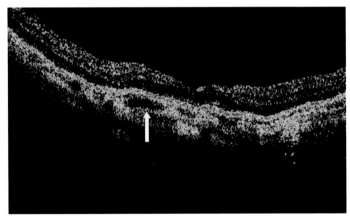

⬆ 图 9-1-2 **右眼黄斑水平扫描 OCT 图像**
RPE光带变薄如一条红色细线光带，黄斑中心凹外部分区域呈现暗区，脉络膜光信号亦不规整，提示脉络膜萎缩（白箭头）

病例2：患者女性，45岁。双眼视力0.1。临床印象为双眼病理性近视（图9-1-3，9-1-4）。

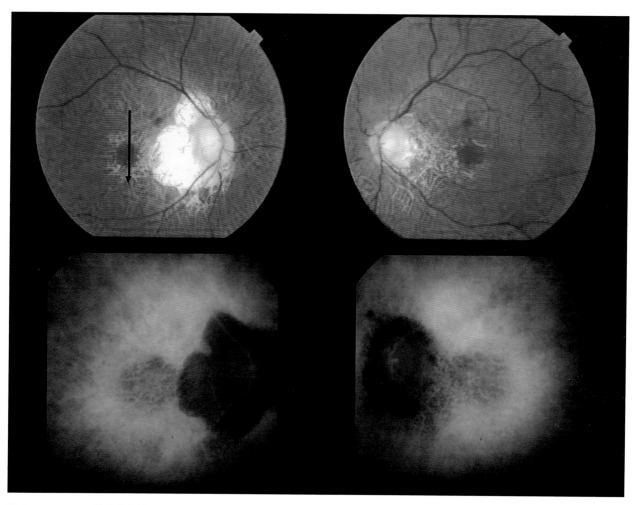

图 9-1-3　**双眼眼底彩像及 ICGA 像**

左上图为右眼眼底彩像，视盘有一个大的颞侧弧，黄斑萎缩。左下图为右眼ICGA像，绕视盘为萎缩形成的弱荧光区，黄斑有一个较浅的圆形弱荧光区。右上下图为左眼眼底彩像及ICGA像，其表现与右眼相似

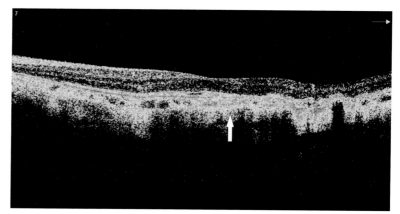

图 9-1-4　**右眼黄斑垂直扫描 OCT 图像**

RPE光带变薄，由于RPE萎缩光透过量增加，脉络膜光信号增强并与RPE光带连在一起（箭头），神经上皮层变薄

病例3：患者女性，39岁。右眼视力0.3，左眼视力0.4。临床印象为双眼病理性近视（图9-1-5，9-1-6）。

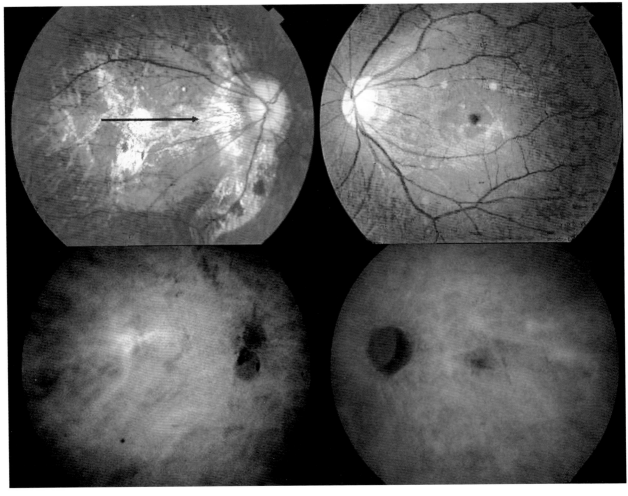

⬆ 图 9-1-5　双眼眼底彩像及 ICGA 像

　　左上图为右眼眼底彩像，视盘旁大片萎缩灶，黄斑萎缩，其中2个圆形灶萎缩更明显。左下图为右眼ICGA像，黄斑2个萎缩灶呈弱荧光。右上图为左眼眼底彩像，视盘旁有一个小的颞侧弧，黄斑萎缩，中心有一个小色素点。右下图为左眼ICGA像，黄斑中心色素点遮蔽荧光

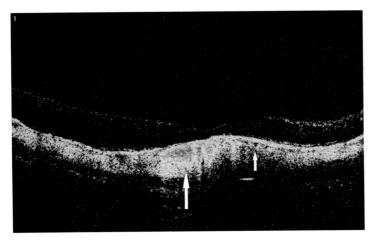

◀ 图 9-1-6　右眼黄斑水平扫描 OCT 图像

　　RPE光带变薄，其后可见无光反射小暗区，提示脉络膜毛细血管层有萎缩（短箭头），图像左侧有一边界清楚的脉络膜光信号增强区（长箭头），此处相当于眼底白色萎缩灶处，因RPE及脉络膜毛细血管层萎缩、光透过量增加使其后组织反向散射增加所致

病例4：患者男性，35岁。右眼视力0.03#0.05，左眼视力0.04#0.2（-9.00DS）。临床印象为双眼病理性近视（图9-1-7）。

病例5：患者女性，74岁。右眼视力0.1，左眼视力0.5。临床印象为双眼高度近视（图9-1-8）。

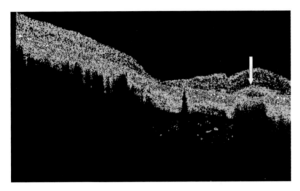

↑ 图 9-1-7　左眼黄斑水平扫描 OCT 图像
RPE光带普遍增宽，黄斑中心凹变薄为98μm，右侧RPE光带前有一弧形高反射条（箭头处），为视网膜下出血，其后组织光信号被遮蔽

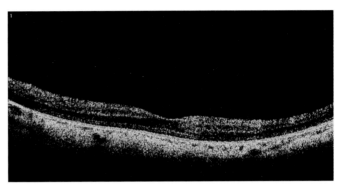

↑ 图 9-1-8　右眼黄斑 FD-OCT 图像
RPE光带变薄，脉络膜毛细血管层轻度萎缩，神经上皮层虽未变薄，但结构不如正常眼清晰

第二节　黄斑裂孔

病例1：患者女性，68岁。右眼视力0.02#0.05，左眼视力0.02#0.02（-8.50DS）。临床印象为双眼病理性近视（图9-2-1，9-2-2）。

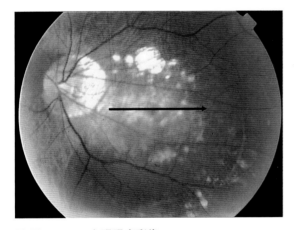

↑ 图 9-2-1　左眼眼底彩像
视盘轻度斜入，颞侧有大的萎缩弧，后巩膜葡萄肿区内可见大小不等的白色萎缩灶，中心处有一个发红区，颞下眼底还可见色素块（箭头）

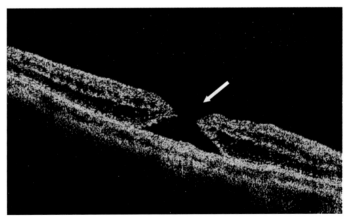

↑ 图 9-2-2　左眼黄斑水平扫描 OCT 图像
RPE光带变薄，黄斑中心组织全层缺失（裂孔，箭头），裂孔底部向两侧扩展，未见前膜及牵拉

病例2：患者男性，41岁，左眼视力下降半个月。左眼视力0.1。临床印象为左眼病理性近视（图9-2-3，9-2-4）。

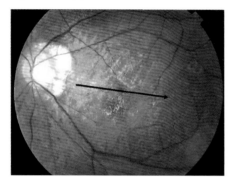

图 9-2-3　左眼眼底彩像
视盘旁萎缩弧，黄斑区呈豹纹状，未见明显病变

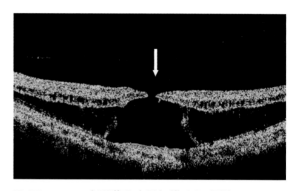

图 9-2-4　左眼黄斑水平扫描 OCT 图像
RPE光带变薄，黄斑中心凹处神经上皮层呈裂隙样中断，为一小裂孔（箭头），中心处可见神经上皮脱离腔，两侧为视网膜外层劈裂腔的暗区

病例3：患者女性，59岁。左眼视力0.08。临床印象为左眼病理性近视（图9-2-5，9-2-6）。

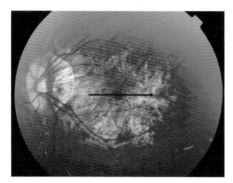

图 9-2-5　左眼眼底彩像
黄斑区后巩膜葡萄肿，有萎缩灶及色素沉着

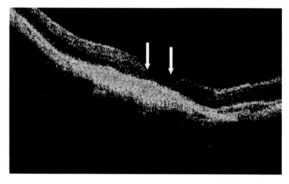

图 9-2-6　左眼黄斑水平扫描 OCT 图像
黄斑中心神经上皮层中断呈小裂孔（两箭头间），孔缘附着良好，无视网膜脱离，RPE光带变薄，中心部分光反射带增宽。病理性近视的黄斑小裂孔在眼底检查中不易发现

病例4：患者男性，59岁。右眼视力0.2，左眼视力0.25（-8.00DS）。临床印象为双眼病理性近视（图9-2-7，9-2-8）。

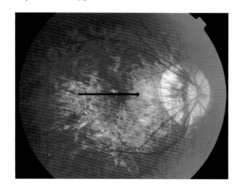

图 9-2-7　右眼眼底彩像
黄斑区后巩膜葡萄肿，有轻微萎缩灶

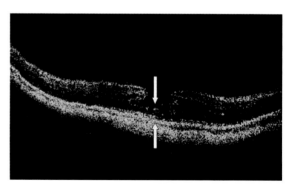

图 9-2-8　右眼黄斑水平扫描 OCT 图像
RPE光带变薄，其后有一个无光反射的窄条，黄斑中心处，视网膜内层组织中断呈一个凹陷，孔颞侧缘底部向颞侧凹入而劈分一小片视网膜，孔底部RPE光带前尚有视网膜组织，厚约116μm，与板层裂孔表现相符（箭头间组织）

病例5：患者男性，63岁。右眼视力0.08#0.1（-8.00DS），左眼视力0.3#1.2（-6.00DS）。临床印象为双眼病理性近视（图9-2-9）。

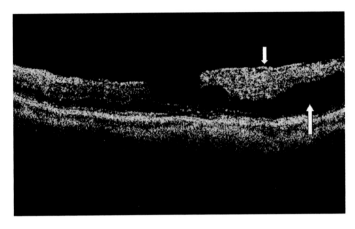

◀ 图9-2-9 **右眼黄斑水平扫描OCT图像**

RPE光带变薄，神经上皮层在中心凹处大部分组织缺失，在RPE光带前尚残留外层视网膜组织，厚110μm，孔宽916μm，此种表现与板层裂孔相一致。在裂孔鼻侧，视网膜从外层劈分开呈一个暗区（长箭头），鼻侧视网膜表面有一小段视网膜前膜（短箭头）

病例6：患者女性，45岁。右眼视力0.2，左眼视力0.03（-8.50DS）。临床印象为双眼病理性近视，左眼黄斑裂孔性视网膜脱离（图9-2-10～9-2-12）。

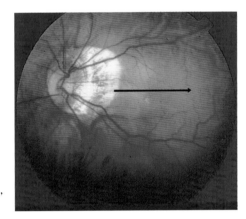

▷ 图9-2-10 **左眼眼底彩像**

视盘颞侧有一个大的萎缩弧，黄斑中心有孔，后极部视网膜脱离

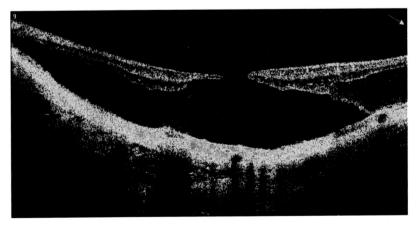

◀ 图9-2-11 **左眼水平扫描OCT图像**

黄斑中心处神经上皮层缺失呈全层裂孔，合并视网膜脱离。RPE光带呈后葡萄肿弧形向后延伸，RPE呈不同程度萎缩，导致其后组织反射不均匀增强，视网膜脱离颞侧有一个劈裂腔

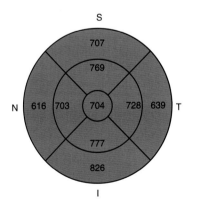

▲ 图9-2-12 **视网膜各区厚度数值**

病例7：患者女性，57岁。左眼视力0.03。检眼镜检查可见黄斑裂孔、视网膜脱离。临床印象为左眼病理性近视（图9-2-13）。

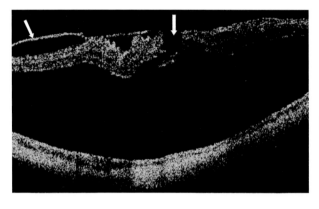

▶ 图 9-2-13　左眼黄斑水平扫描 OCT 图像
RPE光带变薄，前方有一个较高的无光反射暗区即视网膜脱离腔，在中心处神经上皮层组织缺失呈小裂孔（直箭头），在图像左侧视网膜表面可见黄绿色细线部分与视网膜表面相连而起牵拉作用（斜箭头）

病例8：患者女性，55岁，右眼视力下降2个月来诊，发现左眼有疾病。右眼视力0.1，左眼视力0.6（矫正-7.00D）。临床印象为左眼黄斑板层裂孔（图9-2-14～9-2-16）。

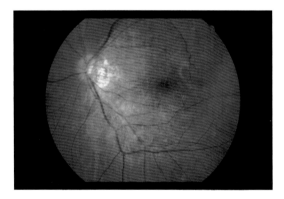

↑ 图 9-2-14　左眼眼底彩像
豹纹眼底，黄斑未见明确裂孔

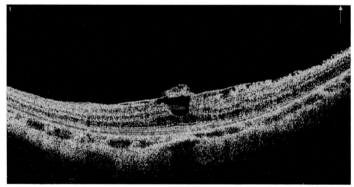

↑ 图 9-2-15　左眼垂直扫描 OCT 图像
黄斑视网膜前膜拉起部分视网膜组织，形成板层裂孔

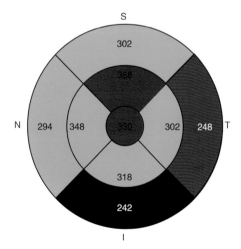

地形图直径	
中心凹	1.00mm
旁中心凹	3.00mm
中心凹周围	5.00mm

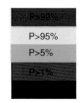

↑ 图 9-2-16　左眼黄斑各区视网膜厚度数值
黄斑中心及上方较厚（包括拉起的孔），下方周边较薄

第三节 视网膜脱离和劈裂

病例1: 患者男性, 44岁。双眼视力0.2 (-6.50DS)。临床印象为双眼病理性近视 (图9-3-1, 9-3-2)。

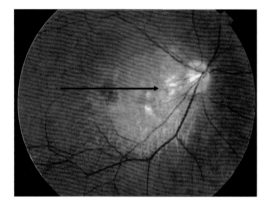

⬆ **图 9-3-1 右眼眼底彩像**

黄斑区少量萎缩灶, 中心处组织稍显不清, 无法明确有无视网膜脱离

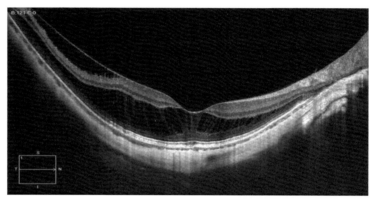

⬆ **图 9-3-2 右眼黄斑水平扫描 OCT 图像**

显示一个大的视网膜外层劈裂腔, 腔内可见多数丝状物相连。黄斑颞侧还可见一个较小的内层劈裂腔

病例2: 患者女性, 49岁。双眼视力0.08 (-22.00DS)。临床印象为双眼病理性近视 (图9-3-3, 9-3-4)。

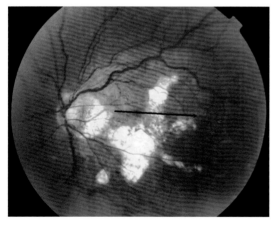

⬆ **图 9-3-3 左眼眼底彩像**

视盘有一个大的颞侧弧, 后极部巩膜葡萄肿, 大片白色萎缩灶

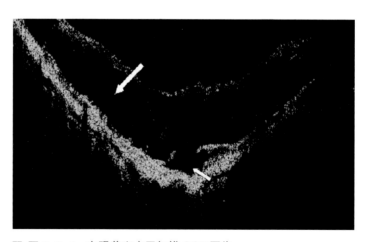

⬆ **图 9-3-4 左眼黄斑水平扫描 OCT 图像**

RPE光带向后呈锥状伸展, 提示后巩膜葡萄肿极为明显, 合并视网膜脱离 (短箭头), 视网膜劈裂 (长箭头), 未见裂孔。这是由于巩膜向后伸展太长, 而视网膜组织未能相应伸展所致

病例3：患者男性，68岁。右眼视力0.02#0.06（−12.00DS）。临床印象为双眼病理性近视（图9-3-5）。

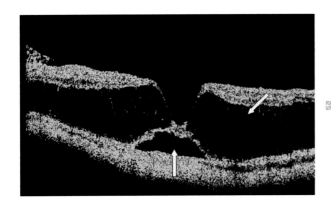

◀ 图 9-3-5 **右眼黄斑水平扫描 OCT 图像**

黄斑中心有一个半圆形的神经上皮脱离区（直箭头），两侧较宽的视网膜劈裂腔（斜箭头）

病例4：患者男性，30岁。右眼视力0.1，左眼视力0.2（−15.00DS）。临床印象为双眼病理性近视，视网膜脱离（图9-3-6，9-3-7）。

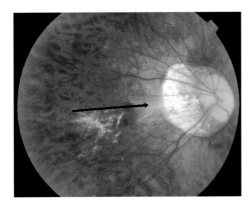

⬆ 图 9-3-6 **右眼眼底彩像**

视盘有一个大的颞侧弧，黄斑条状萎缩区，未见裂孔及脱离

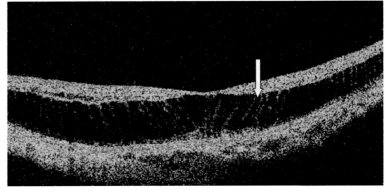

⬆ 图 9-3-7 **右眼黄斑水平扫描 OCT 图像**

RPE光带变薄，其前方有较宽光学暗区，605μm，腔内可见多数纵行的丝状桥相连，可能为Müller纤维（白箭头），与外层劈裂表现相符

病例5：患者女性，61岁。右眼视力指数，左眼视力0.01（−12.00DS）。临床印象为双眼病理性近视（图9-3-8）。

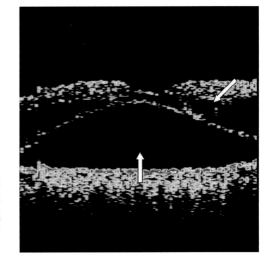

➤ 图 9-3-8 **右眼黄斑水平扫描 OCT 图像**

RPE光带变薄，黄斑RPE光带前可见弧形绿色光带，形成无光反射暗区的神经上皮脱离腔（直箭头），两侧为外层劈裂腔（斜箭头），神经上皮层被推向前，但中心凹曲线仍可见。此种形式的视网膜脱离和劈裂在病理性近视中比较常见

病例6：患者女性，53岁。双眼视力指数#0.07（-10.00DS）。临床印象为双眼病理性近视（图9-3-9）。

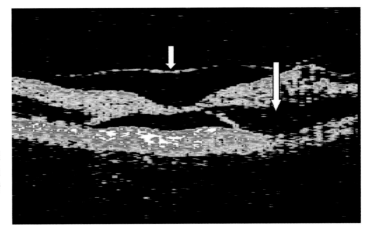

图 9-3-9 左眼黄斑水平扫描 OCT 图像
RPE光带增宽，信号增强，中心处有一个八字形的神经上皮脱离腔，两侧为劈裂腔，右侧腔高度达462μm（长箭头），中心处玻璃体后界膜脱离呈绿色线条（短箭头），在图像右侧该膜与视网膜表面粘连并有牵拉隆起

病例7：患者男性，50岁。双眼视力0.1。临床印象为双眼病理性近视（图9-3-10）。

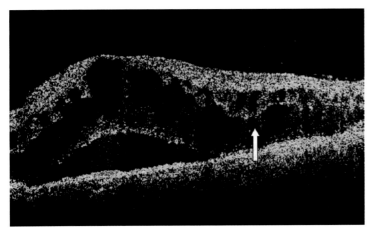

图 9-3-10 左眼黄斑水平扫描 OCT 图像
RPE光带变薄，中心处有一个小的呈弧形向前隆起的绿色线条，此即构成神经上皮脱离腔，其两侧及前方可见大片外层劈裂腔，构成多个大小不等的囊肿（箭头），中心凹被推向前

病例8：患者男性，38岁。右眼视力0.08（-11.00DS）。临床印象为双眼病理性近视（图9-3-11）。

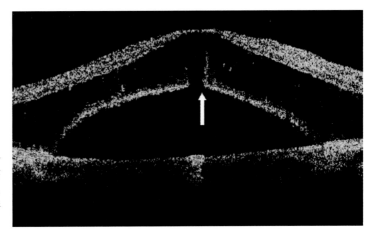

图 9-3-11 右眼黄斑水平扫描 OCT 图像
RPE光带前有弧形黄绿色光带，与RPE光带一起形成一个无光反射暗区，此与神经上皮脱离表现相符，脱离腔向内还可见较宽的同样是无光反射暗区的劈裂腔，两腔之间在中心似有交通（箭头），劈裂腔间有丝状桥相连，RPE光带信号受遮蔽而减弱

病例9：患者男性，55岁。右眼视力0.05#0.6（-9.00DS），左眼视力0.02#0.2（-9.50DS）。临床印象为双眼病理性近视（图9-3-12）。

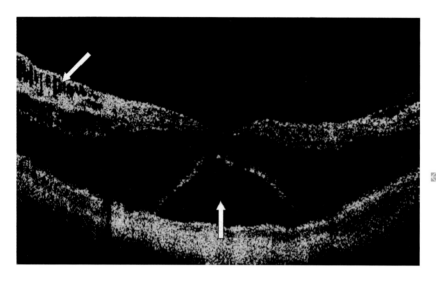

◀ 图9-3-12　左眼黄斑水平扫描OCT图像

RPE光带变薄，中心处有一个小的神经上皮脱离腔（直箭头），其两侧为劈裂腔，此图不同之处在于图像左侧还见到一小段内层劈裂，有多个小囊腔（斜箭头）

第四节　脉络膜新生血管

病例1：患者女性，29岁。右眼视力0.3，左眼视力0.03（-8.00DS）。临床印象为双眼病理性近视，左眼黄斑新生血管膜（图9-4-1～9-4-3）。

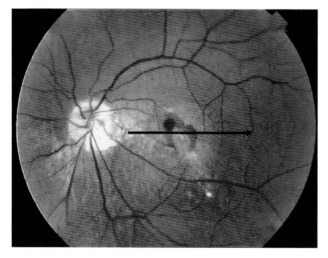

⬆ 图9-4-1　左眼眼底彩像

黄斑中心可见一个卵圆形灰色斑，约1/5PD大小，周围有出血

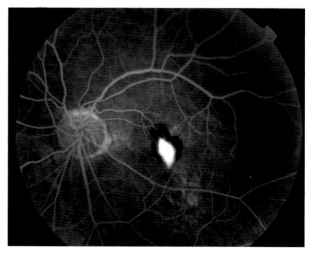

⬆ 图9-4-2　左眼FFA像

黄斑中心可见一个卵圆形强荧光，边界清楚，周围出血遮蔽荧光

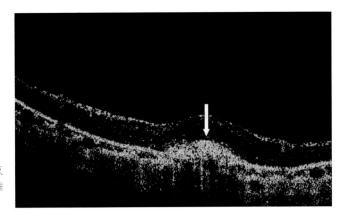

图 9-4-3 左眼黄斑水平扫描 OCT 图像
RPE光带变薄，但在中心处光带局限性增厚呈梭形前突，光反射增强，占据视网膜下空间（CNV，箭头），黄斑水肿并被推向内，视网膜光反射减弱

病例2：患者男性，30岁。双眼视力0.01（-15.00DS）。临床印象为双眼病理性近视，右眼黄斑新生血管膜（图9-4-4，9-4-5）。

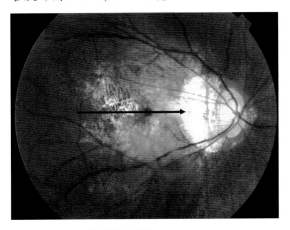

图 9-4-4 右眼眼底彩像
右视盘斜入，有一个大的颞侧弧，后巩膜葡萄肿，黄斑中心有棕灰色膜，其旁有少量出血，膜外侧还可见圆形萎缩灶

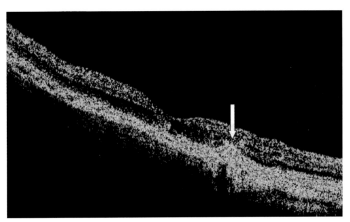

图 9-4-5 右眼黄斑水平扫描 OCT 图像
RPE光带变薄，在中心偏鼻侧局限性增厚（CNV，箭头），视网膜内少量液腔，中心凹曲线仍在

病例3：患者女性，51岁。右眼视力0.6（-7.50DS），左眼视力0.2（-9.50DS）。临床印象为双眼病理性近视，左眼黄斑新生血管膜（图9-4-6，9-4-7）。

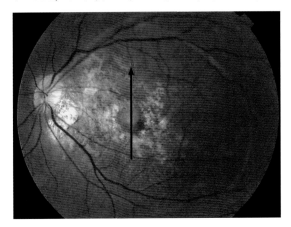

图 9-4-6 左眼眼底彩像
后巩膜葡萄肿，黄斑中心有一个直径约1/2PD的圆形灰色斑，略显隆起（Fuchs斑），颞侧少量出血，斑周可见萎缩灶

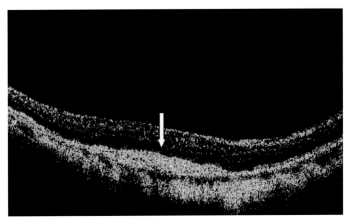

图 9-4-7 左眼黄斑垂直扫描 OCT 图像
RPE光带变薄，但在中心处光带局部增宽呈梭形（CNV，箭头），中心凹曲线消失并被推向内，视网膜内光反射减弱

病例4：患者女性，55岁。右眼视力眼前指数，左眼视力0.05（−15.00D）。临床印象为双眼病理性近视，右眼CNV瘢痕（图9-4-8，9-4-9）。

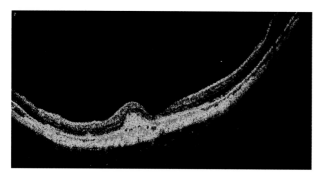

↑ 图9-4-8　右眼黄斑FD-OCT图像
整个眼底光带凹陷呈弧形（后巩膜葡萄肿），RPE光带极薄，脉络膜萎缩而致高反射区，中心旁有一个致密的三角形高反射区即CNV纤维化，将视网膜推向内

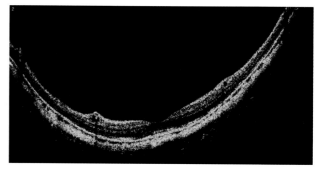

↑ 图9-4-9　左眼黄斑FD-OCT图像
后巩膜葡萄肿与右眼相似，在视网膜内层可见一个小的囊肿

病例5：患者女性，70岁，右眼视力0.08，左眼视力0.2（−11.00D）。临床印象为双眼病理性近视（图9-4-10，9-4-11）。

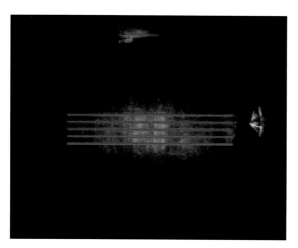

↑ 图9-4-10　右眼眼底像
右眼后葡萄肿，黄斑有萎缩灶，有可疑新生血管

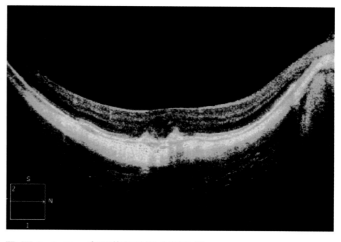

↑ 图9-4-11　右眼黄斑5线水平扫描
中心处可见2个微隆起高反射处（CNV），该处IS/OS及RPE层中断，由于RPE萎缩光透过量增加，其后组织光反射增加而呈高反射

第五节　黄斑出血

病例1：患者女性，54岁。右眼视力0.2（−7.50DS）。临床印象为右眼病理性近视（图9-5-1，9-5-2）。

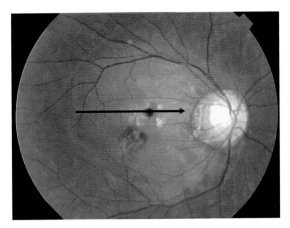

⬆ 图 9-5-1　**右眼眼底彩像**

视盘有一个颞侧弧，黄斑轻度萎缩，中心有一出血点

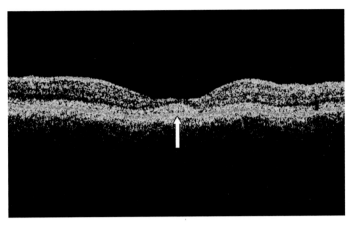

⬆ 图 9-5-2　**右眼黄斑水平扫描 OCT 图像**

RPE光带变薄，中心处有一个小的红黄色弧形光带即出血处（箭头）。出血量较少，其后组织光反射遮蔽不明显

病例2：患者男性，35岁。右眼视力0.01#0.6，左眼视力0.01#0.03（-8.00DS）。临床印象为双眼病理性近视，左眼黄斑出血（图9-5-3，9-5-4）。

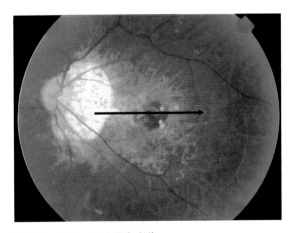

⬆ 图 9-5-3　**左眼眼底彩像**

视盘颞侧弧可见，黄斑有一个圆形出血点，整个眼底呈豹纹状

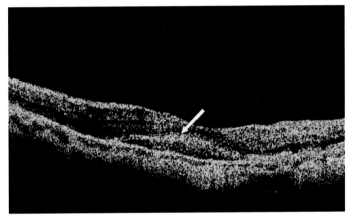

⬆ 图 9-5-4　**左眼黄斑水平扫描 OCT 图像**

RPE光带变薄但完整，在中心处RPE光带前有一个梭形、致密的绿色反光带（出血，箭头），占据视网膜下空间，与眼底所见视网膜下出血相对应，其后组织光信号轻度减弱，未见CNV存在

病例3：患者女性，26岁。右眼视力0.04，左眼视力0.05（-10.00DS）。临床印象为双眼病理性近视，左眼黄斑出血（图9-5-5）。

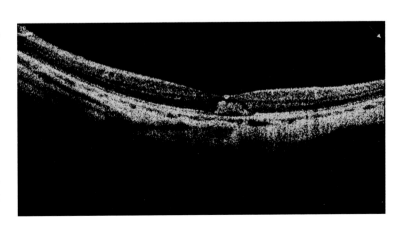

➡ 图 9-5-5　**左眼 FD-OCT 图像**

RPE光带前的片状高反射区为出血，轻遮蔽效应，RPE光带变薄及脉络膜毛细血管层光带在萎缩处呈暗区

第六节　视网膜前膜和牵拉性脱离

病例1：患者男性，30岁。双眼视力0.01（−15.00DS）。临床印象为双眼病理性近视牵拉性视网膜脱离（图9-6-1，9-6-2）。

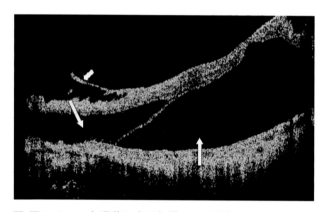

⬆ **图 9-6-1　左眼黄斑水平扫描 OCT 图像**

RPE及脉络膜毛细血管层光带变薄萎缩，在图像右侧视网膜被条索牵拉，形成不规则的脱离腔（直箭头），在脱离腔左侧为劈裂腔（斜箭头），以斜向绿色条为界，在视网膜表面还可见牵拉条翘起（短箭头）

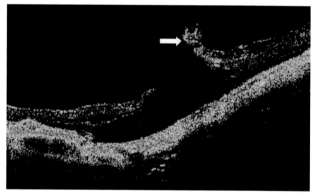

⬆ **图 9-6-2　右眼黄斑水平扫描 OCT 图像**

RPE光带变薄，靠左侧部分反射增强，中心处神经上皮层组织缺失成裂孔。右侧孔缘被牵拉翘起（箭头），底部局限性视网膜脱离

病例2：患者女性，47岁。双眼视力0.2（−9.00DS）。临床印象为双眼病理性近视（图9-6-3）。

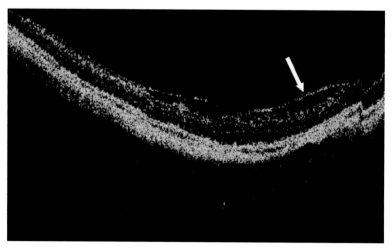

⬅ **图 9-6-3　左眼黄斑水平扫描 OCT 图像**

RPE光带变薄并向后伸展呈后巩膜葡萄肿。神经上皮层光信号较弱，组织层次分不甚清。视网膜表面可见表现为绿色细线状的前膜（箭头），部分与表面已分离

第七节　色素斑和色素播散

病例1：患者女性，55岁。双眼视力0.08。临床印象为双眼病理性近视（图9-7-1，9-7-2）。

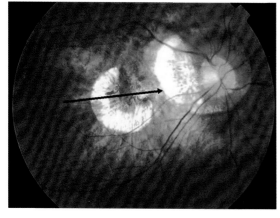

⬆ 图9-7-1　右眼眼底彩像

视盘周围萎缩区及色素沉着，后巩膜葡萄肿，黄斑有一个半圆形萎缩区，其中心有色素沉着

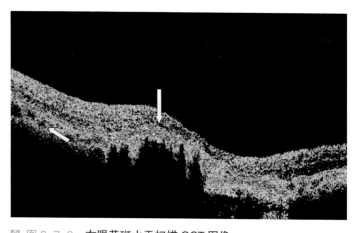

⬆ 图9-7-2　右眼黄斑水平扫描OCT图像

RPE光带在中心处不规则增宽，反射增强，并向前呈弧形隆起（直箭头），此为色素聚集处，其后组织光信号被遮蔽。色素左侧RPE光带变薄，其后有小圆形暗区（脉络膜萎缩，斜箭头）

病例2：患者男性，52岁。双眼视力0.05。临床印象为双眼病理性近视（图9-7-3，9-7-4）。

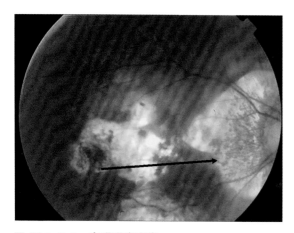

⬆ 图9-7-3　右眼眼底彩像

视盘未全显示出其周较宽的萎缩区，黄斑呈后巩膜葡萄肿，有大块地图状白色萎缩区，大片斑状点状色素播散其间

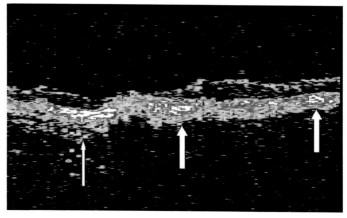

⬆ 图9-7-4　右眼黄斑水平扫描OCT图像

相当于色素聚集处，RPE光带不规则增宽增强，其后组织光反射信号受挡（粗箭头）。神经上皮层变薄，尤其在中心处几乎不可见。图像左侧RPE光带增强处为光透过量增加所致，其后组织光反射仍可见（细箭头）

病例3：患者女性，54岁，近视多年。右眼视力0.01，左眼视力0.05（−20.00D）不能矫正。临床印象为双眼病理性近视（图9-7-5～9-7-7）。

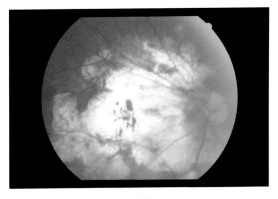

图 9-7-5　右眼眼底彩像

　　视盘色淡、血管细。整个后极部呈大片后葡萄肿，组织萎缩暴露出白色，散在色素散播

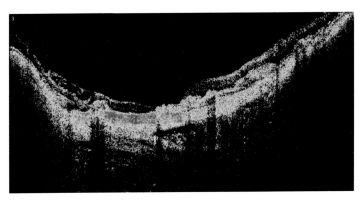

图 9-7-6　右眼黄斑水平扫描 OCT 图像

　　整个组织光带呈弧形向后扩展。视网膜明显萎缩且层次不清，RPE复合体光带不均匀增宽。其前小丘状高反射可能为色素迁移增生。高度近视引起的组织退变完全可致盲

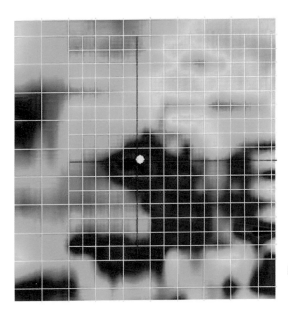

图 9-7-7　右眼视网膜厚度图像

　　深色为变薄区

第八节　脉络膜血管密度降低

　　新一代HD-OCT提供了观察脉络膜血管的机会，在病理性近视中，脉络膜不仅厚度变薄，而且血管密度显著降低（图9-8-1～9-8-4）。

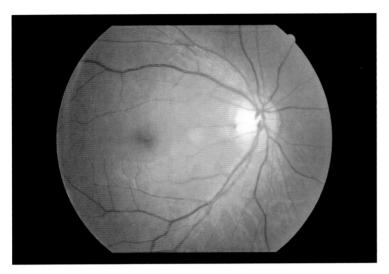

⇪ 图 9-8-1 右眼正常眼底彩像

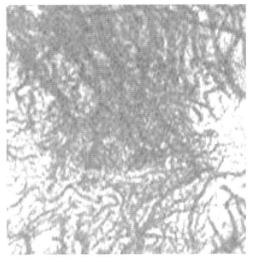

⇪ 图 9-8-2 右眼黄斑脉络膜血管 C 扫描显影

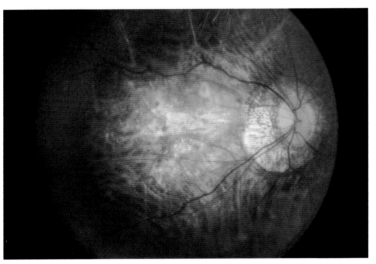

⇪ 图 9-8-3 右眼病理性近视后极部葡萄肿，可见部分脉络膜血管

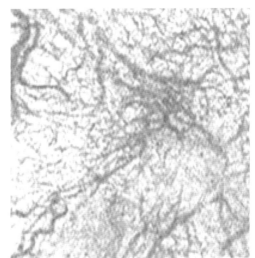

⇪ 图 9-8-4 右眼黄斑脉络膜血管 C 扫描显影，血管数量比正常眼显著减少（Cirrus OCT）

（王光璐）

第十章
炎症性眼底病变

各种病因如感染、全身性疾病、免疫反应、外伤、肿物等均可引起脉络膜视网膜的炎症反应。脉络膜和视网膜的炎症可单独发生，更多是两者并发，相互影响。炎症性眼底病变的种类虽然很多，但它们多位于后极部，都有炎症性疾病的共同特征——局部组织的浸润、渗出、水肿、出血、循环障碍、血管阻塞增生、色素脱失增生迁徙和瘢痕形成，并可引起一系列并发症。这些在OCT上均有相应的表现，但受扫描深度的限制，脉络膜深层病变无法在OCT上显示出来，我们所能见到的只是视网膜的各种继发病变。

1. **渗出性视网膜脱离和劈裂** 脱离大多为多发灶，表现为形态多样的低反射暗区，有的紧密相连。脱离腔内还能见到渗出形成的高反射点，这与中浆病所表现的单个的均匀一致的梭形低光反射暗区有所不同。渗出的液体不仅见于视网膜下，还可见于视网膜层间即为视网膜劈裂，劈裂可发生于视网膜的内层或外层，或内外层均有，劈裂腔内也可有渗出形成的高反射点。

2. **视网膜色素上皮的继发性改变** RPE更易受到脉络膜炎症的影响。在OCT上表现为RPE光带的不规则的变薄（萎缩）和增厚（增殖），有时还能见到RPE光带向内呈半圆形隆起的色素上皮脱离。

3. **视网膜水肿和黄斑囊样水肿** 由于视网膜内外屏障受到破坏，液体不仅能形成上面所介绍的液腔，也可弥漫存在于视网膜内形成海绵状水肿和黄斑囊样水肿。前者在OCT上表现为视网膜光带增厚但光反射减弱，后者表现为多个低反射的小囊肿，呈花瓣样排列。小囊肿可以中心融合成一个大囊肿，突向玻璃体腔。

4. **黄斑裂孔和纤维综合征** 严重的囊肿破裂可形成裂孔，OCT显示黄斑区视网膜光带中断，视网膜组织部分或全部缺失。视网膜玻璃体交界面的增殖牵拉，将视网膜拉向内而形成水肿和囊肿等改变，在OCT上可以见到黄绿色纤维条牵拉视网膜、视网膜光带增厚等改变。

5. **视盘炎和视盘视网膜炎** 脉络膜视网膜的炎症无疑会引起视盘血管渗透性改变，导致视盘充血水肿、边界不清，炎症还可波及附近的视网膜，发生水肿、出血、渗出等改变。在OCT上表现为视盘光带向前隆起、边界不清，生理凹陷变浅甚至消失。

第一节　葡萄膜炎

Vogt-小柳原田综合征（Vogt-Koyanagi-Harada syndrome，VKH综合征）是累及全身多系统的炎症性疾病，包括双侧葡萄膜炎、脑膜刺激征、听功能障碍、皮肤和毛发改变等。该病病因不明，多发于青壮年。OCT能反映Vogt-小柳原田综合征的RPE屏障遭破坏后继发的视网膜脱离和（或）劈裂，以及晚期的RPE色素脱失和增生。

病例1：患者女性，40岁，左眼视力下降2天。右眼视力1.5，左眼视力0.3。临床印象为左眼Vogt-小柳原田综合征（图10-1-1，10-1-2）。

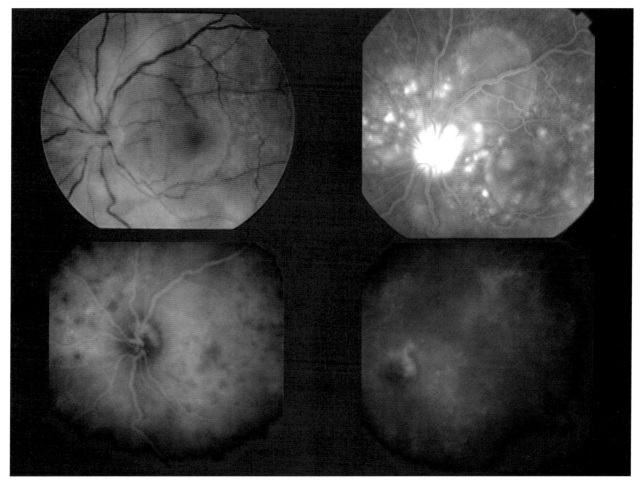

▲ 图 10-1-1　**左眼组合图**
左上为左眼眼底彩像，视盘边界不清，静脉迂曲，后极部可见视网膜水肿及局限性视网膜脱离。右上为左眼FFA像，视盘呈强荧光，视盘周围及后极部可见多处强荧光渗漏点，视盘颞上和黄斑区有一局限性神经上皮层脱离呈卵圆形强荧光区。左下为左眼ICGA像造影早期，视盘部分强荧光，盘周可见多个弱荧光点。右下为左眼ICGA像造影晚期，视盘周围散在强荧光点，不如FFA像清晰，神经上皮脱离区呈弱荧光

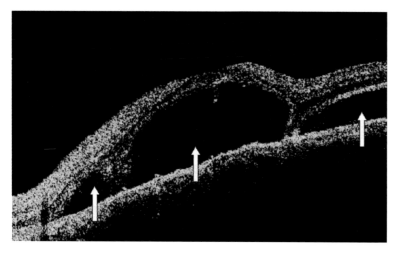

图 10-1-2 **左眼黄斑水平扫描 OCT 图像**
黄斑区有3个神经上皮脱离腔呈无光反射暗区,3个腔大小不同(箭头),正中较大的脱离腔内有数个黄绿色反射点,说明腔内为渗出液。整个视网膜外层被推向内,视网膜内层组织尚好。此例为急性病变

病例2:患者女性,39岁。右眼视力0.4,左眼视力0.2。临床印象为双眼Vogt-小柳原田综合征(图10-1-3～10-1-5)。

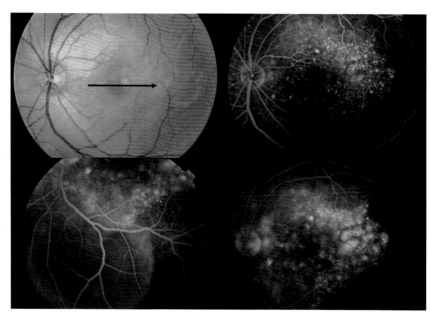

图 10-1-3 **左眼组合图**
左上为左眼眼底彩像,视盘色轻红,静脉充盈,后极部视网膜灰白水肿。右上为左眼FFA像,黄斑区多个细小渗漏点。左下为左眼FFA像,渗漏点扩大并可见神经上皮脱离的池染区。右下为左眼FFA像,造影晚期上下血管弓间,渗漏加重整个呈强荧光区,黄斑水肿。右眼眼底及FFA表现与左眼相似

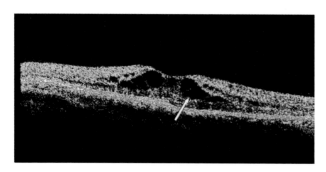

图 10-1-4 **左眼黄斑水平扫描 OCT 图像**
黄斑区可见囊样水肿所致无光反射暗区,有丝状物将暗区隔成数个小囊肿(箭头),还可见多个细小囊肿

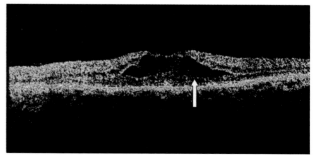

图 10-1-5 **右眼黄斑水平扫描 OCT 图像**
黄斑区囊肿形态与左眼大体相似

病例3：患者女性，57岁，右眼视力下降半年。右眼视力0.1，左眼视力0.3。临床印象为双眼Vogt-小柳原田综合征（图10-1-6）。

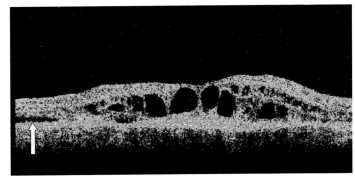

▶ 图 10-1-6 **右眼黄斑水平扫描 OCT 图像**
黄斑区有多个圆形大囊腔，图像左侧可见较浅的神经上皮脱离暗区（箭头）。此例为慢性病变

病例4：患者女性，34岁。右眼视力0.1，左眼视力0.2。临床印象为双眼Vogt-小柳原田综合征（图10-1-7，10-1-8）。

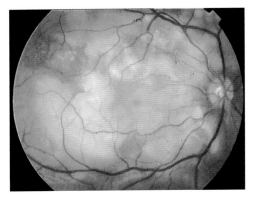

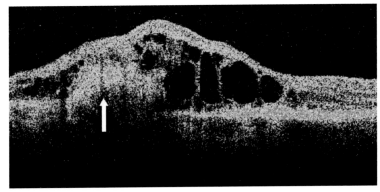

⬆ 图 10-1-7 **右眼眼底彩像**
视盘略显红，静脉迂曲，后极部广泛多个灰白色水肿区，颞侧更为浓密

⬆ 图 10-1-8 **右眼黄斑水平扫描 OCT 图像**
黄斑区有较多的大囊肿，还可见视网膜内渗出呈黄绿色的高反射团（箭头），遮蔽RPE和脉络膜的光反射信号

病例5：患者男性，34岁，双眼视力下降数年，他院曾疑诊为白塞病。右眼视力眼前指数，左眼视力0.01。检眼镜检查可见双眼视盘色淡，部分血管呈白线，右眼黄斑水肿渗出，左眼黄斑裂孔。临床印象：双眼葡萄膜炎合并血管炎（图10-1-9，10-1-10）。

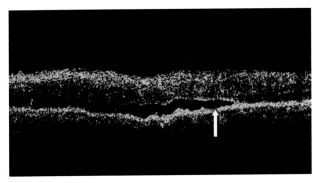

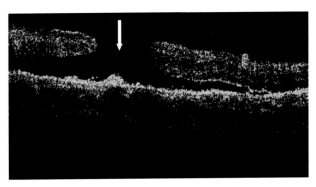

⬆ 图 10-1-9 **右眼黄斑水平扫描 OCT 图像**
黄斑弥漫水肿增厚达456μm，光反射减弱，中心凹曲线消失，RPE光带前有较浅的无光反射暗区即神经上皮脱离腔，高123μm（箭头）

⬆ 图 10-1-10 **左眼黄斑水平扫描 OCT 图像**
黄斑中心全层组织缺失即裂孔形成，孔宽916μm，孔底部有一个高反射点（箭头），与临床所见孔底部的黄色小点相符，孔两侧有视网膜浅脱离，孔两侧视网膜厚达514μm

病例6：患者男性，49岁，患Vogt-小柳原田综合征2年，眼底红外线成像显示后极部多处Dalen-Fuchs结节遗留的瘢痕。临床印象为陈旧性Vogt-小柳原田综合征（图10-1-11）。

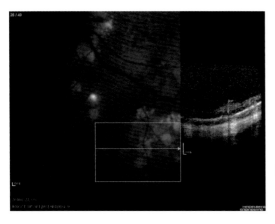

◀ 图 10-1-11　左眼眼底红外线成像

颞下血管旁可见多个圆形、边缘整齐的白色瘢痕。其旁为OCT水平扫描，相应于瘢痕处，RPE不规整萎缩，其后组织光反射稍增强

第二节　多灶性脉络膜炎

1973年Nozik和Dorsch、1984年Gass等报告了一种多灶性脉络膜炎和全脉络膜炎综合征，此病多见于女性、儿童及青少年，单眼或双眼发病。眼部检查玻璃体可有炎症，50%合并前葡萄膜炎。眼底可见黄灰色点状病变，可分布于任何部位，大小不一，它与拟组织胞浆菌病有所不同，病变一般小于后者，可引起视盘水肿或萎缩、黄斑囊样水肿，甚至在视盘周围和黄斑区见到新生血管纤维化形成及黄斑盘状瘢痕。FFA检查黄灰色病变处早期弱荧光，晚期着染荧光。

在OCT上，病灶相应处RPE光带呈局限性隆起的高反射团，病灶前视网膜水肿增厚，其周围有时可见神经上皮脱离的低反射区，形成瘢痕后则呈更致密的边界清楚的红色高反射区，如病变位于黄斑区，其表现与中渗病相仿。

病例：患者女性，25岁，左眼视力下降1年余。右眼视力0.05#0.4，左眼视力0.01#0.07。临床印象为双眼多灶性脉络膜炎（图10-2-1～10-2-3）。

➡ 图 10-2-1　双眼眼底彩像及 ICGA 像

左上为右眼眼底彩像，视盘周围直至黄斑区可见多个黄白色点状灶，边界清楚，并可见色素沉着，黄斑区无水肿。左下为右眼ICGA像，视盘及点状灶均呈弱荧光，无渗漏。右上为左眼眼底彩像，点状灶性质同右眼，但数量比右眼少得多，黄斑稍下可见一个小条状瘢痕，无水肿。右下为左眼ICGA像，病灶呈弱荧光，瘢痕处着染荧光

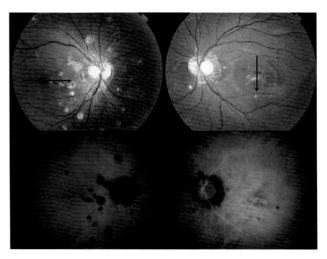

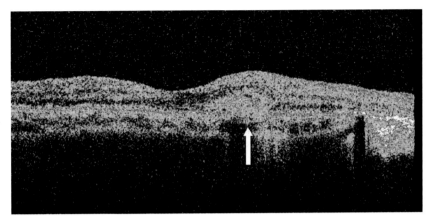

图 10-2-2　右眼黄斑水平扫描 OCT 图像

黄斑中心鼻侧可见RPE光带中断，由此向视网膜下突出一局限梭形高反射灶（箭头），与中渗病表现相似，中心凹曲线可见，亦无明显水肿

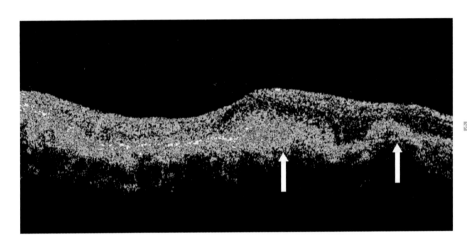

图 10-2-3　右眼黄斑垂直扫描 OCT 图像

下方可见2个病灶处RPE光带呈局限性隆起（箭头），靠上者比较致密，已纤维化，多灶性脉络膜炎的病灶亦可位于黄斑区，其OCT图像表现如中渗病

第三节　视网膜血管炎

视网膜血管炎是一种特发性闭塞性视网膜血管病变，多发生于健康的青年男性，常双眼发病，病因不明。眼底病变一般从周边开始向后极发展，视网膜周边小血管出现不同程度的扩张、迂曲、管径不均，出现血管白鞘和血管闭塞，伴局部视网膜出血和渗出。随着病变的发展，可逐渐累及较大的分支静脉，也可发展成视网膜分支静脉阻塞。病变区新生血管的生长常引起反复的玻璃体积血，从而产生视网膜玻璃体机化，并可导致牵拉性或孔源性视网膜脱离。

血管炎症累及黄斑，产生黄斑水肿、出血、视网膜脱离和劈裂等，血管炎晚期的增殖牵拉亦可产生牵拉综合征，这些病变均可在OCT上得以反映。

病例1：患者男性，34岁，既往曾行激光光凝治疗。右眼视力0.3，左眼视力0.03。临床印象为左眼视网膜血管炎（图10-3-1，10-3-2）。

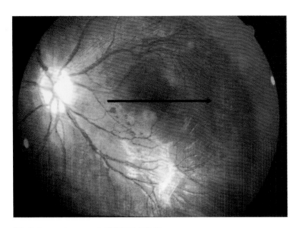

⬆ 图 10-3-1　左眼眼底彩像

颞下支血管可见小点状出血及膜增生牵拉，颞上支血管旁有新生血管，黄斑水肿

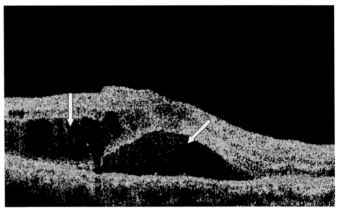

⬆ 图 10-3-2　左眼黄斑水平扫描 OCT 图像

黄斑中心凹处有一个较大的神经上皮脱离暗区（斜箭头），脱离腔左侧可见一外层劈裂腔（垂直箭头），腔内有丝状物相连，将劈裂腔分为多个囊样暗区。内层视网膜水肿，光反射减弱，中心凹曲线消失

病例2：患者男性，23岁。右眼视力眼前手动，左眼视力1.5。临床印象为双眼视网膜血管炎，右眼玻璃体积血，左眼黄斑水肿，右眼行玻璃体切割术，术后再出血视力未恢复（图10-3-3）。

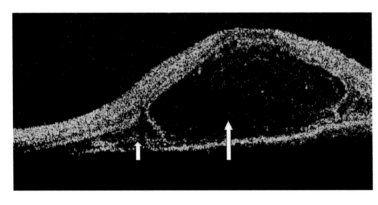

⬅ 图 10-3-3　左眼黄斑水平扫描 OCT 图像

黄斑区可见3个无光反射暗区，中心较大的一个为神经上皮脱离腔（长箭头），腔内多个高反射点为渗出所致。两侧近似三角形暗区内有液体和高反射的渗出将视网膜分离开（短箭头）

病例3：患者男性，34岁。右眼视力0.1，左眼视力0.2。临床印象为双眼视网膜血管炎（图10-3-4～10-3-7）。

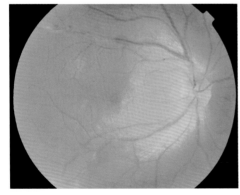

⬆ 图 10-3-4　右眼眼底彩像

颞上下静脉旁可见白线伴随，黄斑组织不清

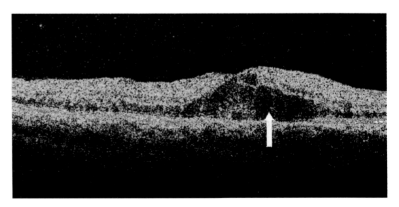

⬆ 图 10-3-5　右眼黄斑垂直扫描 OCT 图像

黄斑区可见多个大小不等的低光反射暗区（黄斑囊样水肿，箭头）

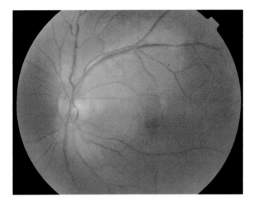

↑ 图 10-3-6　左眼眼底彩像
表现与右眼相似

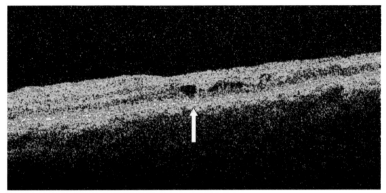

↑ 图 10-3-7　左眼黄斑水平扫描 OCT 图像
视网膜水肿增厚，中心凹曲线消失，视网膜外层可见多个细小囊肿（箭头）

病例4：患者男性，23岁，左眼曾反复眼内出血行激光光凝治疗。左眼视力0.2。临床印象为左眼视网膜血管炎，光凝后继发视网膜静脉阻塞（图10-3-8，10-3-9）。

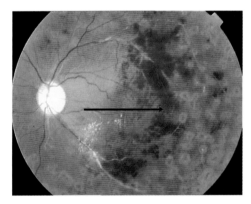

↑ 图 10-3-8　左眼眼底彩像
颞侧上下支静脉部分呈白线，颞侧视网膜有大片出血，并可见大量激光斑

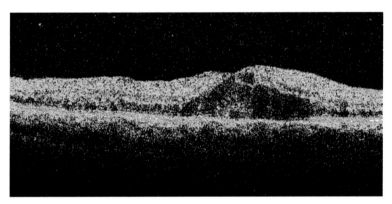

↑ 图 10-3-9　左眼黄斑水平扫描 OCT 图像
黄斑水肿，可见多个呈低光反射暗区，即黄斑囊样水肿（箭头）

病例5：患者女性，36岁。右眼视力0.4，左眼视力0.5。临床印象为右眼视网膜血管炎，牵拉综合征（图10-3-10，10-3-11）。

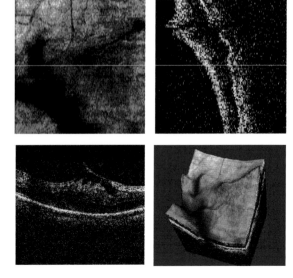

≡ 图 10-3-10　右眼黄斑 FD-OCT 图像
左上图显示扫描方向，左下及右上图显示水平及垂直向扫描黄斑受牵拉情况，右下图示立体向下牵拉情况

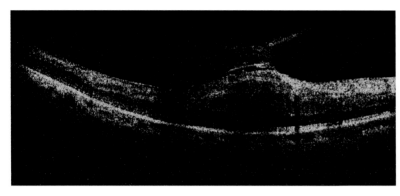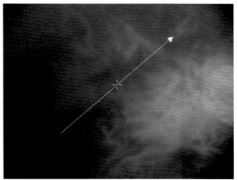

⬆ 图 10-3-11　右眼黄斑 FD-OCT 图像

右眼斜向扫描可见视网膜表层有索条牵拉，将视网膜拉向内，中部暗区为玻璃体混浊所致

第四节　急性后极部多灶性鳞状视网膜色素上皮病变

急性后极部多灶性鳞状视网膜色素上皮病变（acute posterior multifocal placoid pigment epitheliopathy, APMPPE）最早在1968年由Gass首先报告，其主要特点为急性视力下降，后极部视网膜下黄白色鳞片状病灶和自愈性。发病原因不明，可伴有其他系统的炎症，如脑部和肾脏的炎症，以及全身的感染性炎症，因此，可能是全身炎症在眼部的非特异性表现。发病年龄为8～57岁，中年人多发，无明显性别和种族差异，一般双眼发病，但可有先后。

发病早期，后极部可见视网膜下黄白色鳞片状病灶，边界不清，1/8～1/4PD大小，部分病灶可融合。随着病情的发展，病变可向周边部发展至赤道部。旧的病灶形成瘢痕，新的病灶又会出现，因此，可看到新旧病灶并存。偶尔可合并视网膜水肿、出血、视网膜血管炎和视神经炎等。眼前节可有浅层巩膜炎或虹膜炎的表现。

APMPPE的病变早期主要是RPE及脉络膜毛细血管层的水肿，晚期则病变区萎缩及色素沉着，在OCT上表现为RPE及视网膜的继发改变，早期水肿为视网膜光带增厚，晚期表现为RPE光带的不规则萎缩变薄和色素增生所致的高反射区，亦可见到呈圆形和条形暗区的脉络膜萎缩。如果黄斑继发CNV时，则OCT表现与中渗病相似。

病例1：患者男性，27岁，双眼视力下降1个月。右眼视力0.05#0.1，左眼视力0.05#0.1。临床印象为双眼APMPPE。右眼行PDT治疗，5个月后复诊视力0.4（图10-4-1～10-4-7）。

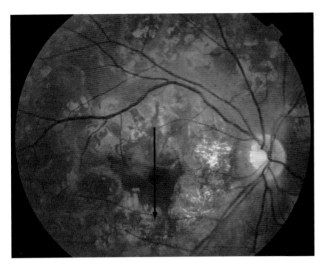

图 10-4-1 右眼眼底彩像

视盘及血管大致正常，后极部可见位于深层的大量鳞状灶，边界清楚并有色素沉着，病变多融合成地图状，视盘黄斑间病变还可见脉络膜血管。黄斑中心有新生血管膜及少量出血

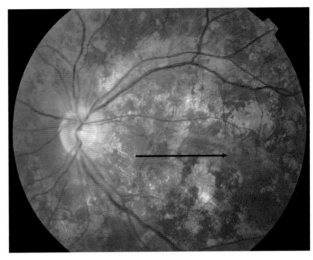

图 10-4-2 左眼眼底彩像

眼底病变与右眼基本相似，但病变更显陈旧，黄斑区也受累

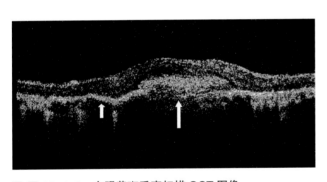

图 10-4-3 右眼黄斑垂直扫描 OCT 图像

RPE光带不均匀，中心处光带中断呈梭形增生（CNV，长箭头），其两侧RPE光带反射增强（色素）并部分遮蔽其后组织的光反射信号（短箭头）

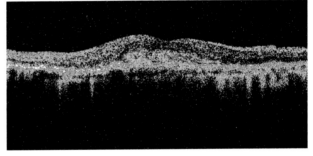

图 10-4-4 右眼黄斑垂直扫描 OCT 图像

PDT治疗1个月后，CNV萎缩不明显，黄斑水肿，CNV右侧脉络膜萎缩

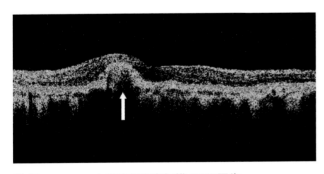

图 10-4-5 右眼黄斑垂直扫描 OCT 图像

PDT治疗5个月后，CNV处已成瘢痕（箭头），中心凹曲线已恢复，RPE光带变薄及脉络膜萎缩明显可见

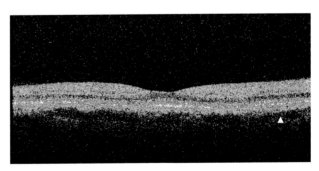

图 10-4-6 左眼黄斑水平扫描 OCT 图像

RPE光带变薄不均匀，显示RPE及脉络膜毛细血管层均有萎缩（箭头）

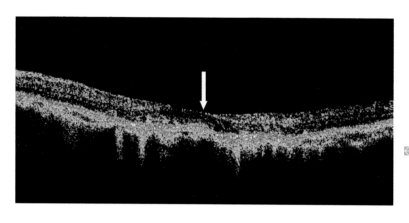

◀ 图 10-4-7　左眼黄斑水平扫描 OCT 图像

5个月后，图像无明显变化，中心处视网膜稍显薄（132μm），可见少量液腔（箭头）。此例OCT显示的是晚期图像

病例2：患者男性，43岁。右眼视力下降、视物变形1个月。右眼视力0.02，左眼视力1.5。临床印象为右眼APMPPE（图10-4-8～10-4-10）。

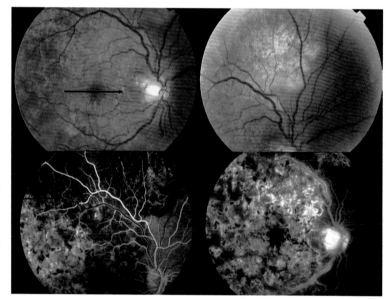

➡ 图 10-4-8　右眼眼底彩像及 FFA 像

左上图为右眼眼底彩像，后极部大量片状血管下灰色病变，部分融合成地图状，颞侧有色素沉着，静脉迂曲扩张。右上图为右眼眼底彩像，上方灰白色活动病变。左下图为右眼FFA像，病变区大部呈弱荧光，颞侧有透见荧光，上方病变区多呈弱荧光。右下图为右眼FFA像，造影晚期病变区呈不均匀强荧光夹杂着弱荧光斑片

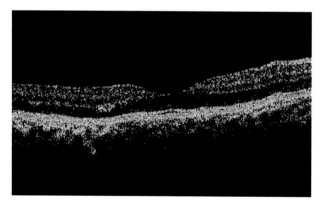

◤ 图 10-4-9　右眼黄斑水平扫描 OCT 图像

中心凹曲线仍在，视网膜内层结构尚好，RPE光带不均匀变薄，脉络膜毛细血管层出现不同程度的萎缩。病变主要位于RPE及脉络膜毛细血管层

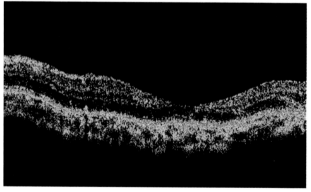

◤ 图 10-4-10　左眼黄斑水平扫描 OCT 图像

视网膜内层结构尚好，RPE光带变薄、不规则，主要是脉络膜萎缩呈圆形或融合的暗区

APMPPE多以赤道部眼底受累为主，亦可累及后极部，甚至于仅见黄斑区病变（图10-4-11～10-4-18）。

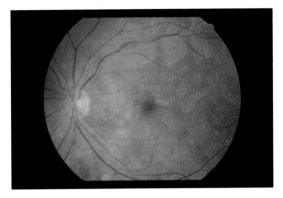

图 10-4-11　左眼眼底彩像

后极部散在多数片状色素性病灶，大小不等位于血管下方，边界清晰。黄斑中心未侵及。无水肿渗出、出血

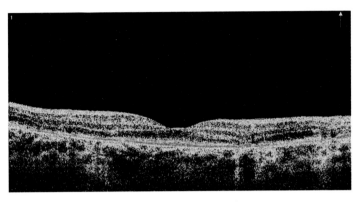

图 10-4-12　左眼黄斑垂直扫描 OCT 图像

中心处RPE及视细胞层结构尚好，中心处两侧即相当于黄斑上下方病变处，RPE萎缩中断，IS/OS层也失去连续性，脉络膜不规整增殖，视网膜无水肿增厚

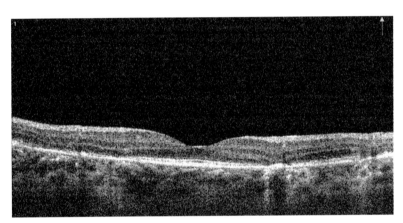

图 10-4-13　左眼黄斑黑白 OCT 图像

RPE复合体包括视细胞及脉络膜毛细血管层病变，比伪彩色像更清楚

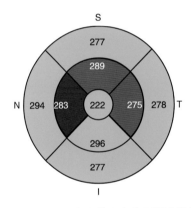

图 10-4-14　左眼黄斑各分区厚度数值

旁黄斑区呈蓝色，系病变区组织萎缩变薄所致

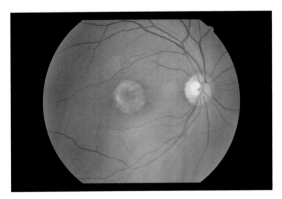

图 10-4-15　右眼眼底彩像

黄斑中心可见一个圆形、1PD大小的病变，边界清楚，无水肿出血。

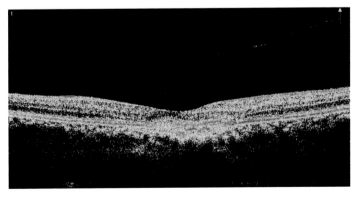

图 10-4-16　右眼黄斑垂直扫描 OCT 图像

中心处有一梭形致密均匀高反射区，该处分不清RPE及其前后组织，视网膜不增厚，亦无神经上皮脱离，为陈旧瘢痕

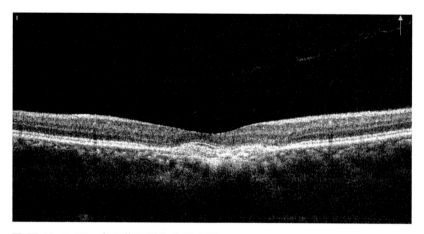

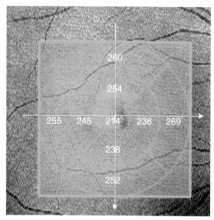

图 10-4-17　右眼黄斑黑白 OCT 图像

瘢痕处清晰可见，其两旁 IS/OS 层均可见

图 10-4-18　右眼黄斑各分区厚度数值

仅中心一小处轻微变薄。APMPPE病变多见于眼底赤道部，但也有侵及黄斑呈一孤立病变者

第五节　后巩膜炎

后巩膜炎系指锯齿缘以后的巩膜炎症，是眼科最易漏诊的可治疾病之一。后巩膜炎占全部巩膜炎的2%～12%，考虑到有相当的漏诊病例，实际值应高于这一比例。巩膜炎患者多数与系统性免疫疾病相关，但大多数后巩膜炎患者难以与系统疾病相联系。后巩膜炎以女性为多，单眼多见，可伴有前巩膜炎，亦可单独发生。症状主要有眼球疼痛、触痛，轻度的眼球突出、视力下降，偶有眼球运动受限。眼底可表现为界限清楚的眼底包块或呈弥漫性改变，如脉络膜皱褶、视网膜条纹和视盘水肿，严重者可见环形脉络膜脱离及渗出性视网膜脱离。

由于巩膜位置深，OCT所显示的只是脉络膜和视网膜的继发改变，常见的有呈低反射腔的神经上皮脱离和视网膜光带增厚的视网膜水肿，偶见RPE光带呈瓦楞状起伏的脉络膜皱褶。

病例1：患者女性，16岁，左眼疼痛、视力下降5天。右眼视力0.4，左眼视力0.2。临床印象为左眼后巩膜炎（图10-5-1，10-5-2）。

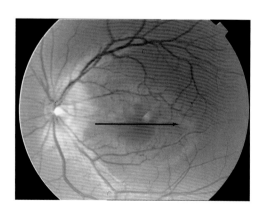

图 10-5-1　左眼眼底彩像

视盘边稍不清，静脉略显充盈，黄斑及其周围颜色发灰，有浅脱离

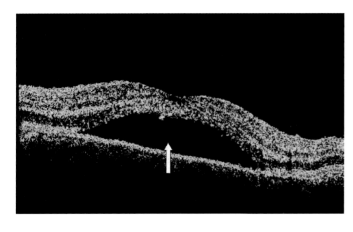

⬅ 图 10-5-2　**左眼黄斑水平扫描 OCT 图像**
RPE光带前有一个较大的弧形无光反射暗区（箭头），与神经上皮脱离表现相符。脱离将视网膜推向内，视网膜结构尚好，中心凹曲线仍可见，脉络膜光反射轻度受遮蔽

　　病例2：患者女性，55岁，侧头痛、视力下降、流泪3周。右眼视力0.4，左眼视力0.7。临床印象为右眼后巩膜炎。采用甲泼尼松龙1g静脉点滴3天后，改为每日泼尼松60mg口服，逐渐减量治疗（图10-5-3~10-5-6）。

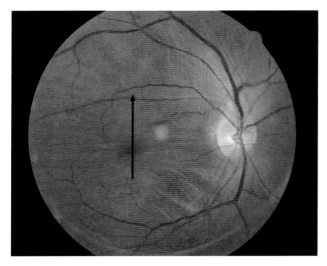

⬆ 图 10-5-3　**右眼眼底彩像**
黄斑水肿，可见深层黄白色水平粗皱褶（脉络膜皱褶），静脉略显充盈

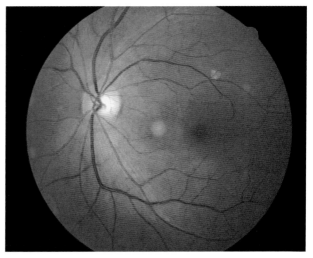

⬆ 图 10-5-4　**左眼正常眼底彩像**

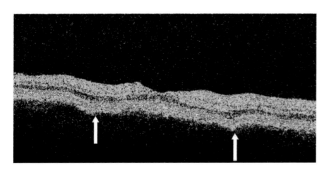

⬆ 图 10-5-5　**右眼黄斑垂直扫描 OCT 图像**
RPE光带呈瓦楞状起伏，与皱褶表现相符（箭头），视网膜结构尚好，中心凹曲线可见

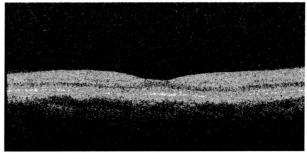

⬆ 图 10-5-6　**右眼黄斑垂直扫描 OCT 图像**
治疗后2周，RPE光带基本恢复正常

病例3：患者女性，8岁，左眼红、痛1周。右眼矫正视力1.0，左眼视力0.2，不能矫正（右眼-2.00DS，左眼-1.50DS）。临床印象为左眼后巩膜炎。口服泼尼松治疗（图10-5-7～10-5-9）。

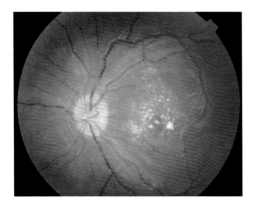

图 10-5-7　左眼眼底彩像
视盘水肿，视盘周围视网膜发灰，黄斑大量渗出

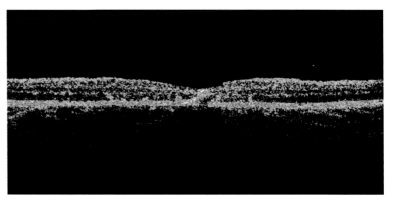

图 10-5-8　左眼黄斑水平扫描 OCT 图像
可见多个黄红色高反射的渗出点，中心一个大渗点遮蔽其后组织的光反射，还可见极小的液腔，视网膜无明显增厚

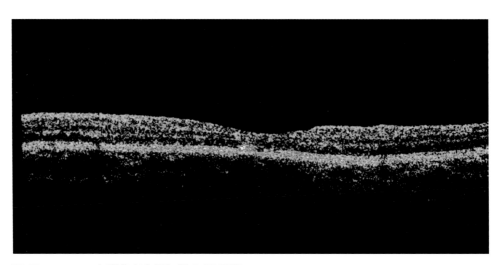

图 10-5-9　左眼黄斑水平扫描 OCT 图像
治疗2个月后，黄斑渗出点明显减少

第六节　白塞病

白塞病为多系统闭塞性血管炎，包括葡萄膜炎、口腔溃疡、生殖器溃疡等。其病因仍不明，可能与感染、自身免疫及遗传因素有关。青壮年多发，多数为双眼发病。

约97.7%的患者发生口腔溃疡，7～10天自愈，但反复发作。约90.4%的患者发生皮肤病损，包括结节性红斑、痤疮样病损和毛囊炎、栓塞性静脉炎、皮肤超敏感性等。约79.8％的患者发生外阴溃疡。约78.6％的患者眼部受累。眼部表现一般在其他病损发生后2～3年出现，表现为双侧突发全葡萄膜炎，2～4周内缓解，但反复发作，约1/3出现前房积脓。眼底改变为玻璃体炎、视网膜炎、视网膜血管炎和视网膜血管闭塞。炎症反复发作可引起各种并发症，如继发性青光眼、并发性白内障、视网膜和视神经萎缩、视网膜新生血管形成等，最终常可导致失明。

白塞病的OCT表现因时期不同、有无眼底并发症而表现不同。在血管渗透性改变时，OCT能显示视网膜光带增厚的弥漫水肿；在并发视网膜分支静脉阻塞时，OCT能显示视网膜光带局限增厚的视网膜水肿和呈细小低反射的囊样水肿；晚期视神经萎缩、血管闭塞和视网膜萎缩时，OCT能显示RPE和视网膜光带的变薄等。

病例1：患者男性，50岁，有口腔溃疡史，1986年左眼患白塞病，1991年右眼患同样眼病，经常反复加重与缓解交替。2006年9月复诊时右眼视力0.1，左眼视力无光感。临床印象为双眼白塞病（图10-6-1～10-6-3）。

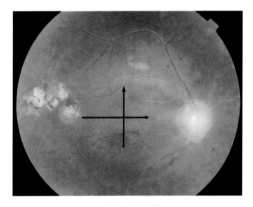

▲ 图 10-6-1　**右眼眼底彩像**
视盘苍白，部分血管呈白线，颞侧可见光凝斑，黄斑区色暗，余未见异常

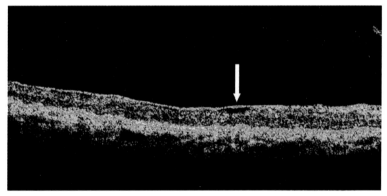

▲ 图 10-6-2　**右眼黄斑水平扫描 OCT 图像**
黄斑中心凹消失，轻度水肿，视网膜表面可见细线状绿色光带即前膜，前膜部分与视网膜表面分离（箭头），RPE光带变薄

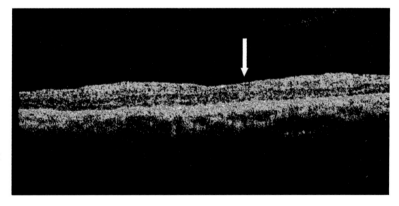

▲ 图 10-6-3　**右眼黄斑垂直扫描 OCT 图像**
中心凹表面仍可见细线状绿色光带（箭头），不如水平扫描图像清晰，视网膜轻度水肿。此例为慢性缓解期，视网膜仅有轻度水肿及前膜

病例2：患者男性，44岁，左眼视力下降4周。右眼无光感，左眼视力0.2。临床印象为白塞病（图10-6-4～10-6-9）。

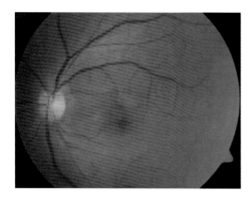

◤ 图 10-6-4　左眼眼底彩像

视盘边色尚好，静脉略显充盈，黄斑水肿

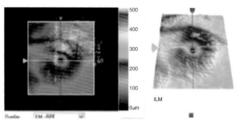

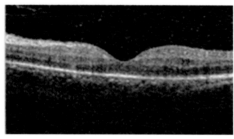

◤ 图 10-6-5　组合图

左上图为黄斑厚度图。下图黄斑水肿，内核层少量小囊肿。右上图显示内界膜层改变

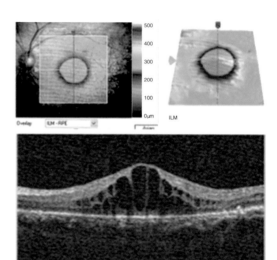

◤ 图 10-6-6　组合图

2个月后，3张图均显示黄斑水肿加重

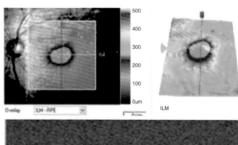

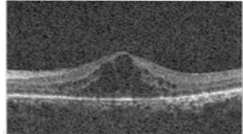

◤ 图 10-6-7　组合图

11个月后，黄斑水肿略轻，范围见小

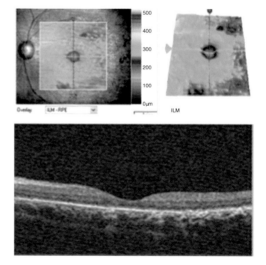

◤ 图 10-6-8　组合图

再过8个月后，黄斑水肿消退，在3张图上均能显示

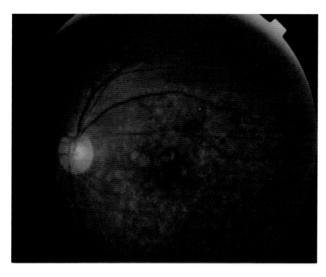

◁ 图 10-6-9 **左眼眼底彩像**
黄斑水肿消退，黄斑区可见多数灰白色脱色素斑及色素点沉着。疑似光凝后表现

第七节 匐行性脉络膜炎

匐行性脉络膜炎又名地图状脉络膜炎，是一种多灶性的炎症性疾病，临床上较少见，青壮年健康者多发。病变呈灰白色地图状，位于RPE水平，病变边缘呈匐行状或犬牙交错。自视盘边缘向黄斑区进展，并可达中周部，既可表现为急性过程，也可为慢性复发性过程。数周或数月后，病变退行呈斑驳状，并有纤维增生，其下的脉络膜血管萎缩，使病变边缘呈沟状。复发灶多与萎缩灶相连而继续进展。25%的患者萎缩灶边缘长出新生血管，致使中心视力受损。此病需与APMPPE相鉴别，后者病变为圆形或椭圆形，多分布于后极部，病变不引起纤维化，所引起的脉络膜萎缩和视力障碍均较轻微。

匐行性脉络膜炎的主要病变位于RPE和脉络膜毛细血管层，早期OCT表现为病变区水肿，晚期萎缩RPE光带不均匀变薄、脉络膜毛细血管层圆形和条形萎缩，神经上皮层也可继发萎缩变薄。

病例：患者男性，51岁，右眼视力渐下降半年。右眼视力0.08，左眼视力0.4。临床印象为右眼匐行性脉络膜炎（图10-7-1～10-7-3）。

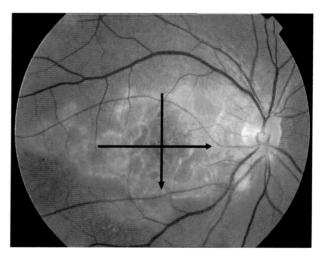

△ 图 10-7-1 **右眼眼底彩像**
自视盘边缘起有一个舌状病变经过黄斑一直延伸至颞侧，病变位于深层视网膜血管下，有融合，边界不齐似伸有伪足。黄斑区及其下方病变有色素沉着，趋于稳定，而上方病变呈黄白色，有进展可能

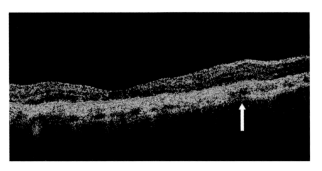

⬆ 图 10-7-2　**右眼黄斑水平扫描 OCT 图像**
RPE光带变薄，中心处RPE和脉络膜毛细血管层光带轻度增厚并伴有圆形暗区的毛细血管萎缩（箭头），中心处神经上皮层变薄

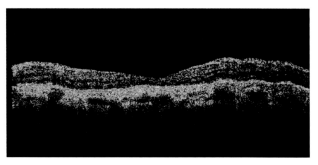

⬆ 图 10-7-3　**右眼黄斑垂直扫描 OCT 图像**
图像与水平扫描相似，RPE光带部分轻度增宽，部分明显变薄，脉络膜毛细血管层光带部分呈暗区，神经上皮层也继发变薄，此图显示中心处更薄

第八节　急性区域性隐匿性外层视网膜病变

　　急性区域性隐匿性外层视网膜病变（acute zonal occult outer retinopathy, AZOOR）于1992年由JDM.Gass首先描述，特点是患者多为中青年，女性较多，单眼或双眼发病，发病前有的患者有上呼吸道感染史，患者突然觉得眼前一片区域视觉丧失，并有闪光幻觉，眼底病变不明显，或仅有轻度改变，与视觉丧失不相称，与视觉缺失区相应处有视野缺损，有的与盲点相连。ERG检查异常，疾病晚期视细胞层病变区才显现出来，呈现斑驳样色素改变区，血管变细，可有白鞘，有点类似原发性色素变性改变。采用SD-OCT检查，在眼底检查中看不见的隐匿性病变均可显示出，视细胞层受损程度及范围均能清晰地显示出来。所谓隐匿性病变，只是在当时的命名条件下，没有先进的检查手段能够将病变检查出来而已。

　　病例1：患者男性，50岁，左眼视物模糊1个月。右眼视力0.8，+0.75DS=1.0；左眼视力0.01，+1.25-2.00×95°=0.05，1个月后左眼视力0.2，+1.25DS-2.00DC×95°=0.5。RAPD（-），左眼VEP低平，ERG轻度异常。视野示中心暗点和旁中心暗点。临床印象为左眼疑AZOOR（图10-8-1~10-8-4）。

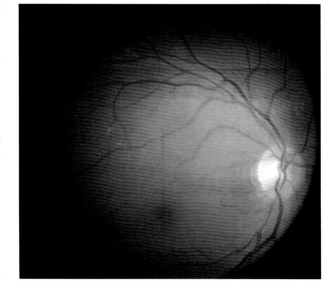

➡ 图 10-8-1　**右眼正常眼底彩像**

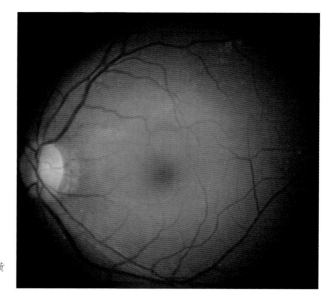

➤ 图 10-8-2　**左眼眼底彩像**
视盘边界清、色淡红，血管走行正常，黄斑区结构清晰，眼底像未见异常

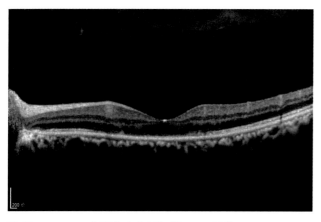

⬆ 图 10-8-3　**左眼黄斑水平扫描 OCT 图像**
黄斑区外层椭圆体带、嵌合体层结构不清、断裂，甚至消失，自RPE层还有散在齿状突起朝向神经视网膜

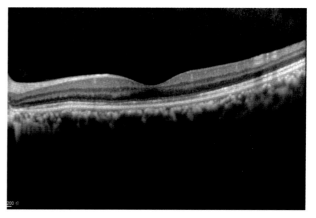

⬆ 图 10-8-4　**左眼黄斑水平扫描 OCT 图像**
1个月后复查，黄斑区外层椭圆体带、嵌合体层结构基本恢复正常

急性特发性盲点扩大综合征（acute idiopathic blind spot enlargement syndrome, AIBSE）隶属于AZOOR范畴，1988年首次由Fletcher等作者报道。在20世纪70年代以前，此病很少被人们所认知。此病有两型：一种是视盘水肿、盲点扩大，盲点扩大完全可用视盘水肿来解释，不在此讨论之列；另一种是视盘无水肿而盲点扩大，或视盘轻水肿而盲点较大，盲点扩大不能用视盘疾病来解释，这是此病的基本特征。患者多为年轻女性，有闪光、畏光感，急性视力下降。眼底检查可见视盘正常或轻度水肿，在后极部可见白色点状灶，荧光造影更能清晰显示出白点及弱荧光灶，也可合并多发性一过性白点综合征（MEWDS），而MEWDS患者也可有盲点扩大的表现。Gass还将急性黄斑视神经视网膜病变（AMN）、点状内层脉络膜病变（PIC）、多灶性脉络膜炎伴全葡萄膜炎（MCP）等疾病均归于AZOOR同一类疾病，但各有不同的表现。视野缺损除盲点扩大外，还可合并中心或旁中心暗点，ERG检查也不正常。

病例2：患者女性，29岁，右眼视力下降10天，闪光，曾感冒。右眼视力0.25（-6.25D），左眼视力1.0

（-6.00D）。右眼眼底检查可见绕黄斑及视盘有淡黄白色斑点；FFA像可见病变呈强荧光点；ICGA像可见病变呈弱荧光点；HD-OCT图像可见病变处IS/OS层部分缺失、外界膜好；视野检查盲点扩大，轻度向心缩小。左眼正常。临床印象为右眼急性特发性盲点扩大综合征（图10-8-5～10-8-15）。

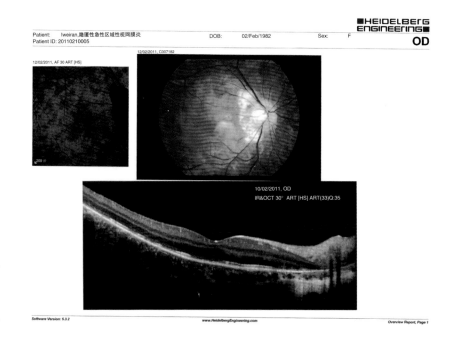

▶ 图 10-8-5　组合图

右上图为右眼底彩像，视盘无明显水肿，颞侧有一个长条形的萎缩弧。黄斑区可见多数淡白色小斑点。左上图为自体荧光像，黄斑区见有多数无自体荧光斑点，视盘颞侧萎缩弧亦呈暗区。下图为HD-OCT图像，黄斑区椭圆体层（IS/OS）不连续多处中断缺失，中心处嵌合体层可能已受累

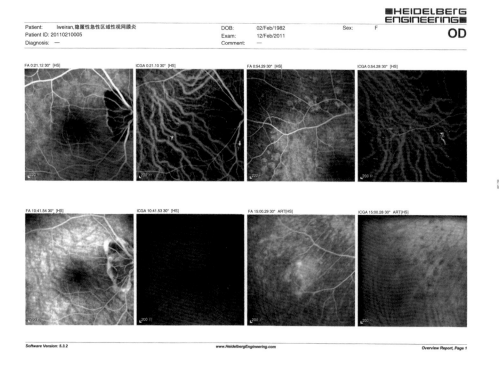

◀ 图 10-8-6　右眼FFA像及ICGA像

上排前3张图，FFA 0.54秒，黄斑及其周多数荧光点。上排第4张图，ICGA 0.54秒，未见荧光点。下排前3张图，FFA 15分钟，部分荧光点退行。下排第4张图，ICGA 15分钟，后极部可见多数弱荧光点

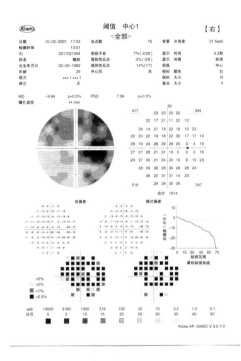

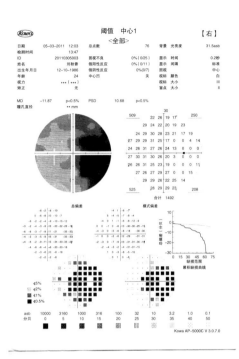

▲ 图 10-8-7　**右眼视野图**

盲点扩大，并累及黄斑中心区

▲ 图 10-8-8　**右眼视野图**

3周后，右眼盲点明显扩大

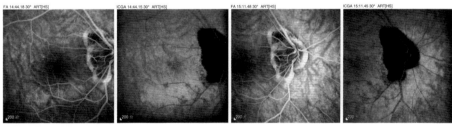

➡ 图 10-8-9　**48天后，右眼FFA像及ICGA像**

上排前3张图，FFA 0.51秒少量荧光点。上排第4张图，相应ICGA未见荧光点。下排前3张图，FFA 15分钟，已无明显荧光点。下排第4张图，ICGA 15分钟，后极视盘周可见弱荧光点

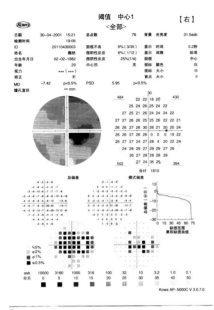

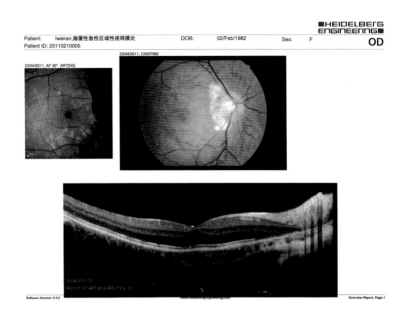

🔼 图 10-8-10　右眼视野图

48天后右眼扩大的盲点较前缩小

🔼 图 10-8-11　右眼组合图

上排左图为自发荧光图，黄斑周还可见自体荧光斑。上排右图为右眼眼底像，后极部已不见白色斑点。下图为HD-OCT图像，黄斑中心部椭圆体层大部修复，靠近视盘的还有缺失处

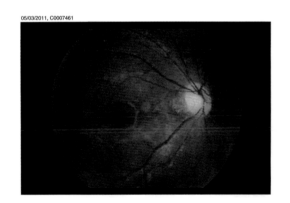

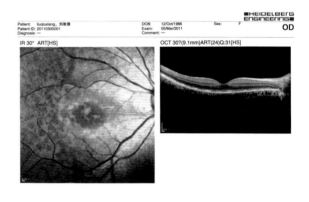

🔼 图 10-8-13　右眼组合图

左图为红外线成像图。右图为HD-OCT图像，椭圆体层反射不均

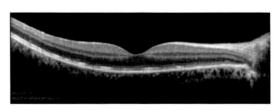

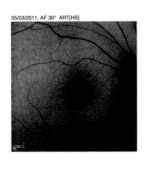

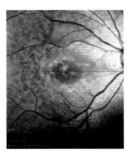

🔼 图 10-8-12　右眼组合图

上图为眼底彩像，轻豹纹状，黄斑区似隐见白色斑点。左下图为自发荧光图，未见明显异常。右下图为红外线成像图，黄斑及颞侧有白色斑及暗斑点

🔼 图 10-8-14　图 10-8-13右图放大图

椭圆体层反射不均更清晰，小缺失不能排除，外界膜亦不够完整

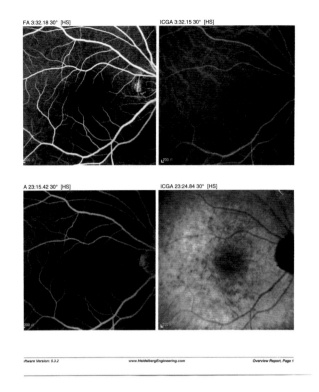

◀ 图 10-8-15　**右眼造影图**

左上图FFA 3.23分钟，未见异常。右上图ICGA 3.23
分钟，亦未见明显病变。左下图FFA 23分钟，也未
见异常。右下图ICGA 23分钟，绕黄斑有多数小的
弱荧光点

病例3：患者女性，25岁，右眼视力下降1周，有闪光感，下降前有感冒史。右眼视力0.2（-5.00DS），左眼视力1.0（-5.00DS），右眼黄斑及颞侧可见白色斑点，视野检查见盲点扩大并中心暗点，闪光视网膜电图（F-ERG）异常。临床印象为左眼急性特发性盲点扩大综合征（图10-8-16）。

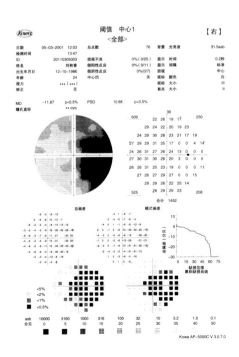

◀ 图 10-8-16　**右眼视野图**

盲点扩大，黄斑受累

（张　薇　周朝晖　王光璐　黄厚斌）

第十一章
视网膜营养障碍

视网膜营养障碍是一大类疾病，病变主要特点是组织的变性萎缩和劈裂等，包括原发性视网膜色素变性、卵黄样黄斑营养障碍（Best病）、Stargardt病、性连锁青少年视网膜劈裂等。OCT能很好地显示出这些变性类疾病的图像特征，这是其他影像检查无法取代的。

第一节 原发性视网膜色素变性

原发性视网膜色素变性（retinitis pigmentosa，RP）是一组以进行性感光细胞及色素上皮功能丧失为共同表现的慢性进行性退行性病变，有明显的遗传倾向。视网膜色素变性具有典型的遗传异质性，目前已分离出的致病基因达数十种。视网膜色素变性可以在眼部单独存在，也可以是全身多个系统疾病或综合征的眼部组成部分，是当今主要的不可逆转致盲性眼病之一。

典型的视网膜色素变性主要表现为光感受器功能异常，尤其以视杆细胞受累更为严重，患者暗视力或暗适应能力受损更早、更重。进行性夜盲常为本病最早出现的临床症状，多于儿童或青少年时期发生，随年龄增长逐渐加重。多数患者早期色觉正常，以后逐渐出现色觉障碍，典型的改变为蓝色盲，红绿色障碍较少。中心视力早期正常或接近正常，并可保持相当长的一段时间，随病程发展，中心视力逐渐减退，最终可完全失明。

视网膜骨细胞样色素沉着和色素变动、血管狭窄变细、视盘呈蜡黄色萎缩构成视网膜色素变性三联征。晚期脉络膜大血管暴露，动脉明显变细，视盘苍白。视网膜色素变性患者常伴有后囊下白内障和近视，部分患者可伴有黄斑囊样水肿或黄斑萎缩性改变。

非典型的视网膜色素变性包括结晶样视网膜色素变性、白点样视网膜色素变性、无色素性视网膜色素变性及反向视网膜色素变性等，尽管临床表现各有不同，但都以进行性光感受器和色素上皮功能障碍为特征。

既往依据病程早晚以及累及黄斑的程度不同，认为视网膜色素变性早期病变局限于中周部，黄斑不受累。但近年特别是OCT在临床广泛应用以来，人们发现视网膜色素变性早期亦有黄斑改变，研究显示至少有半数病例黄斑区有囊样水肿发生，进而融合，使视网膜劈分开，还可见黄斑旁水肿、黄斑视网膜前膜、神经上皮脱离和局限性色素上皮脱离。OCT不仅能够发现这些早期的黄斑病变，同时能清楚地显示晚期改变，如神经上皮变薄、IS/OS层及外界膜层部分损伤。严重者脉络膜也有萎缩（在变性类疾病中常见），毛细血管层萎缩变薄，但无法看出具体结构的改变，中大血管层萎缩表现为圆形暗区的扩大及融合成条形萎缩区，由于毛细血管层萎缩，更靠近RPE光带。

病例1：患者男性，45岁。双眼视力0.2。临床印象为双眼原发性视网膜色素变性（图11-1-1～11-1-4）。

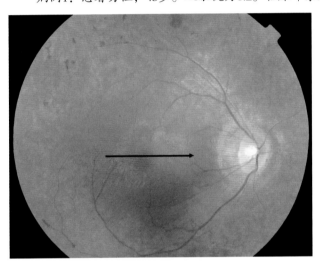

▲ 图 11-1-1 右眼眼底彩像

视盘色尚可，血管细，中周部可见色素紊乱及沉着，黄斑区稍显不清

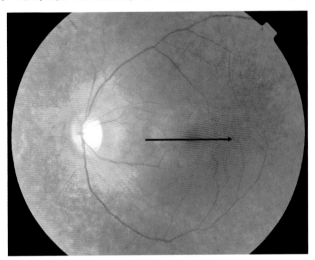

▲ 图 11-1-2 左眼眼底彩像

眼底病变与右眼相似

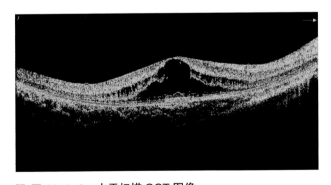

▲ 图 11-1-3 水平扫描 OCT 图像

黄斑区可见呈无光反射暗区的囊肿，中心部分已融合成一个大囊腔，将外层视网膜劈分开，内核层也有劈裂，囊肿内壁较薄，但未破裂，RPE 光带薄而不均匀，IS/OS层不连续

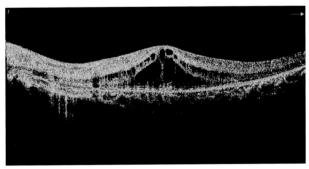

▲ 图 11-1-4 水平扫描 OCT 图像

图像与右眼相似，不过囊腔显得稍小，囊肿中心有丝状物相连。内核层也有多个囊肿，中心凹处囊肿内壁很薄但未破裂，IS/OS层不连续

病例2：患者男性，40岁。双眼视力0.1。临床印象为双眼视网膜色素变性（结晶样，Bietti型，图11-1-5～11-1-10）。

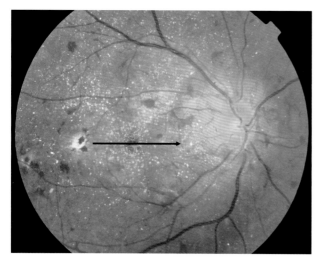

图 11-1-5　右眼眼底彩像

视盘色尚可，动脉细，后极部散在多数色素点块及细小黄白色点及闪光点

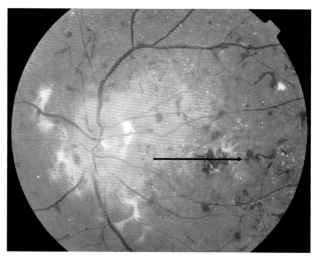

图 11-1-6　左眼眼底彩像

除盘周可见灰白色纤维化斑外，余表现与右眼近似

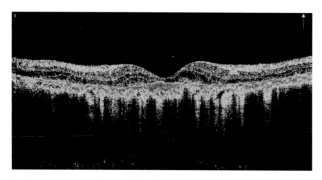

图 11-1-7　右眼垂直扫描 OCT 图像

黄斑中心变薄，组织结构不清楚，IS/OS层及外界膜均未显现。RPE光带不均匀萎缩，致使其后组织光反射不均匀增强

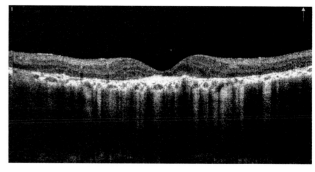

图 11-1-8　右眼垂直扫描灰度图

视网膜层次仍不十分清楚，脉络膜可见多数圆形中空、低反射的中等血管的影像，反映出毛细血管层的萎缩

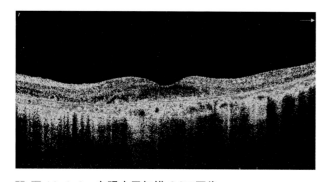

图 11-1-9　左眼水平扫描 OCT 图像

黄斑中心区萎缩程度稍逊于右眼。视网膜结构仍不分明，IS/OS层及外界膜层同样未显现

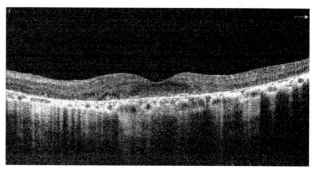

图 11-1-10　左眼垂直扫描灰度图

视网膜层次不清更明显

病例3：患者男性，58岁。双眼视力0.05。临床印象为双眼原发性视网膜色素变性（结晶样，图11-1-11～11-1-13）。

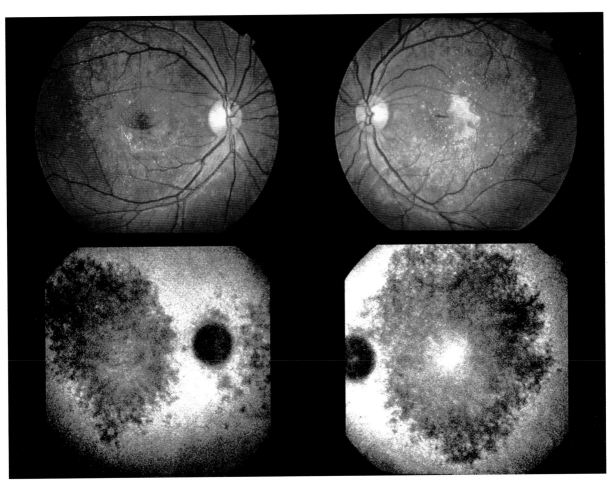

↟ 图 11-1-11　双眼眼底彩像及 ICGA
左上图为右眼眼底彩像，视盘色尚好，血管正常，后极部视网膜萎缩呈青灰色，边界清楚，夹杂有结晶小点。左下图为ICGA像，后极部萎缩区呈地图状弱荧光区。右侧上下图为左眼眼底彩像及ICGA像，大致与右眼相似，但萎缩区范围更大

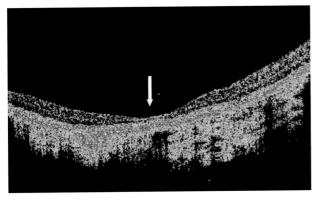

↟ 图 11-1-12　右眼黄斑水平扫描 OCT 图像
RPE萎缩使光透过量增加，光带变宽，其后脉络膜光反射量增加，神经上皮层萎缩变薄，中心凹处更薄，仅存一个薄层光带（箭头）

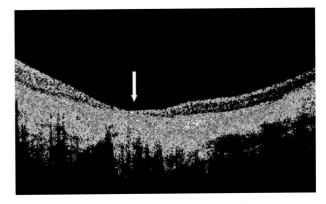

↟ 图 11-1-13　左眼黄斑水平扫描 OCT 图像
图像与右眼基本相似，RPE光带增宽更明显，中心处视网膜薄如纸（箭头）

病例4：患者男性，38岁。右眼视力0.5。临床印象为右眼视网膜色素变性（图11-1-14，11-1-15）。

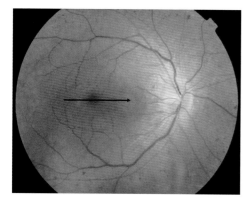

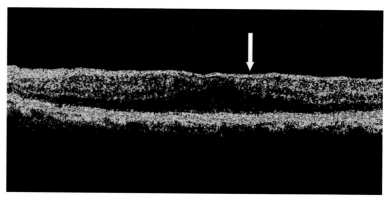

⬆ 图 11-1-14　右眼眼底彩像
血管细，后极部可见轻度色素紊乱夹杂细小色
素点，黄斑区似有轻度水肿

⬆ 图 11-1-15　右眼黄斑水平扫描 OCT 图像
黄斑区可见少量囊样水肿，视网膜内液体聚集致视网膜增厚，视网膜表面可见
一个红黄色细线样反光带，即前膜（箭头）

病例5：患者男性，37岁。右眼视力0.7，左眼视力0.2。临床印象：双眼原发性视网膜色素变性合并
黄斑囊样水肿。玻璃体腔内注入曲安奈德4mg（图11-1-16～11-1-21）。

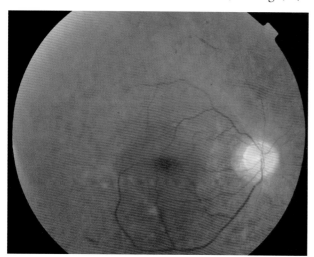

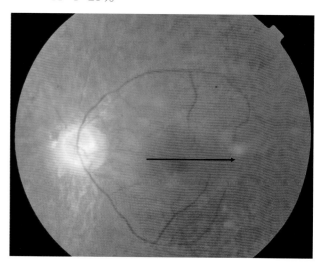

⬆ 图 11-1-16　右眼眼底彩像
视盘色淡血管细，黄斑囊样水肿，赤道部可见色素紊乱及沉着

⬆ 图 11-1-17　左眼眼底彩像
与右眼眼底表现相似

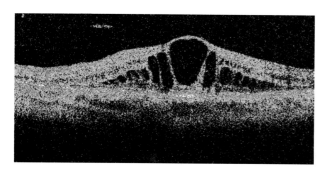

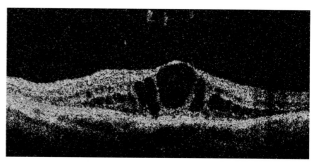

⬆ 图 11-1-18　左眼黄斑水平扫描 OCT 图像
黄斑区可见大小不等的囊样水肿，黄斑水肿厚度为750μm，270°
垂直扫描黄斑厚度为730μm

⬆ 图 11-1-19　左眼黄斑水平扫描 OCT 图像
玻璃体腔内注药1周后，CME形态及厚度无改变，视网膜厚度为
732μm

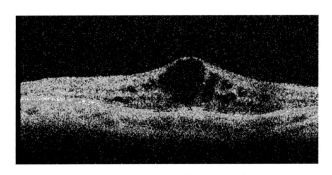

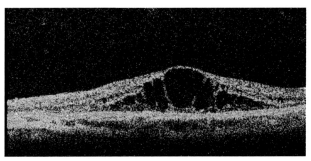

△ 图 11-1-20　左眼黄斑水平扫描 OCT 图像
注药2.5个月后，囊肿形态有所改变，但水肿厚度较治疗前稍有减少，视网膜厚度为685μm，视力无变化

△ 图 11-1-21　左眼黄斑水平扫描 OCT 图像
注药10个月后，囊肿较前稍有缩小，视网膜厚度为634μm，较治疗前有所下降

病例6：患者女性，42岁。右眼视力0.1，左眼视力0.4。临床印象为双眼原发性视网膜色素变性（图11-1-22）。

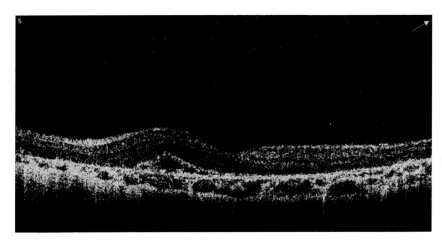

◁ 图 11-1-22　左眼黄斑 FD-OCT 图像
可见RPE光带变薄及脉络膜萎缩后中大血管所致的暗区，还可见一个小神经上皮脱离腔暗区，视网膜水肿光带增厚，但反射减弱

病例7：患者女性，37岁。双眼视力0.3。临床印象为双眼原发性视网膜色素变性（图11-1-23，11-1-24）。

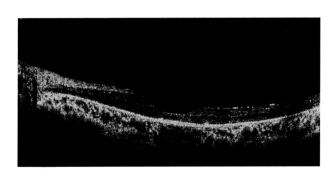

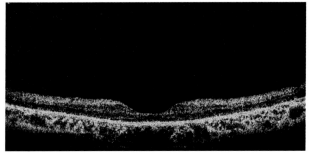

△ 图 11-1-23　右眼黄斑 FD-OCT 图像
RPE光带变薄，脉络膜毛细血管层光带呈暗区，神经上皮层光带轻度变薄

△ 图 11-1-24　左眼黄斑 FD-OCT 图像
表现同右眼

病例8：患者女性，49岁。右眼视力0.6，左眼视力0.7。临床印象为双眼静脉旁型视网膜色素变性（图11-1-25）。

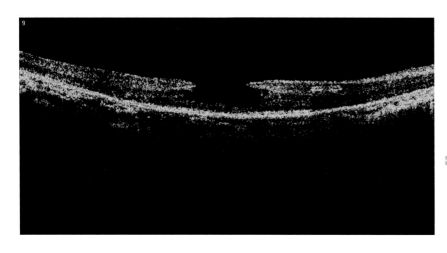

◀ 图 11-1-25　**右眼黄斑FD-OCT图像**
视网膜光带在黄斑中心处中断，RPE光带前尚可见薄层视网膜光带，符合板层裂孔特征

病例9：患者男性，43岁。右眼矫正视力0.6，左眼矫正视力0.7。临床印象为双眼原发性视网膜色素变性（图11-1-26，11-1-27）。

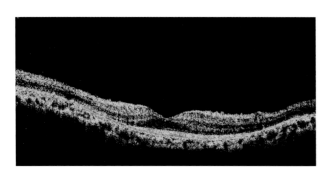

图 11-1-26　**右眼黄斑 FD-OCT 图像**
RPE光带变薄，当仅见中大血管暗区更靠近RPE光带时，说明脉络膜萎缩，神经上皮层尚好

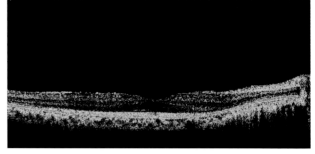

图 11-1-27　**左眼黄斑 FD-OCT 图像**
与右眼表现相似

病例10：患者男性，28岁，双眼视力下降10余年。右眼视力0.08，左眼视力0.1。临床印象为双眼原发性视网膜色素变性（可能为中心型，图11-1-28～11-1-33）。

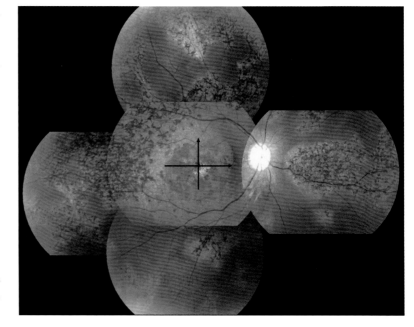

图 11-1-28　**右眼眼底彩像**
视盘黄红色，血管细，黄斑萎缩，黄斑外可见大片骨细胞样色素及色素紊乱。中周部亦有色素沉着，但不均匀

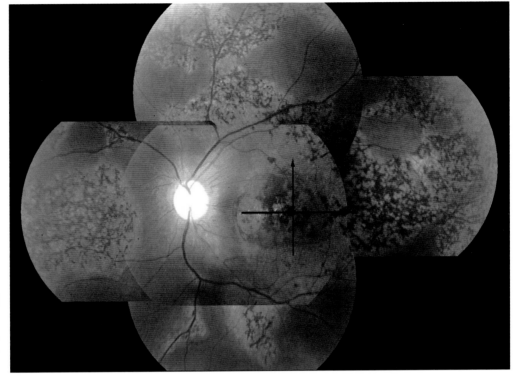

图 11-1-29 左眼眼底彩像

眼底病变与右眼近似，但黄斑区色素显得更多

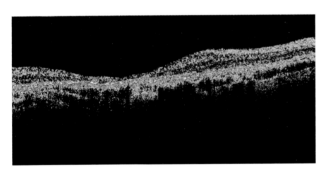

图 11-1-30 右眼黄斑水平扫描 OCT 图像

RPE光带变薄，脉络膜萎缩后，明显可见中大血管呈圆形和条状萎缩光学暗区，而且更靠近RPE光带，神经上皮层也萎缩，中心处仅厚41μm

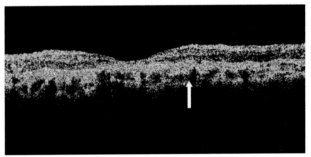

图 11-1-31 右眼黄斑垂直扫描 OCT 图像

图像与水平扫描表现相似，脉络膜萎缩后，更易见中大血管呈圆形和条形萎缩暗区

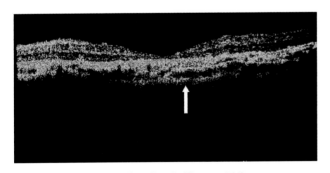

图 11-1-32 左眼黄斑水平扫描 OCT 图像

RPE光带变薄且不均匀，脉络膜萎缩更易见中大血管条形萎缩暗区（箭头），神经上皮层变薄，中心处厚度41μm

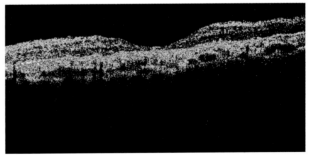

图 11-1-33 左眼黄斑垂直扫描 OCT 图像

病例11：患者男性，26岁，夜盲5～6年。右眼视力0.9，左眼视力1.0。临床印象为双眼原发性视网膜色素变性（图11-1-34～11-1-37）。

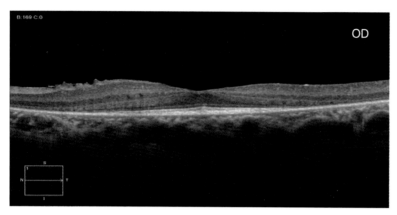

▲ 图11-1-34　右眼水平扫描OCT图像
黄斑中心曲线清晰，中心左侧视网膜表面高低不平，显示有前膜存在。内核层可见少数几个小囊肿。在黄斑中心区，IS/OS层（椭圆体区）及外界膜较完整，中心区外侧不可见

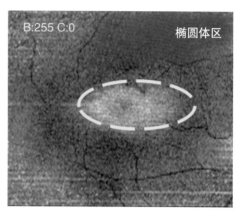

▲ 图11-1-35　右眼黄斑C扫描
显示中心区IS/OS层（椭圆体区）残存范围

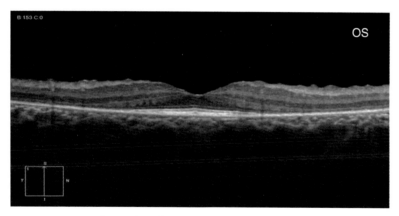

▲ 图11-1-36　左眼垂直扫描OCT图像
黄斑中心曲线清晰，中心两侧视网膜表面高低不平，显示有前膜存在。如右眼所见，在黄斑中心区，IS/OS层（椭圆体区）及外界膜较完整，中心区外侧不可见

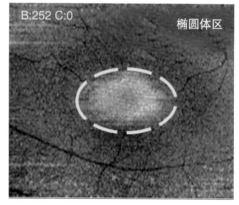

▲ 图11-1-37　左眼黄斑C扫描
显示中心区IS/OS层（椭圆体区）残存范围。与右眼相似。此例显示RP由中纬部向后极部进展，黄斑中心区仍保留有视细胞未受累，虽然视野受损，但中心视力好

第二节 视锥-杆细胞营养障碍及锥细胞营养障碍

视锥细胞营养障碍分为两型，一型为单纯锥细胞受累，另一型为锥细胞先受累而后杆细胞也受累，即所谓锥-杆型营养障碍及视锥-杆细胞营养障碍。两者常被作为同一类疾病，它们虽然在基因型上具有一定的同源性，但在临床表现上存在明显差异。

视锥细胞营养障碍（cone dystrophy，COD）主要影响视网膜视锥细胞感光系统，是以视力明显下降，色觉异常和异常的明视ERG表现为特征的一种遗传性疾病，可以为常染色体显性或隐性遗传。

视锥细胞营养障碍典型的黄斑改变出现在视力损害之后，早期眼底检查可以完全正常或黄斑区色素轻度紊乱，中心反光不清。晚期可表现为典型的"牛眼"样黄斑病变或黄斑区视网膜色素上皮和脉络膜毛细血管地图样萎缩。周边视网膜、视网膜血管和视盘无明显异常。

OCT上主要表现为视细胞层以及RPE光带和脉络膜毛细血管层光带均明显变薄。

视锥-杆细胞营养障碍（cone-rod dystrophy，CORD）在临床表现上更类似视网膜色素变性，有人认为CORD是视网膜色素变性的一种变异，可伴有视盘萎缩、血管变细、类骨细胞样色素沉着等表现，常伴有周边视野丧失和夜盲。不同于视网膜色素变性的是，视锥-杆细胞营养障碍患者的周边视网膜病变和周边视野缺损总是出现在黄斑病变和中心视力丧失之后，并且其黄斑受累的程度较视网膜色素变性更为严重，故又称为反向视网膜色素变性。其典型临床症状为缓慢进展的双眼视力下降，畏光，色觉差，日间视力比黄昏视力差，晚期可伴有周边视野丧失和夜盲。

CORD为遗传性疾病，可表现为常染色体显性遗传、隐性遗传、性连锁遗传或散发。常染色体显性遗传视锥-杆细胞营养障碍目前已有8个基因位点被定位，常染色体隐性遗传视锥-杆细胞营养障碍已有2个基因被发现。

病例：患者女性，30岁，畏光，视力渐下降半年。双眼视力0.3。F-ERG视锥细胞反应和30Hz闪烁光反应振幅重度降低，视杆细胞反应大致正常。临床印象为视锥细胞营养障碍（图11-2-1～11-2-5）。

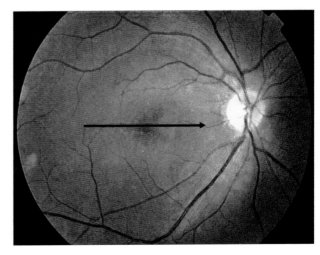

▶ 图 11-2-1　**右眼眼底彩像**
黄斑轻度色素紊乱，其余未见异常

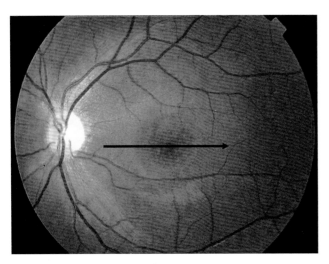

⬆ 图 11-2-2　左眼眼底彩像

与右眼眼底病变相似

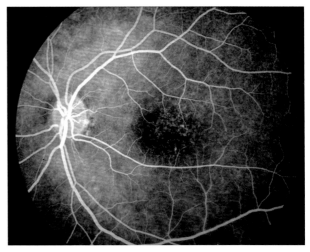

⬆ 图 11-2-3　左眼 FFA 像

造影3.4分钟，黄斑可见多个小点状窗样强荧光，晚期退行不扩大。右眼FFA表现与左眼相似

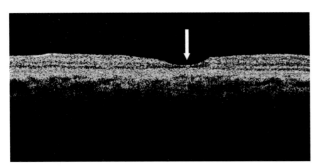

⬆ 图 11-2-4　右眼黄斑水平扫描 OCT 图像

黄斑中心视网膜层光带变薄，视网膜厚度78μm（箭头），可能为部分视锥细胞萎缩所致，其他视网膜组织结构尚好。RPE光带也萎缩变薄，呈一条红色细线，部分脉络膜萎缩

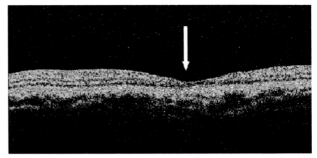

⬆ 图 11-2-5　左眼黄斑水平扫描 OCT 图像

黄斑中心视网膜层光带变薄，厚度91μm（箭头），RPE光带变薄萎缩

第三节　青少年黄斑营养障碍

　　青少年黄斑营养障碍包括Stargardt病和眼底黄色斑点症（fundus flavimaculatus）。两者尽管临床表现有所不同，但病理基础一致，均为脂褐质在色素上皮基底膜沉积，导致色素上皮进行性功能障碍，多为常染色体隐性遗传，但也有显性遗传的报道。

　　常见发病年龄为6～20岁，双眼发病。中心视力在疾病初期即有明显下降，视力下降程度与检眼镜下所见不相符（症状重、体征轻）。色觉障碍出现较早并逐渐加重，患者无夜盲而有不同程度的昼盲现象。

早期眼底无明显异常或中心凹反光消失，随病情发展，黄斑区可出现黄色或黄白色斑点状沉着物，位于RPE，并逐渐形成黄斑周围境界清楚的色素上皮点状萎缩区。随视网膜色素上皮丢失，可表现为典型的"牛眼"样改变。其FFA可见到特征性的脉络膜淹没征，即脉络膜背景荧光缺失表现，这可能与视网膜色素上皮细胞内脂褐质等异常物质增多有关。

与以往的检查手段相比，OCT提供了更多的有关视网膜神经上皮改变的信息。在OCT图像上，除色素上皮和脉络膜毛细血管层所形成的光带明显变薄、厚度不均外，黄斑区特别是中心凹周围神经上皮光带明显变薄，甚至接近消失，主要是视细胞层萎缩所致。OCT使得神经上皮受累的程度更加直观，并可进行定量的追踪观测，同时可以解释中心视力下降程度与眼底所见不相符的现象，有助于病变的早期诊断。

病例1：患者男性，35岁，视力不佳20余年。右眼视力0.05，左眼视力0.02。临床印象为双眼Stargardt病（图11-3-1～11-3-4）。

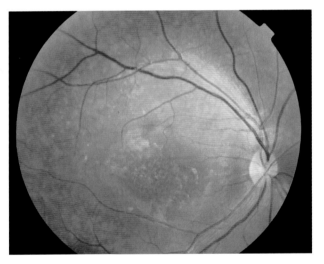

↑ 图 11-3-1　右眼眼底彩像
黄斑区有直径约2PD的卵圆形萎缩区，其周围可见少许黄色点

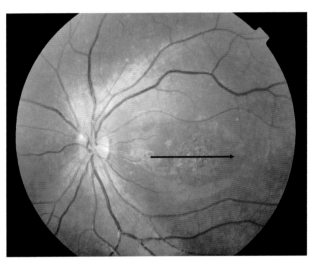

↑ 图 11-3-2　左眼眼底彩像
黄斑病变与右眼相似

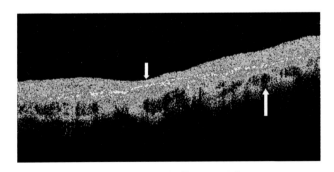

↑ 图 11-3-3　右眼黄斑水平扫描 OCT 图像
RPE光带不均，由于萎缩，光透过量增加，使部分光带变宽，其后可见多数脉络膜萎缩所致圆形或融合暗区（长箭头），中心处神经上皮层变薄，厚度101μm（短箭头）

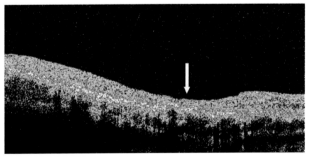

↑ 图 11-3-4　左眼黄斑水平扫描 OCT 图像
图像与右眼相似，黄斑中心厚度112μm（箭头）

病例2：患者男性，28岁。双眼视力0.1。临床印象为双眼Stargardt病（图11-3-5～11-3-8）。

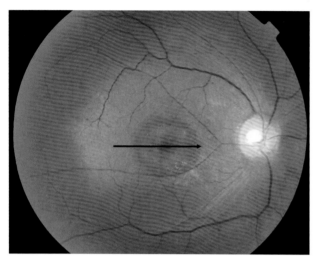

↑↓ 图 11-3-5　右眼眼底彩像
黄斑区可见直径约大于1PD的近圆形萎缩区，其余正常

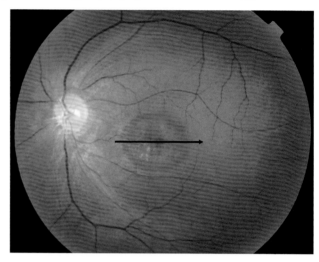

↑↓ 图 11-3-6　左眼眼底彩像
黄斑萎缩区与右眼相似

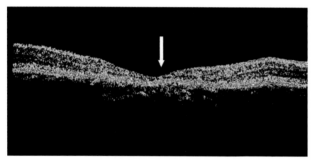

↑↓ 图 11-3-7　右眼黄斑水平扫描 OCT 图像
RPE光带变薄，脉络膜光反射减弱，大部分呈暗区，中心处视网膜变薄，厚度66μm（箭头）

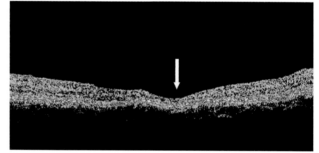

↑↓ 图 11-3-8　左眼黄斑水平扫描 OCT 图像
图像与右眼相似，中心处明显变薄，厚度89μm（箭头）

病例3：患者女性，12岁。双眼视力0.1。临床印象为双眼Stargardt病（图11-3-9～11-3-12）。

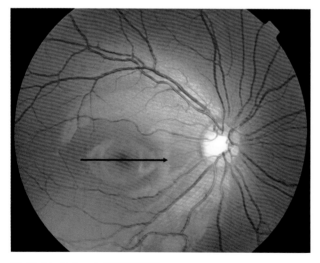

↑↓ 图 11-3-9　右眼眼底彩像
黄斑区可见直径约2PD的卵圆形萎缩区，其余正常

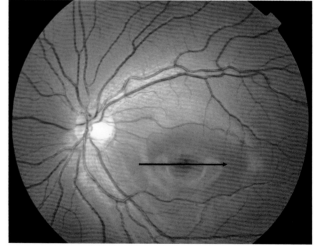

↑↓ 图 11-3-10　左眼眼底彩像
黄斑区病变与右眼相似

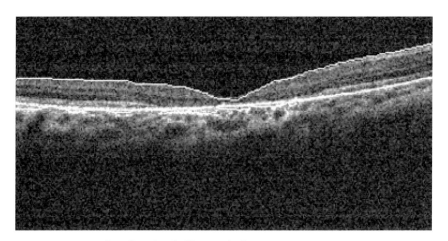

↥ 图 11-3-11　**右眼黄斑水平扫描 OCT 灰度图**

黄斑中心变薄，主要是视细胞萎缩所致，视细胞的外节顶端与RPE微绒毛缠绕形成的复合体层（简称外节绒毛层）及IS/OS层均不可见，ELM层亦不见，但RPE未见损害。相应脉络膜层轻度萎缩

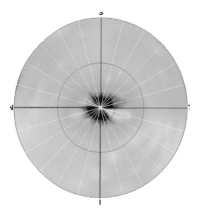

↥ 图 11-3-12　**右眼视网膜厚度地形图**

蓝色为变薄区

病例4：患者男性，16岁。右眼视力0.1，左眼视力0.08。临床印象为双眼Stargardt病（图11-3-13～11-3-16）。

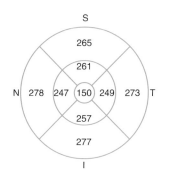

Map Diameters
Fovea:　　　　1.00mm
parafovea:　　3.00mm
Penfovea:　　 6.00mm

↥ 图 11-3-13　**右眼视网膜厚度数值图**

中心区150μm，中心厚度75μm

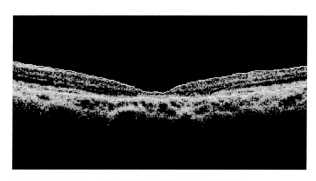

↥ 图 11-3-14　**左眼黄斑水平扫描 OCT 彩图**

黄斑中心变薄，病变表现与右眼相似

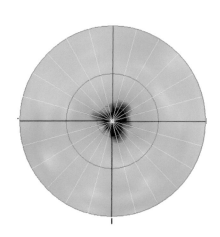

↥ 图 11-3-15　**左眼视网膜厚度地形图**

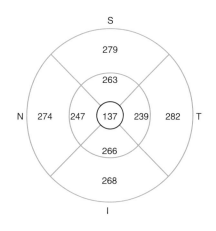

↥ 图 11-3-16　**左眼视网膜厚度数值图**

中心厚度63μm

第四节 卵黄状黄斑营养障碍

卵黄状黄斑营养障碍（vitelliform macular dystrophy）又称为Best病，是一种常染色体显性遗传性黄斑疾病，但也存在散发病例。婴儿期或儿童早期发病，常见发病年龄为3～15岁，双眼受累。

患者早期视力正常或轻度下降，可多年稳定于0.4～0.6，早期色觉正常，晚期中心视力严重障碍，并逐渐出现不同程度的色觉障碍。病变前期患者无症状，黄斑区可无任何异常表现或轻度黄斑区色素紊乱，随病情发展，黄斑区可出现特征性卵黄状改变，表现为视网膜中心凹下出现一个境界鲜明、黄色、蛋黄状的圆形囊样病变，通常为单个病灶且双眼对称，少数患者可表现为后极部多发性囊样蛋黄状病灶。晚期卵黄状病变可破损，逐渐为瘢痕组织和色素增生所替代，形成黄斑区局限性瘢痕，少数情况下可继发新生血管。但眼电图（EOG）显示光峰与暗谷比值降低是其特征性改变。

卵黄状黄斑变性在儿童期后出现，称为成人型Best病，其表现与儿童期Best病类似，但病灶通常较小，且形态可多样化，其卵黄状病变多数并不破裂和分层。

黄斑卵黄状病变在OCT上表现为在视网膜下腔的黄绿色高反射物，卵黄状病变破裂时，在视网膜下腔靠下部分为高反射物，靠上部分为低反射暗区的液腔，两者界线清楚。卵黄状物质在吸收过程中可附着在腔壁上，中心仍为低反射液腔，Schuman认为有的液腔可能为RPE层分裂而成。研究发现卵黄状物质可进入视网膜内，RPE光带可出现断裂现象，瘢痕化时病灶呈致密的高反射区。如继发CNV，则可在RPE光带水平上见到CNV的局限高反射区。

病例1：患者女性，22岁，左眼视力下降3周。右眼视力0.8，左眼视力0.2。临床印象为双眼Best病（图11-4-1～11-4-6）。

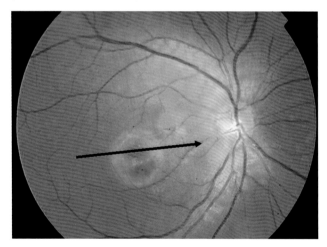

⬆ 图11-4-1　**右眼眼底彩像**
黄斑区可见卵黄色椭圆形病变，直径约大于1PD，病变中心偏上有一个圆形发暗区域，靠下有色素沉着，其余未见异常

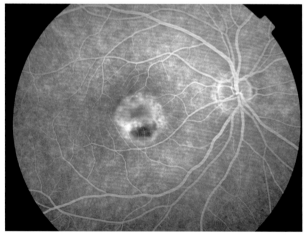

⬆ 图11-4-2　**右眼FFA像**
病变区显示边界清楚的强荧光，病变中心及色素处呈弱荧光

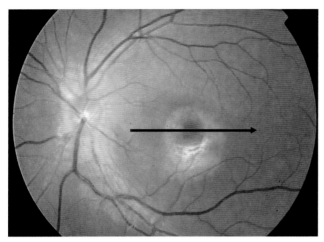

⇑ 图 11-4-3　左眼眼底彩像

黄斑区也有与右眼相似的病变，病变中心也有一个色较暗区，无色素沉着

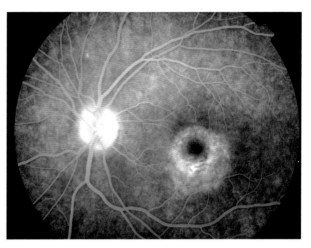

⇑ 图 11-4-4　　左眼 FFA 像

黄斑病变区呈强荧光，边界清楚，中心区呈弱荧光

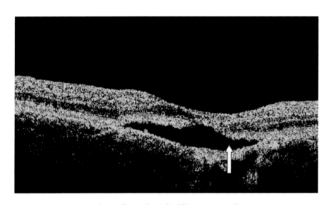

⇑ 图 11-4-5　右眼黄斑水平扫描 OCT 图像

黄斑中心相当于卵黄区可见一个呈梭形无光反射暗区（箭头）的神经上皮脱离腔（或 RPE 劈裂腔），其内侧视网膜内一小片组织光反射减弱

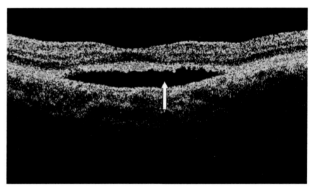

⇑ 图 11-4-6　左眼黄斑水平扫描 OCT 图像

黄斑中心也可见一个与右眼相似的呈梭形的无光反射暗区（箭头），其余视网膜组织结构尚好

　　病例2：患者女性，20岁，4～5岁时右眼视力下降，左眼自觉正常。右眼视力15/20（0.75），左眼视力20/20（1.0）。临床印象为双眼Best病（图11-4-7～11-4-9）。

⇒ 图 11-4-7　双眼眼底彩像

左图为右眼眼底彩像，黄斑区有一个近圆形的病变，直径约1PD大小，色黄白，边界清楚，中心有色素沉着。右图为左眼眼底彩像，黄斑区也有一个相似病变，但范围较小，直径约1/2PD

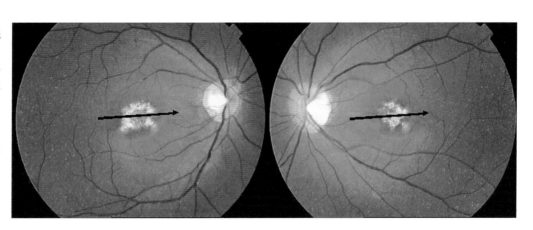

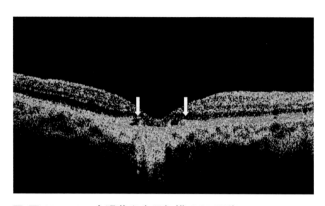

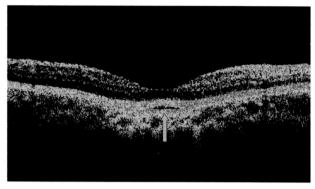

⬆ 图 11-4-8　右眼黄斑水平扫描 OCT 图像

中心处RPE光带变薄，中心部分断裂（箭头）。中心视网膜亦变薄

⬆ 图 11-4-9　左眼黄斑水平扫描 OCT 图像

中心处可见一个小裂隙无光反射暗腔（箭头），中心凹曲线可见，视网膜组织结构尚正常

　　病例3：患者男性，10岁，自幼左眼视力较差。右眼视力1.0，左眼视力0.3。临床印象为双眼Best病（图11-4-10～11-4-13）。

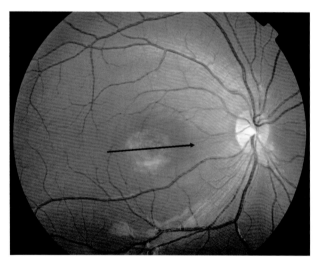

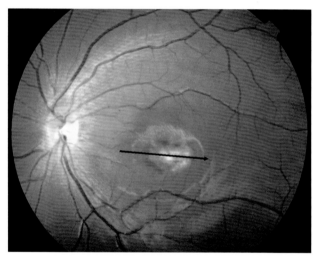

⬆ 图 11-4-10　右眼眼底彩像

黄斑区可见一个圆形黄白色病变，直径稍大于1PD，边界清楚，中心色黄，少量色素沉着，其余正常

⬆ 图 11-4-11　左眼眼底彩像

黄斑区有一个卵圆形病变，直径约相当于1PD大小，边界清楚，病变中心呈致密白色，周围有色素沉着

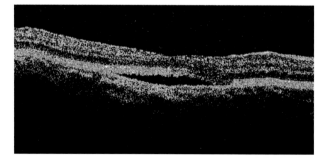

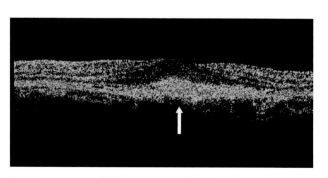

⬆ 图 11-4-12　右眼黄斑水平扫描 OCT 图像

黄斑中心可见一个呈梭形无光反射暗区的脱离腔（或RPE劈裂腔），中心凹曲线较平，视网膜结构尚好

⬆ 图 11-4-13　左眼黄斑水平扫描 OCT 图像

中心处RPE光带呈梭形致密增厚（瘢痕），中心凹曲线消失，光反射减弱，此例继发CNV而形成瘢痕（箭头）

病例4：患者男性，55岁，左眼视力下降7年，右眼视力下降1个月。右眼视力0.2，左眼视力0.5。眼底检查可见双眼黄斑区有圆形卵黄色病变，右眼病变直径约2PD，左眼病变直径为1PD。临床印象为双眼成人型Best病（图11-4-14，11-4-15）。

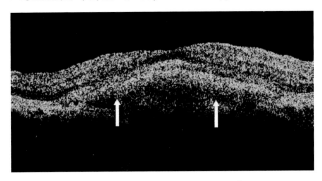

↑ 图 11-4-14　**右眼黄斑水平扫描 OCT 图像**

黄斑区可见一个弧形致密黄绿色光反射带，位于视网膜下间隙，其后还有多数绿色反射点，遮蔽其后组织包括RPE的光反射信号，此即对应于眼底所见的卵黄状物质（箭头）

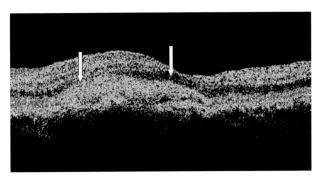

↑ 图 11-4-15　**左眼黄斑水平扫描 OCT 图像**

在黄斑中心偏鼻侧，可见与右眼相似的病变，但病变范围稍小，病变区似更致密，光反射更强（箭头），黄斑中心凹曲线可见，由于病变稍偏离中心，范围小些，左眼视力好于右眼

病例5：患者男性，37岁。双眼视力0.2。临床印象为双眼Best病（图11-4-16～11-4-19）。

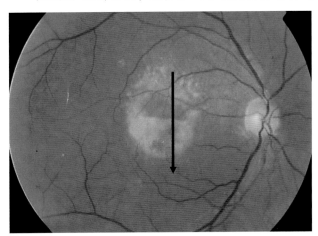

↑ 图 11-4-16　**右眼眼底彩像**

黄斑区有一个直径约1.5PD的卵黄色椭圆形病变，下半部分致密，有一分界线，上半部分吸收

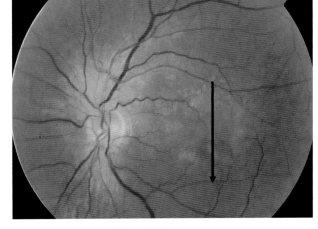

↑ 图 11-4-17　**左眼眼底彩像**

黄斑有一个相似病变，部分吸收，卵黄状病变不如右眼致密

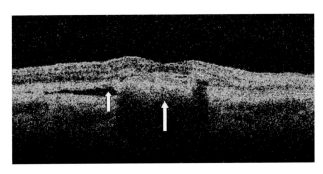

↑ 图 11-4-18　**右眼黄斑垂直扫描 OCT 图像**

图像左侧有一个呈光学暗区的神经上皮脱离腔（短箭头），中心相当于卵黄物处可见红黄色致密光带，遮蔽其后组织的光反射信号（长箭头）

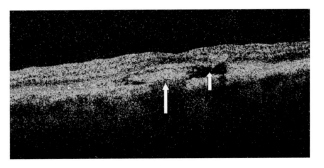

↑ 图 11-4-19　**左眼黄斑垂直扫描 OCT 图像**

与右眼相似，神经上皮脱离腔亦可见（短箭头），中心致密光带比右眼小（长箭头）

病例6：患者女性，6岁，近期发现视力不佳。双眼视力0.2。临床印象为双眼卵黄状营养不良（图11-4-20～11-4-29）。

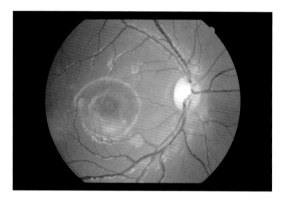

↑ 图 11-4-20　右眼眼底彩像
黄斑中心可见卵黄状物质并沉积至下方

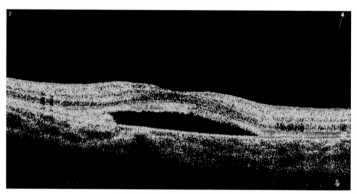

↑ 图 11-4-21　右眼黄斑近垂直扫描 OCT 图像
卵黄状物质被排至视网膜下间隙，左侧间隙前壁可见条状高反射区，与沉积于黄斑下方的卵黄状物质相一致。左侧顶端的高反射区与沉积于黄斑底部的卵黄状物质相一致

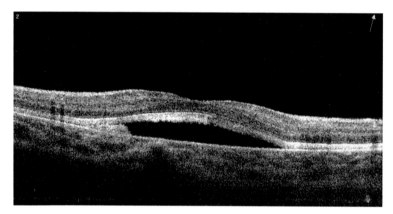

↑ 图 11-4-22　右眼黄斑黑白图像
显示卵黄状物质沉积情况，同样清晰

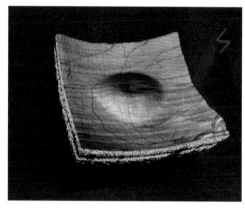

↑ 图 11-4-23　右眼黄斑三维图像

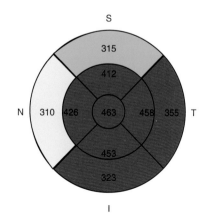

↑ 图 11-4-24　右眼黄斑不同区隆起数值图
中心区隆起最高达463μm

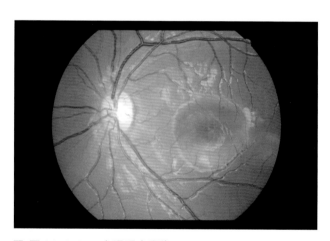

↑ 图 11-4-25　左眼眼底彩像
黄斑病变与右眼对称。卵黄状物质也沉积于下部

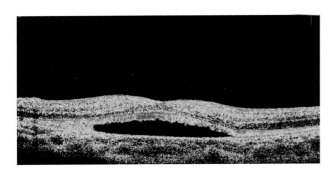

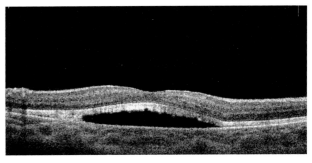

↑ 图 11-4-26　**左眼黄斑近垂直扫描 OCT 图像**
卵黄状物质在OCT分布表现与右眼相似

↑ 图 11-4-27　**左眼黄斑黑白图像**
显示卵黄状物质沉积情况与右眼近似

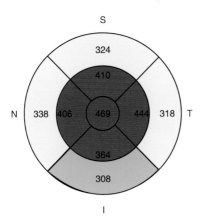

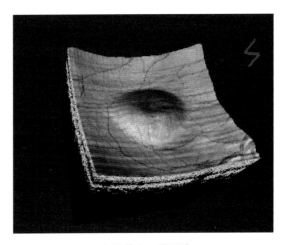

↑ 图 11-4-28　**左眼黄斑不同区隆起数值图**
中心区隆起最高达469μm，两眼高度近似

↑ 图 11-4-29　**左眼黄斑三维图像**
卵黄状病变处向内呈弧形隆起，范围及高度与右眼近似

　　病例7：患者男性，48岁，右眼视力下降2年。右眼视力0.6，左眼视力1.2。临床印象为右眼成人型Best病（图11-4-30～11-4-32）。

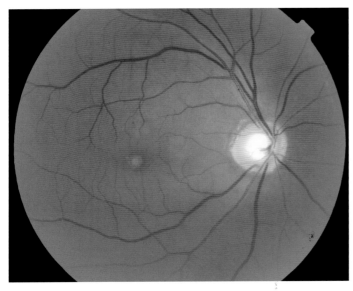

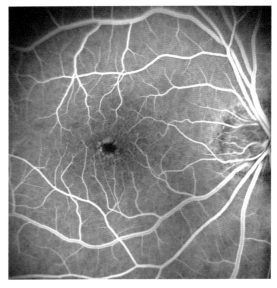

↑ 图 11-4-30　**右眼眼底彩像**
黄斑中心可见直径约1/5PD大小的黄色斑，边界尚清楚，周围无出血渗出

↑ 图 11-4-31　**右眼 FFA 像**
黄斑中心卵黄状处呈弱荧光，有一个强荧光环包绕

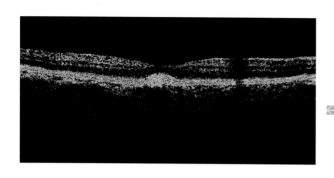

◀ 图 11-4-32 右眼黄斑水平扫描 OCT 图像

黄斑中心RPE光带中断，可见一个位于视网膜下呈梭形隆起的高反射团即卵黄状病变区，黄斑中心凹曲线尚可见

第五节 性连锁青少年视网膜劈裂症

先天性视网膜劈裂（congenital retinoschisis）的病变主要位于视网膜神经纤维层，常为双侧发病，主要为性连锁隐性遗传，又称性连锁青少年视网膜劈裂症，其致病基因被定位于X染色体短臂。尽管还没有证据表明存在遗传异质性，但它在临床上确实存在多种表现型。

患者多为男性，常因双眼视力差而就诊，可伴有弱视、眼球震颤等。眼底可见在视网膜中周部，随着视神经纤维层裂孔（内层孔）的形成，神经纤维层与外层视网膜分离，呈透明薄纱状，其上可见视网膜血管，病变常位于颞下象限，一般不波及锯齿缘，病变区周围常可见色素性分界线。内层孔呈圆形、卵圆形或不规则形，常可见多发裂孔。如果劈裂的内层和外层上都有裂孔，则可发生视网膜脱离。

黄斑劈裂是性连锁视网膜劈裂症的特征性改变，目前认为存在于所有患者，接近50%的患者眼科检查仅发现黄斑劈裂。中心凹视网膜组织层间劈裂所产生的囊样腔隙使内界膜呈现细小的放射状皱褶，中心反光消失。OCT可很好地显示黄斑劈裂，视网膜内层光带向前隆起变薄，中心凹曲线消失，与视网膜其他层劈分开，形成多个囊腔，中心的较大，囊腔间有相连的丝状物分隔，RPE光带常变薄。

病例1：患者男性，15岁。双眼视力0.1。临床印象为双眼性连锁青少年黄斑劈裂（图11-5-1～11-5-4）。

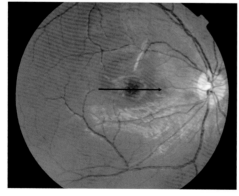

⬆ 图 11-5-1 右眼眼底彩像

黄斑可见放射状细条纹，无渗出、出血

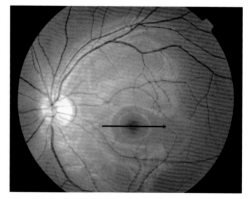

⬆ 图 11-5-2 左眼眼底彩像

黄斑病变与右眼相似

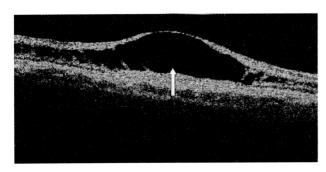

图 11-5-3　右眼黄斑水平扫描 OCT 图像
黄斑区可见层间劈裂，有丝状物相连（Müller纤维），形成一些小囊腔，中心处呈一个大囊腔，将视网膜劈裂分开（箭头），囊腔内壁较薄，凸向玻璃体，RPE光带变薄且不均匀

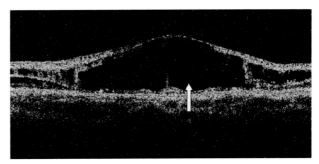

图 11-5-4　左眼黄斑水平扫描 OCT 图像
与右眼相似，黄斑区可见数个较大囊腔（箭头），较右眼大，内壁较薄，两侧有多条丝状物相连

病例2：患者男性，22岁。右眼视力0.2，左眼视力0.1。临床印象为双眼性连锁黄斑劈裂（图11-5-5～11-5-8）。

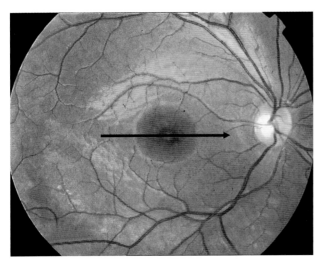

图 11-5-5　右眼眼底彩像
黄斑有放射状细条纹，中心有一个小黄色点，其余正常

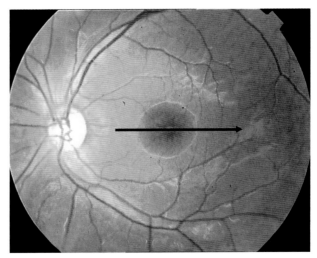

图 11-5-6　左眼眼底彩像
黄斑病变与右眼相似

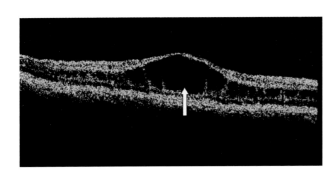

图 11-5-7　右眼黄斑水平扫描 OCT 图像
黄斑区层间劈裂，有大量丝状物相连，将劈裂层分成多个囊腔。中心处囊腔较大（箭头），内壁薄向前凸起，RPE光带变薄

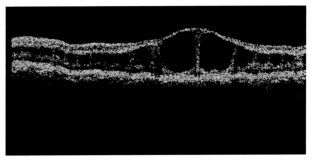

图 11-5-8　左眼黄斑水平扫描 OCT 图像
图像基本与右眼相似，中心数个大囊腔

病例3：患者女性，30岁。右眼视力0.2，左眼视力0.3。临床印象为双眼性连锁黄斑劈裂（图11-5-9～11-5-11）。

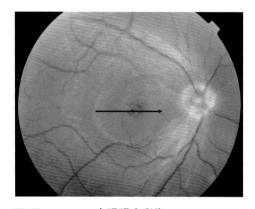

↑ 图 11-5-9　右眼眼底彩像

黄斑可见细小暗色条纹及黄色点，外围有光晕，与左眼眼底病变相似

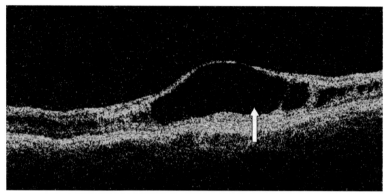

↑ 图 11-5-10　右眼黄斑水平扫描OCT图像

黄斑中心有一个层间劈裂形成的大囊腔（箭头），两旁劈裂的视网膜层间可见丝状物相连形成的小囊

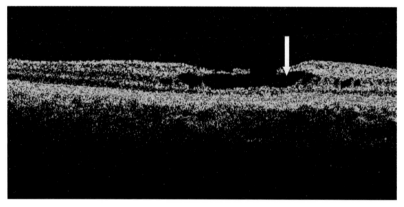

← 图 11-5-11　右眼黄斑水平扫描OCT图像

3个月后，囊腔内劈裂形成一个板层裂孔（箭头），内壁变得扁平，两旁层间丝状物仍可见。OCT的更新换代，使黄斑断层图像清晰度大为提高。观察到黄斑劈裂发生于视网膜的核层主要为内核层，次为外核层，首先显示囊肿由丝状桥相连隔开，可融合成大囊肿，使视网膜进一步劈分开。病变广泛的病例在节细胞层还可见小囊肿。从图上观察到黄斑劈裂合并神经上皮脱离，合并视网膜下黄色渗出点

病例4：患者男性，6岁，自幼视力不好，不能矫正。双眼视力0.2。临床印象为双眼黄斑劈裂（图11-5-12～11-5-17）。

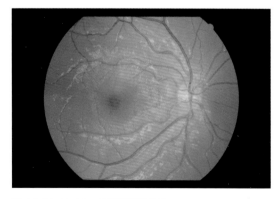

↑ 图 11-5-12　右眼眼底彩像

黄斑中心发暗似可见黄色皱褶

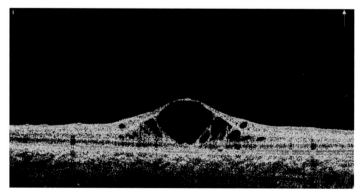

↑ 图 11-5-13　右眼垂直扫描OCT图像

黄斑中心可见大小不等劈裂形成的囊腔，中心最大，凸向前，向两侧变小，囊腔位于内核层，在节细胞层还有2个小圆形囊肿。对应于劈裂区的RPE层，有的表现为不连续

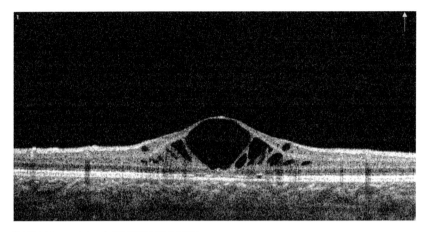

⬆图 11-5-14　右眼 OCT 黑白图像

囊肿更清晰可见

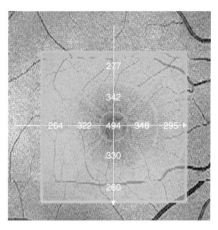

⬆图 11-5-15　右眼黄斑区域厚度图

中心达494μm

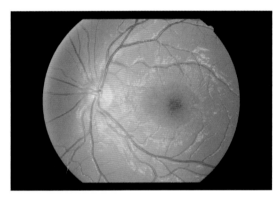

⬆图 11-5-16　左眼眼底彩像

表现与右眼相似

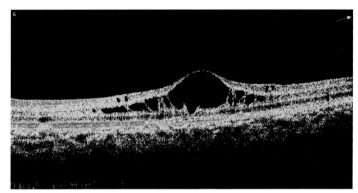

⬆图 11-5-17　左眼水平扫描 OCT 图像

劈裂表现与右眼相似

病例5：患者男性，18岁。双眼视力0.5。临床印象为双眼黄斑劈裂（图11-5-18～11-5-21）。

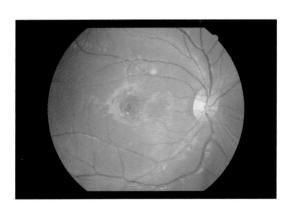

⬆图 11-5-18　右眼眼底彩像

黄斑似有皱褶，黄斑有多数黄色小点

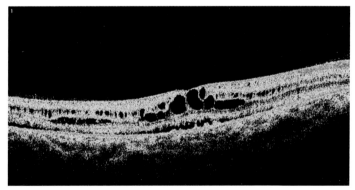

⬆图 11-5-19　右眼水平扫描 OCT 图像

劈裂主要位于内核层，表现为大小不一的低光反射囊腔并有融合，凸向眼内致中心凹外形消失。中心颞侧还可见一个条形低反射区，此为位于外核层的劈裂。另外，在视网膜下可见一个窄条形低反射区相应于视网膜脱离。RPE表面还有高反射小点，此即对应于彩像黄斑的黄色点。劈裂合并视网膜脱离及黄色渗点并不多见

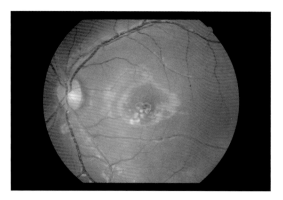

⬆ 图 11-5-20　**左眼眼底彩像**

黄斑中心有多个黄色点

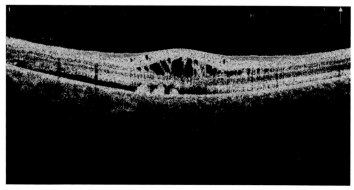

⬆ 图 11-5-21　**左眼垂直扫描 OCT 图像**

黄斑劈裂位于内核层并向鼻侧延伸，视网膜下也见有一个狭条形低反射区相应于视网膜脱离，中心还可见3个高反射小点，即彩像中之黄色小点。中心两侧节细胞层内，一边有一个很小的囊肿

第六节　视网膜血管样条纹

视网膜血管样条纹是由于脉络膜Bruch膜的中胚叶成分，即弹性层变性所致，血管样条纹往往伴随身体其他部位弹性组织的变性。本病有一定家族聚集现象，多为双眼患病，但病变不对称。疾病本身对视力无影响，但Bruch膜破裂继发CNV时可不同程度影响视力，较大的黄斑CNV表现颇似渗出型AMD，易误诊。

此病的OCT表现如AMD，但黄斑的盘状病变表现得更不规整，而且变异较大。

病例1：患者男性，35岁，5年前左眼眼内出血，1个月前右眼眼内出血。右眼视力0.3，左眼视力0.03。临床印象为双眼视网膜血管样条纹合并黄斑新生血管。右眼行PDT治疗（图11-6-1～11-6-5）。

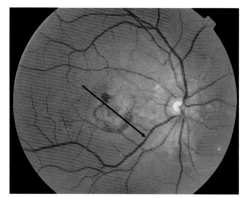

⬆ 图 11-6-1　**右眼眼底彩像**

视盘周围可见灰黑色血管样条纹，有的绕视盘上半，有的向外呈放射状分布，黄斑中心有一处状出血，其鼻侧及下方可见地图状深层灰色膜

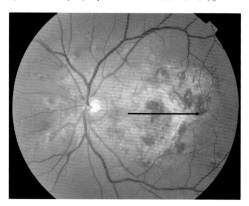

⬆ 图 11-6-2　**左眼眼底彩像**

视盘周围有灰黑色血管样条纹，黄斑区有一个约4PD×6PD的地图状深层灰白色机化瘢痕，散在色素斑块

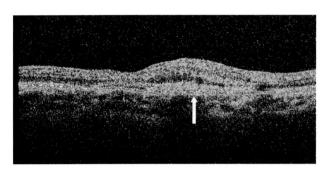

⬆ 图 11-6-3　右眼黄斑斜向 135° 扫描 OCT 图像

黄斑中心偏鼻下RPE光带呈梭形增宽，反射稍增强而不均匀（CNV，箭头），该处视网膜水肿，外层视网膜内光反射减弱

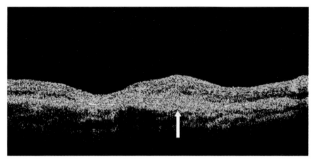

⬆ 图 11-6-4　右眼黄斑斜向 135° 扫描 OCT 图像

右眼PDT治疗3个月后，黄斑中心凹曲线可见，中心凹鼻下方，RPE光带呈梭形增宽，反射较前增强（箭头），其余处RPE光带变薄，视网膜水肿稍有减轻

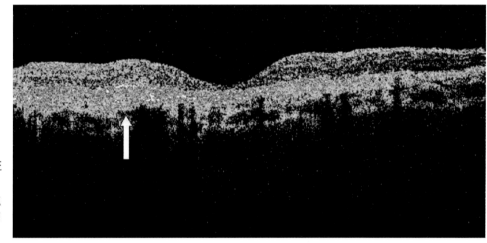

➡ 图 11-6-5　左眼黄斑水平扫描 OCT 图像

大部分RPE光带不规则增宽（瘢痕，箭头），中心处视网膜萎缩，变得极薄

　　病例2：患者女性，48岁，右眼视力下降。右眼视力0.01，左眼视力0.8。临床印象为双眼视网膜色素线条，右眼并发黄斑新生血管（图11-6-6～11-6-11）。

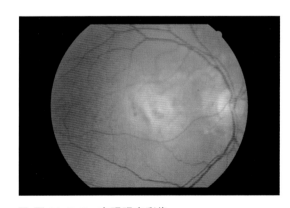

⬆ 图 11-6-6　右眼眼底彩像

视盘周围色素不均匀脱失，有黑色条纹围绕视盘上方。黄斑可见一个直径约大于1PD的黄色渗出灶，外侧可见条状出血

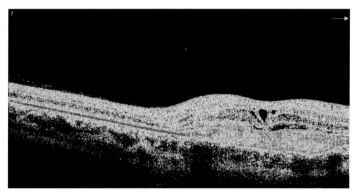

⬆ 图 11-6-7　右眼水平扫描 OCT 图像

RPE光带有不明确连续处，由此向内在视网膜下腔可见不均匀的高反射灶，其内侧视网膜外中层水肿增厚，其间有液腔及囊样水肿

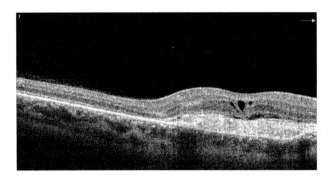

◀ 图 11-6-8　右眼水平扫描 OCT 黑白灰度图像

渗出灶及囊样水肿清晰可见

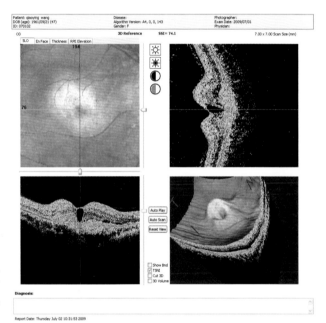

➡ 图 11-6-9　右眼组合图

左上为 SLO 图，黄斑渗出性病灶呈不均匀白色。右上及左下为水平及垂直扫描图，渗出灶及囊样水肿形态也不相同，黄斑中心凹陷仍可见。右下为三维图像，黄斑中心凹陷及其旁圆屋顶样隆起有立体感

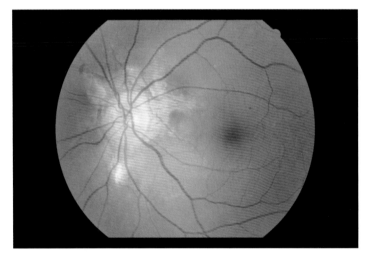

⬆ 图 11-6-10　左眼眼底彩像

视盘周围有萎缩灶及黑色血管样线条

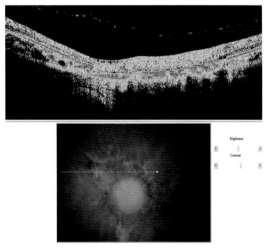

⬆ 图 11-6-11　血管样条纹的 OCT 图像

下图为 SLO 视盘稍上方 OCT 水平扫描线，通过血管样线条。上图为 OCT 图像，相当于血管线条处 RPE 复合体光带中断，其余处因 RPE 萎缩，其后组织呈不均匀增宽的光反射带。视网膜组织层次无法分清

第十二章
视神经疾病

视神经疾病包括视盘疾病。视盘疾病可由先天性和后天性多种因素引起，如先天性视盘发育异常和缺损，后天的炎症、缺血、颅内压增高、外伤等，均可引起视盘及其邻近的视网膜出血、水肿、渗出等，其中以炎症最为常见。

OCT可显示视盘的异常，但图像的特异性不强。尽管OCT仪上带有测量视盘各种数据的软件，包括盘沿面积、盘面积、杯深度以及缘长等，但对于评价或追踪视盘水肿或萎缩的发展却既不敏感，亦缺乏精确的量化指标，但是对于观测视盘小凹和牵牛花综合征的并发症，如黄斑浆液性脱离及其发展则有其独到之处。总体而言，OCT应用于视盘疾病的意义远不如黄斑疾病。

第一节 视盘水肿

视盘水肿通常是指颅内压增高引起的视盘被动性水肿，并无视盘本身致病因素的存在。此病表现可有阵发性的暂时性视物模糊，也可有头痛、恶心、呕吐等颅内压增高症状。眼底检查见视盘边缘模糊隆起，可以超过3个屈光度，甚至达到8个屈光度，视盘色红并显得增大，生理凹陷变浅甚或消失，前凸呈蘑菇状。视盘周围可见出血和白斑，视盘旁还可见黄色弧形条纹及皱褶，动脉正常或轻度变细，静脉迂曲扩张。黄斑可见水肿和不完全的星状图。视野检查有生理盲点扩大，如病变累及黄斑，亦可见中心暗点。临床上还有一种情况值得注意，就是有些病例存在视盘水肿，但并无神经系统阳性体征，称之为假性脑肿瘤（良性高颅压症）。视盘水肿可经年存在，良好视力亦可维持较长时间。当然，视盘水肿最终可导致视神经萎缩，并使视力受损。

　　视盘水肿在OCT上的表现为视盘的黄绿色光带向前隆起，边界不清。轻度水肿时，视盘的生理凹陷仍可见，随着水肿的发展，凹陷变浅；水肿严重时，生理凹陷可消失。视盘水肿后部的组织，因入射光线受阻而呈暗区。

　　病例：患者男性，55岁，阵发性视物模糊2个月。双眼视力0.8。临床印象为双眼视盘水肿（可能因颅内占位病变引起）。神经内科进一步检查（图12-1-1~12-1-6）。

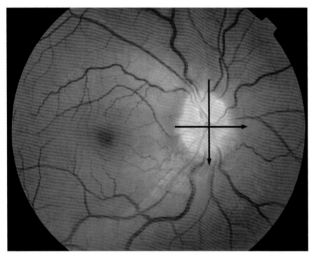

▲ 图 12-1-1　右眼眼底彩像
视盘水肿增大，边界不清，色稍淡，静脉迂曲

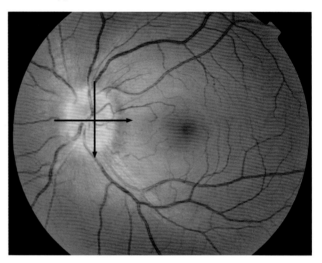

▲ 图 12-1-2　左眼眼底彩像
眼底表现与右眼相似

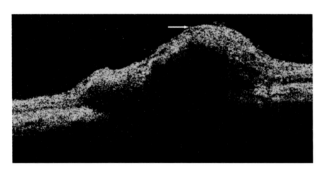

▲ 图 12-1-3　右眼视盘水平扫描 OCT 图像
相当于视盘部分厚薄不均的绿色光带向内隆起，鼻侧比颞侧更高（箭头），正常生理凹陷不见

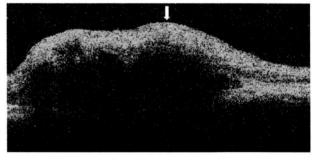

▲ 图 12-1-4　右眼视盘垂直扫描 OCT 图像
相当于视盘的绿色光带整个向前隆起（箭头），生理凹陷不见

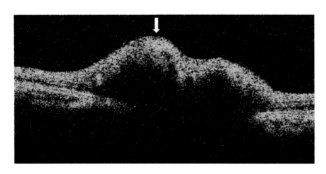

▲ 图 12-1-5　左眼视盘水平扫描 OCT 图像
视盘的绿色光带同样向前隆起，鼻侧比颞侧更高（箭头），中心有一个浅凹陷

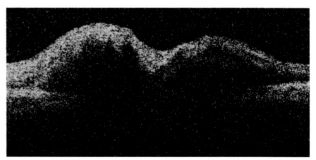

▲ 图 12-1-6　左眼视盘垂直扫描 OCT 图像
其图像与水平扫描相似

视盘炎和视神经萎缩

  若炎症局限于视盘则称视盘炎，若视盘周围及黄斑甚至后极部也有炎症波及，则称视盘视网膜炎。视盘炎的临床表现为视力急剧减退，眼底可见视盘色红，表面毛细血管扩张，边界不清、水肿，隆起一般不超过3个屈光度，视盘周围可有出血和渗出。静脉迂曲扩张，若炎症波及视网膜和黄斑，则视网膜水肿、黄斑水肿，黄斑鼻侧还可见部分星状图或放射状皱褶。炎症消退后视盘常遗有继发性视神经萎缩。

  视神经萎缩是视神经受多种致病因素，如炎症、缺血、外伤和中毒等影响的最终共同结局。临床上常将之分为原发性和继发性，前者指眼内无可致萎缩的疾病，系由球后视神经病变所致，眼底检查视盘色淡或仅颞侧色淡（见于球后视神经炎），视盘上毛细血管数减少，视神经萎缩明显时呈瓷白色甚至可见筛板，边界清楚，盘面清洁；后者指眼内有可致萎缩的眼病如炎症、变性类疾病等，视盘呈黄白色，盘面稍显污秽，常有增殖物充填，边界不清，盘周可见黄白色条纹或皱褶，还可见陈旧渗出或出血，视盘上血管有时可见白鞘。

  视盘炎症也可导致视盘水肿，它与单纯性水肿只是水肿程度上的区别，OCT表现为视盘光带向前隆起、边界不清，图像的特异性不强。如炎症波及黄斑区，则可见到视网膜水肿时的光带增宽和囊样水肿的低反射小囊腔，继发神经上皮层脱离者可见脱离的低反射暗区，如视网膜下液内有渗出物，则表现为暗区内的高反射点或片。视神经萎缩的OCT表现为视盘凹陷加深和扩大。

  病例1：患者女性，58岁，左眼突然视力下降3个月。右眼视力0.4，左眼视力光感。临床印象为左眼视神经萎缩（可能为视网膜中央动脉阻塞后，图12-2-1～12-2-6）。

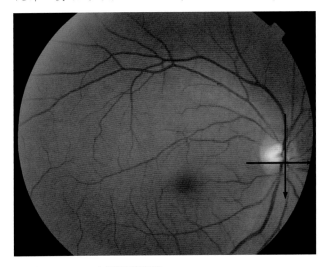

▲▲ 图 12-2-1 **右眼眼底彩像**

 视盘生理凹陷显深，其余正常

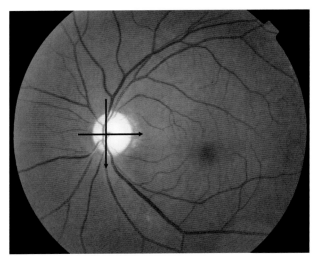

▲▲ 图 12-2-2 **左眼眼底彩像**

 视盘色淡，凹陷较深，动脉较细，黄斑及视网膜正常

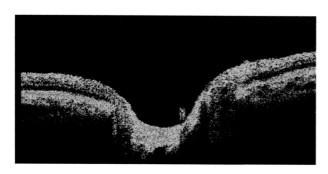

⬆ 图 12-2-3　**右眼视盘水平扫描 OCT 图像**
生理凹陷稍深

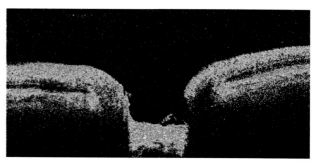

⬆ 图 12-2-4　**右眼视盘垂直扫描 OCT 图像**
生理凹陷深度与水平扫描相仿

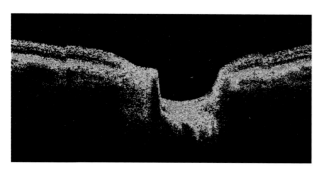

⬆ 图 12-2-5　**左眼视盘水平扫描 OCT 图像**
凹陷稍深而宽

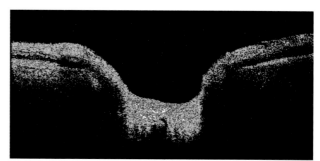

⬆ 图 12-2-6　**左眼视盘垂直扫描 OCT 图像**
凹陷深而宽

病例2：患者女性，44岁，双眼视力下降1年余。双眼视力0.02。临床印象为双眼视神经萎缩（图12-2-7～12-2-11）。

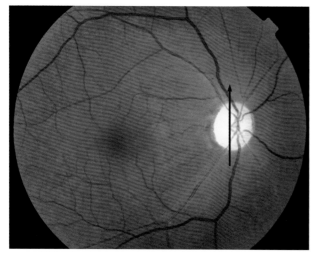

⬆ 图 12-2-7　**右眼眼底彩像**
视盘边缘清楚，色淡，颞侧更明显，动脉稍显细

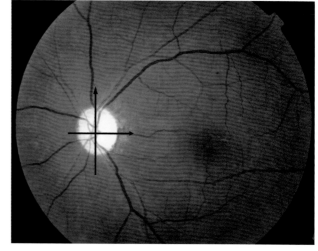

⬆ 图 12-2-8　**左眼眼底彩像**
视盘改变与右眼相似

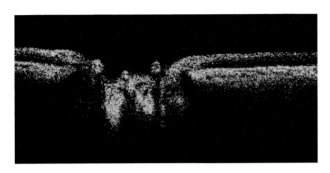

↑ 图 12-2-9　右眼视盘垂直扫描 OCT 图像

视盘可见2个浅凹陷

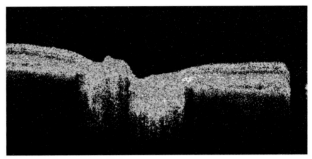

↑ 图 12-2-10　左眼视盘垂直扫描 OCT 图像

视盘中部可见浅凹陷，上半部反射较强

➡ 图 12-2-11　左眼视盘水平扫描 OCT 图像

视盘颞侧可见一个凹陷

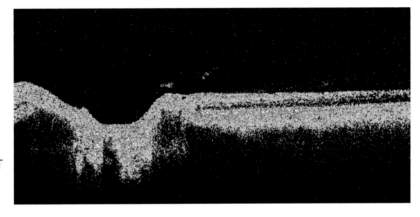

病例3：患者男性，21岁，左眼视力下降1个月。右眼视力1.0，左眼视力0.1。临床印象为左眼视神经视网膜炎（图12-2-12～12-2-14）。

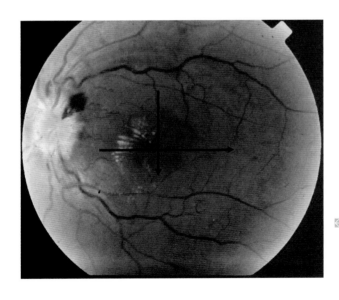

◀ 图 12-2-12　左眼眼底彩像

视盘水肿边界不清，色淡，视盘颞上有一处片状出血直至视盘外，静脉迂曲，黄斑鼻侧可见星状图，黄斑水肿

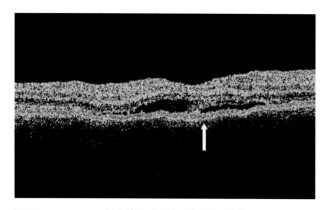

⬆ 图 12-2-13 　左眼黄斑水平扫描 OCT 图像

黄斑水肿增厚，中心凹仍可见，中心处有一个窄条形神经上皮脱离暗区，暗区内有中等反射的点及条状物，为渗出物所致（箭头）

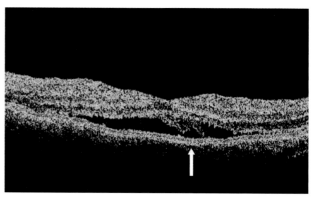

⬆ 图 12-2-14 　左眼黄斑垂直扫描 OCT 图像

神经上皮脱离腔稍大于垂直扫描图，腔内也可见中等光反射的渗出存在

第三节 　Leber 遗传性视神经病变

　　Leber遗传性视神经病变最先累及黄斑周围，尤其是乳斑束的视网膜节细胞和神经纤维，因此，虽然视力下降明显，但是RAPD可以显示阴性或弱阳性，OCT可以清晰显示黄斑区的神经纤维层丢失。

　　病例1：患者男性，19岁，双眼视力下降。右眼视力0.08，左眼视力0.02。基因检测提示G3460A、G3316A突变。临床印象为Leber遗传性视神经病变（图12-3-1～12-3-5）。

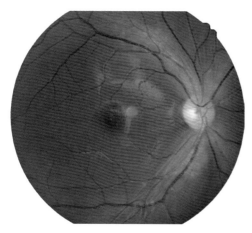

⬆ 图 12-3-1 　右眼眼底彩像

视盘边界尚清，颜色淡红，血管弓内视网膜变薄，缺乏神经纤维层的反光

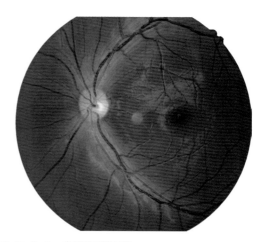

⬆ 图 12-3-2 　左眼眼底彩像

视盘边界尚清，颜色淡红，血管弓内视网膜变薄，缺乏神经纤维层的反光

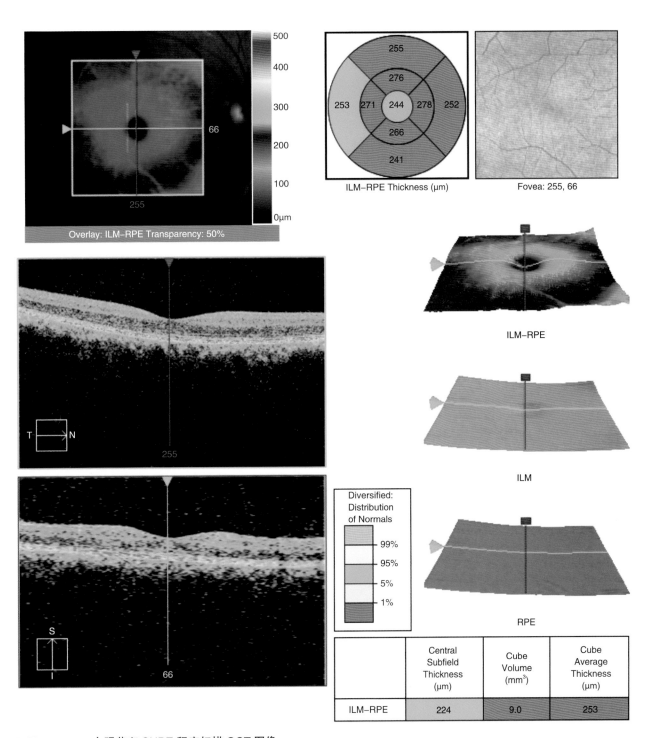

图 12-3-3　右眼黄斑 CUBE 程序扫描 OCT 图像

黄斑区视网膜变薄，黄斑鼻侧（乳斑束区域）比黄斑颞侧变化明显

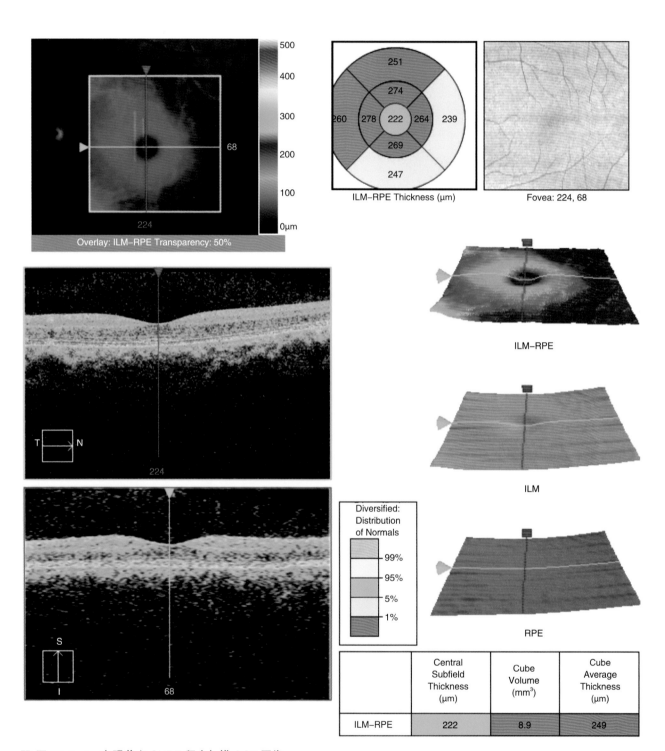

图 12-3-4　左眼黄斑 CUBE 程序扫描 OCT 图像

黄斑区视网膜变薄，黄斑鼻侧（乳斑束区域）比黄斑颞侧变化明显

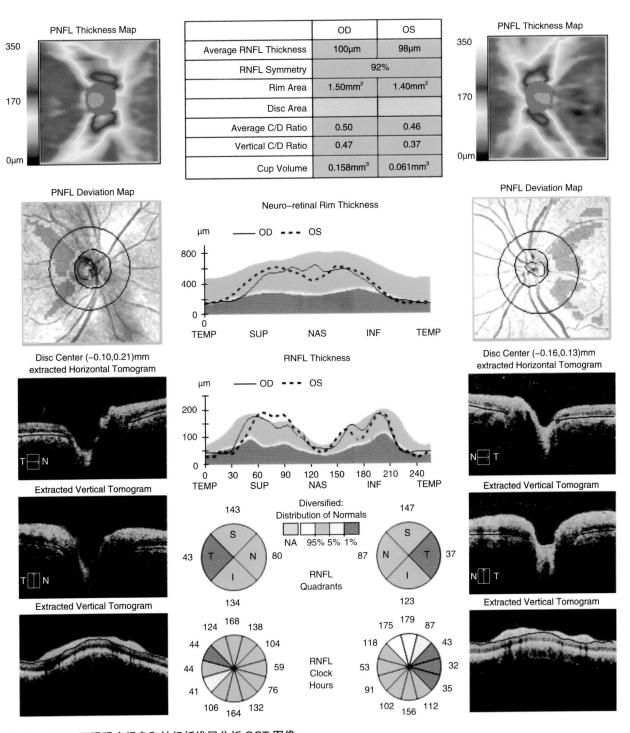

	OD	OS
Average RNFL Thickness	100μm	98μm
RNFL Symmetry	92%	
Rim Area	1.50mm²	1.40mm²
Disc Area		
Average C/D Ratio	0.50	0.46
Vertical C/D Ratio	0.47	0.37
Cup Volume	0.158mm³	0.061mm³

图 12-3-5　双眼眼底视盘和神经纤维层分析 OCT 图像

视盘颞侧区域的神经纤维层明显变薄，而其他区域的神经纤维层厚度正常

病例2：患者男性，25岁，双眼视力下降1个月。右眼视力0.1，左眼视力0.1。基因检测提示11778突变。临床印象为Leber遗传性视神经病变（图12-3-6，12-3-7）。

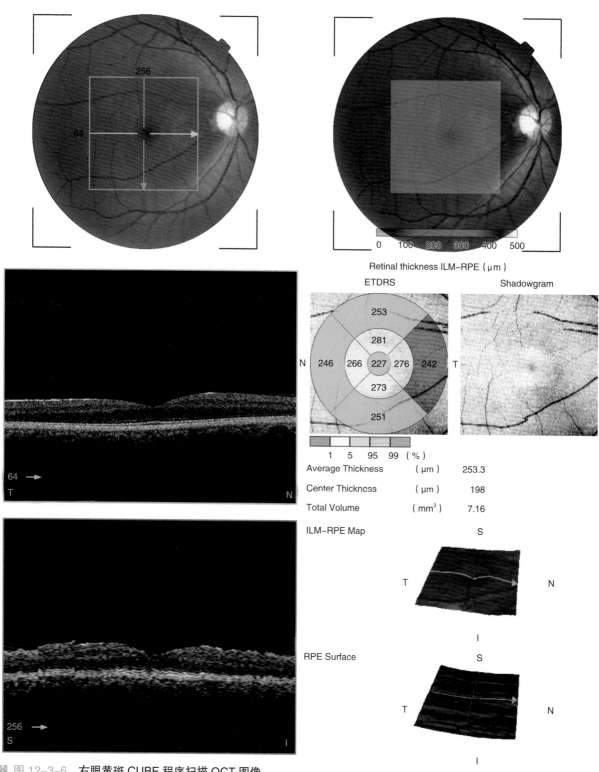

图 12-3-6　右眼黄斑 CUBE 程序扫描 OCT 图像

　　数据分析显示，黄斑区视网膜变薄，尤其黄斑鼻侧变薄明显，充分证实Leber视神经病变首先累及乳斑束的神经纤维

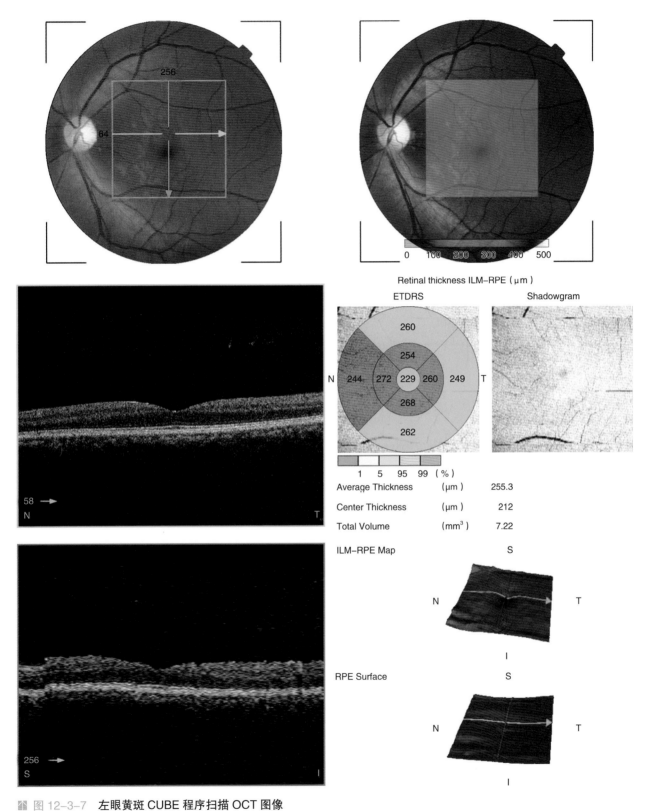

图 12-3-7 左眼黄斑 CUBE 程序扫描 OCT 图像

与右眼一致，数据分析显示，黄斑区视网膜变薄，尤其黄斑鼻侧变薄明显，证实Leber视神经病变首先累及乳斑束的神经纤维

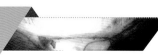

病例3：患者女性，63岁，右眼视力下降2年。右眼视力0.04。临床印象为右眼视神经萎缩（图12-3-8～12-3-10）。

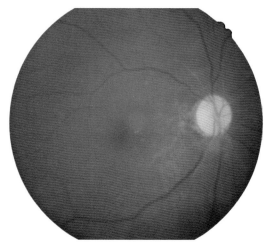

⬅ 图 12-3-8　右眼眼底彩像
视盘边界清，颜色苍白，动脉细，动脉反光增强，动静脉比约1：3

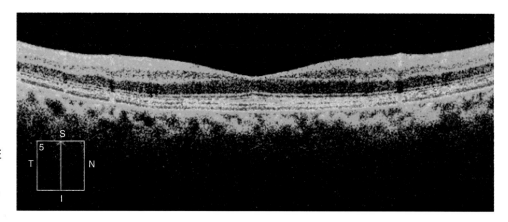

➡ 图 12-3-9　右眼黄斑垂直扫描 OCT 图像
视网膜神经纤维层缺失，其余结构均正常

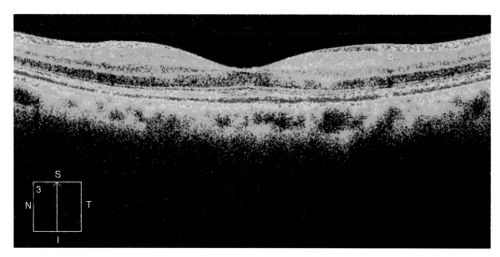

⬅ 图 12-3-10　左眼黄斑垂直扫描 OCT 图像
清晰显示视网膜神经纤维层，与右眼的结果形成鲜明的对比

第四节 缺血性视盘病变

缺血性视盘病变，顾名思义，病变是由缺血引起的，这是近些年来才认识的一种独立疾病。虽然病变在视盘处表现出来，但缺血范围常不仅限于视盘，而是累及筛板及筛板后神经，所以，此病又称为前部缺血性视神经病变。

患者常诉眼前下方或上方有一片暗区，中心视力可不同程度下降。眼底检查见视盘上方或下方程度不等的水肿或萎缩，上下方有不对称的视网膜水肿、出血和渗出。这是由于视盘及其周围皆由睫状血管分区供应所致。视野检查有与盲点相连的呈扇形的视野缺损区，常绕过中心注视区，缺损区黑影一旦出现，随时间推移可以变淡，但不会消失。此病可累及双眼，双眼常先后发病，如先后发病时间相隔较长，则一只眼眼底出现视神经萎缩，另一只眼眼底视盘水肿，颇似额叶肿瘤引起的Foster-Kennedy综合征，要注意两者的鉴别。

视盘的血供特点是分区供应，因此，缺血引起的视盘水肿程度并不均匀一致。一般而言，上方先发病较多，检查时上方水肿重于下方，在做垂直扫描时，OCT图像表现为视盘上方光带隆起扩大大于下方。水肿消退时上方先消退，OCT可反映这一过程。如黄斑区受累，OCT表现与其他病因所致黄斑水肿等表现相似。

病例1：患者女性，54岁，右眼下方看不清5天。右眼视力1.2。视野检查有与视盘相连的扇形缺损。临床印象为右眼缺血性视盘病变（图12-4-1，12-4-2）。

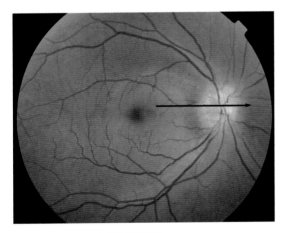

图 12-4-1 **右眼眼底彩像**
视盘水肿上方边界似更不清，其余未见异常

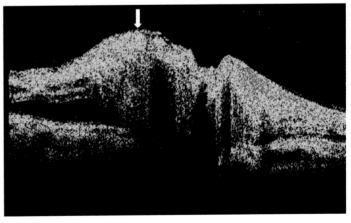

图 12-4-2 **右眼视盘水平扫描 OCT 图像**
视盘肿胀隆起表现为较宽的、反射较强的黄绿色光带（箭头），生理凹陷变浅

病例2：患者男性，55岁，左眼下方视物遮挡半个月。右眼视力0.8，左眼视力0.5。视野检查有与视盘相连的下方视野扇形缺损。临床印象为左眼缺血性视盘病变（图12-4-3，12-4-4）。

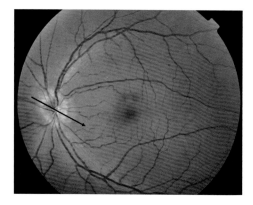

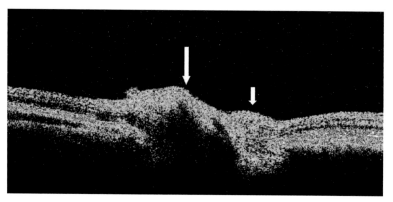

⬆ 图 12-4-3　左眼眼底彩像

视盘水肿上缘边界不清，其余未见异常

⬆ 图 12-4-4　左眼视盘斜向 315° 扫描 OCT 图像

左侧即鼻上方水肿隆起（长箭头），该处光反射稍增强，视盘颞下方较鼻上方低（短箭头），正常生理凹陷不明显

病例3：患者男性，56岁，右眼下方看不清半个月。右眼视力0.4。临床印象为右眼缺血性视盘病变（图12-4-5，12-4-6）。

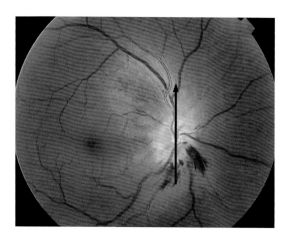

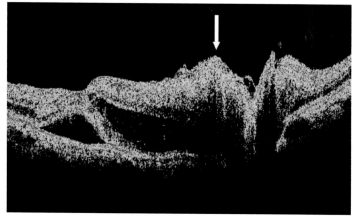

⬆ 图 12-4-5　右眼眼底彩像

视盘上半部色淡、边稍不清，下半部水肿明显并有火焰状出血，黄斑尚好

⬆ 图 12-4-6　右眼视盘垂直扫描 OCT 图像

视盘水肿隆起（箭头），呈黄绿色宽反射光带，中部有一个V字形凹陷，下方紧邻视盘还可见一个神经上皮脱离暗区

第五节 视盘先天发育异常

本节在主要讨论先天性视盘小凹、牵牛花综合征、视盘发育不良等几种视盘先天发育异常。实际上，上述几种疾病都是视盘不同程度的缺损。在OCT上，它们共同表现为缺损处呈向后的深凹陷。这几种视盘发育异常常合并黄斑区的浆液性视网膜神经上皮脱离或视网膜劈裂，有时可见到脱离腔与劈裂腔相通。通过OCT，人们对黄斑病变远比以前认识的要多样化。

一、视盘小凹

视盘可见一个小凹样凹陷，40%的患者合并黄斑浆液性视网膜脱离，发病年龄约30岁，多发生于视盘小凹位于视盘颞侧的患者，视网膜下液的来源仍有争议。视网膜脱离的高度一般不超过1.5mm，脱离的视网膜常发生囊样变，约25%的患者发生黄斑板层或全层孔。1988年，Lincoff以检影镜观察到黄斑区先发生视网膜劈裂，而后继发视网膜脱离。通过OCT检查发现，黄斑区可以存在单纯视网膜劈裂而无脱离，可有与劈裂腔相通或不相通的视网膜脱离，病变形式远比人们想象的要多样化。此外，小凹的凹陷似一通道通向眼球后部，而玻璃体又未见明显牵拉，因此，视网膜下液的来源可能与后部组织如蛛网膜的关系更密切。

病例1：患者男性，41岁。右眼视力0.9，左眼视力0.1。临床印象为左眼先天性视盘小凹合并黄斑视网膜脱离（图12-5-1～12-5-3）。

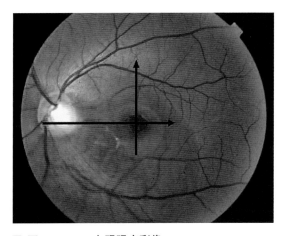

⚑ 图 12-5-1　**左眼眼底彩像**
视盘凹陷较深，靠颞侧有一个小凹，黄斑区可见卵圆形浆液性视网膜脱离，中心凹处发红

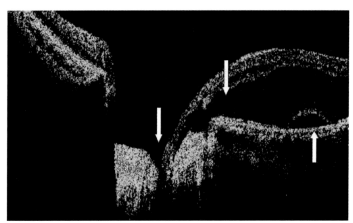

⚑ 图 12-5-2　**左眼黄斑水平扫描 OCT 图像**
视盘凹陷较深，颞侧更深，光带似有中断（左侧箭头），自盘缘起直至黄斑区有一个大的无光反射的劈裂腔（中间箭头），黄斑中心可见一个小的神经上皮脱离区（右侧箭头）

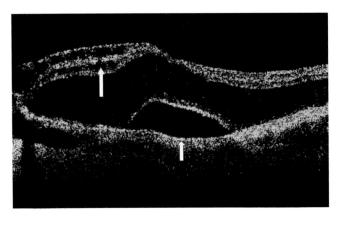

图 12-5-3　左眼黄斑垂直扫描 OCT 图像
劈裂与神经上皮脱离腔显示更清楚（短箭头为神经上皮脱离腔），图像左侧有一个内层劈裂呈无光反射的条带（长箭头）

病例2：患者女性，24岁。右眼视力1.0，左眼视力0.05。检眼镜检查可见左眼视盘有一个灰色小凹，黄斑区脱离明显。临床印象为左眼先天性视盘小凹合并黄斑视网膜脱离（图12-5-4，12-5-5）。

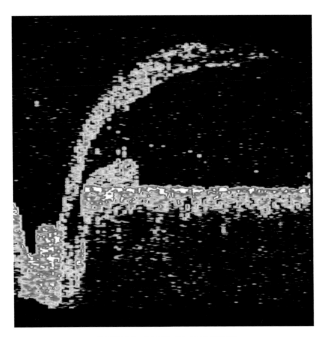

图 12-5-4　左眼视盘水平扫描 OCT 图像
小凹处水平扫描包括黄斑区，视盘颞侧向后有一个深凹陷，紧邻凹陷可见一个狭窄的液腔与呈低反射的视网膜脱离腔相连续

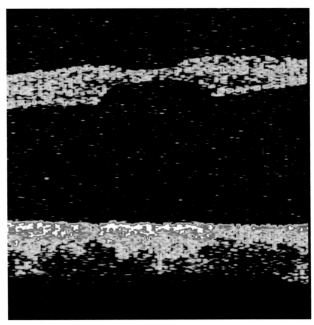

图 12-5-5　左眼黄斑水平扫描 OCT 图像
视盘颞侧脱离腔通过黄斑区直至颞侧周边

二、牵牛花综合征

视盘发育异常，显得较大，视盘中心常有残留的灰白色组织，周围有视网膜脉络膜萎缩环，有多根细小血管自盘缘分出，像一朵盛开的牵牛花，故称牵牛花综合征。该病也可合并黄斑区浆液性视网膜脱离和劈裂，由于其先天发育异常远较小视盘凹严重，因此，其引起的黄斑病变更为广泛而严重。

OCT上表现为视盘呈漏斗样凹陷，在视盘旁可见比先天小凹较宽的"通道"。部分患者在视盘上方或下方还发现有这种"通道"，说明视盘发育异常要较小凹严重。黄斑区低反射的视网膜脱离腔和（或）劈裂腔一般也较小凹所见的要广泛。

病例3：患者女性，21岁，15岁起右眼视力下降。右眼视力0.1，左眼视力1.0。临床印象为右眼牵牛花综合征合并视网膜脱离（图12-5-6～12-5-8）。

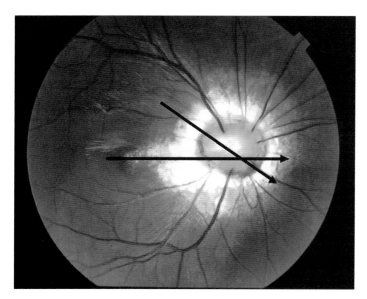

⇑ 图 12-5-6 **右眼眼底彩像**
视盘较大，近20支较细血管自视盘边缘处向外放射状分布，盘缘有色素沉着。视盘外有一个萎缩环包绕，并呈舌状延伸至黄斑区。视盘颞侧黄斑区及颞上方有浆液性视网膜脱离。盘缘行激光光凝未见效果，截止到最后一次随访视网膜脱离无变化，视力仍为0.1

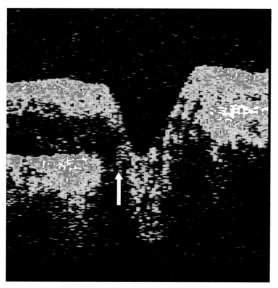

⇑ 图 12-5-7 **右眼水平扫描 OCT 图像**
视盘呈宽漏斗形，视盘颞侧缘与RPE光带间有一个中断处（箭头），提示此病的视网膜下液可能来自视盘后部，也提示此病的先天异常较先天性视盘小凹严重。视网膜表层光带及RPE光带均增宽增厚，视网膜脱离明显，脱离腔内有黄绿色小点

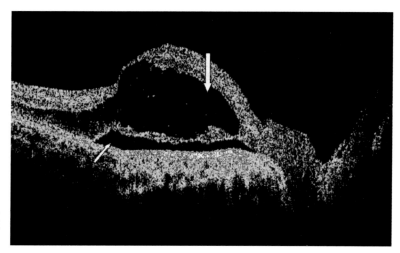

⇒ 图 12-5-8 **右眼斜向 45° 扫描 OCT 图像**
紧邻视盘的颞上视网膜可见一个扁平的神经上皮脱离暗区（斜箭头），其内有一个较大的劈裂腔所形成的光学暗区（直箭头），将视网膜推向内

三、视盘发育不良

视盘发育不良包括视盘部分缺损和深凹陷，可发生于视盘的中部或下部，缺损处呈深白色凹陷，使视盘范围扩大。血管自缺损边缘爬出，无缺损部分血管自视盘中心分出。

OCT上表现为视盘凹陷较深，看不到先天视盘小凹更深的、狭窄的缺损，黄斑区的并发症表现两者相似。

病例4：患者女性，27岁。右眼视力0.2，左眼视力0.7。临床印象为右眼视盘发育不良（图12-5-9～12-5-11）。

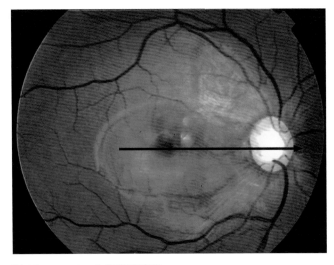

⬆ 图 12-5-9　右眼眼底彩像
视盘有一个大而深的凹陷，C/D为0.7，黄斑区有一个浅的神经上皮脱离，大小约4PD×5PD，脱离与视盘边缘相连，中心处显红色点

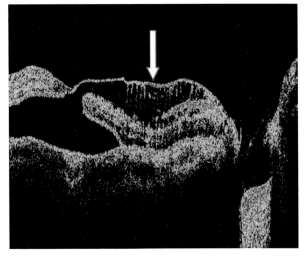

⬆ 图 12-5-10　右眼视盘水平扫描 OCT 图像
视盘呈深凹陷，黄斑鼻侧有一个内层劈裂腔（箭头），与黄斑中心神经上皮脱离腔相通

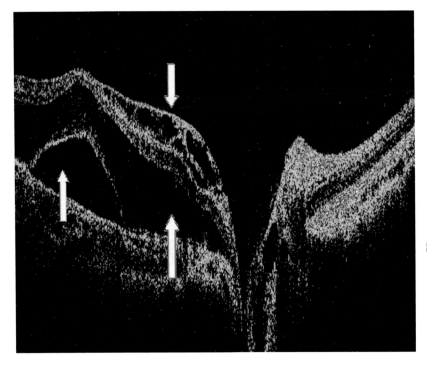

◀ 图 12-5-11　右眼视盘水平扫描 OCT 图像
水平扫描较靠下方，视盘凹陷较深，呈V字形，颞侧盘缘起有一个大的外层劈裂腔（长箭头），中心有一个小的神经上皮脱离腔（短箭头），黄斑中心向内凸起，黄斑鼻侧还可见一个内层劈裂腔呈无光反射暗区

病例5：患者男性，53岁，左眼视物不清1个月。右眼视力1.0，左眼视力0.6。临床印象为双眼视盘发育不良（图12-5-12～12-5-15）。

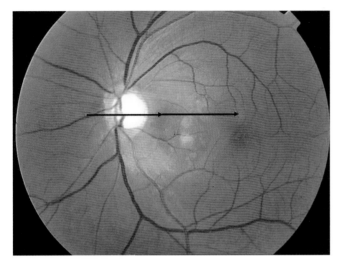

⬆ 图 12-5-12　左眼眼底彩像

视盘有一个大而深的凹陷，C/D约为0.7。黄斑区隐见浆液性脱离的边缘及散在黄色点

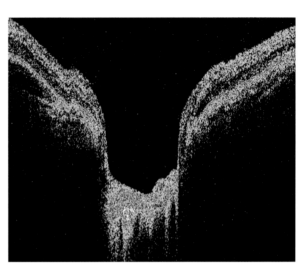

⬆ 图 12-5-13　左眼视盘水平扫描 OCT 图像

视盘呈宽而深的凹陷

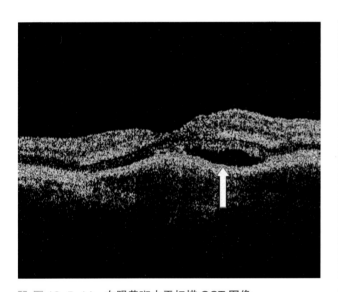

⬆ 图 12-5-14　左眼黄斑水平扫描 OCT 图像

原视盘扫描线延续，黄斑中心颞侧可见一个小的神经上皮脱离（箭头），该处视网膜轻度增厚

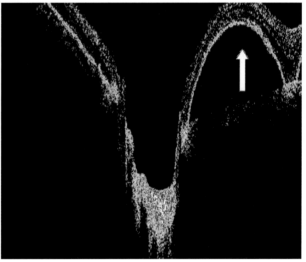

⬆ 图 12-5-15　右眼视盘水平扫描 OCT 图像

视盘有一个很深的凹陷，底部呈高反射，紧邻视盘鼻侧有一个隆起较高的色素上皮脱离（箭头），这在先天视盘异常并发症中比较少见

病例6：患者女性，20岁，右眼视力下降1周。右眼视力0.05，不能矫正，左眼视力0.1#0.7（-4.00D）。临床印象为双眼先天视盘发育不良合并右眼黄斑脱离。行右眼玻璃体切割术，术后视网膜脱离及劈裂缩小，但出现一个小的黄斑裂孔，视力无改善（图12-5-16～12-5-19）。

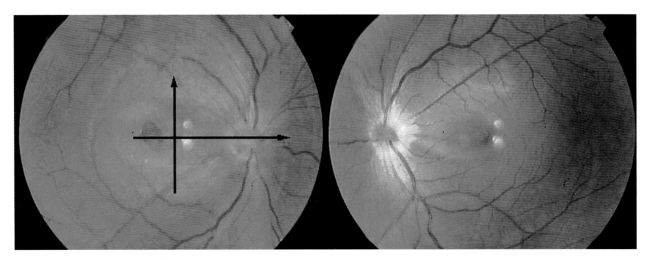

⬆ 图 12-5-16　双眼眼底彩像

　　视盘显小，中心凹小而深。右眼黄斑区浆液性视网膜脱离，左眼黄斑正常

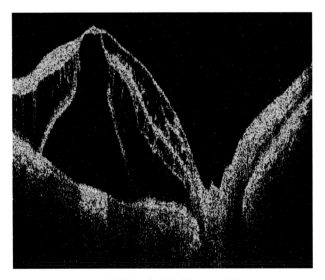

⬆ 图 12-5-17　右眼视盘水平扫描 OCT 图像

　　视盘呈V字形凹陷，黄斑区视网膜脱离与劈裂并存

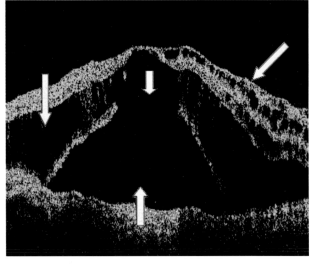

⬆ 图 12-5-18　右眼黄斑垂直扫描 OCT 图像

　　黄斑向内呈弧形隆起，视网膜脱离区（下方短箭头）呈八字形，两侧为劈裂腔（长箭头），两腔在顶端相通（上方短箭头），劈裂腔间有丝状物相连，黄斑鼻侧可见内层劈裂成数层（斜箭头）

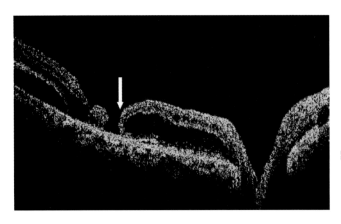

◀ 图 12-5-19　右眼黄斑水平扫描 OCT 图像

　　玻璃体切割术后1个月，视盘呈V字形凹陷，黄斑中心出现一个小裂孔，中心凹鼻侧仍可见一个劈裂腔，中心凹颞侧脱离与劈裂腔并存，脱离及劈裂腔高度大为降低

病例7：患者男性，32岁，左眼视力下降1年余。右眼视力1.5，左眼视力0.1。检眼镜检查可见双眼视盘显小，但凹陷显深，右眼黄斑正常，左眼黄斑区浆液性视网膜脱离。临床印象为双眼视盘发育不良，左眼黄斑浆液性视网膜脱离（图12-5-20）。

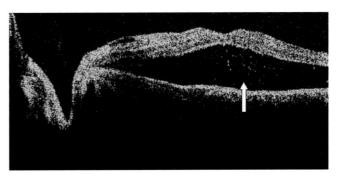

➡ 图 12-5-20　**左眼水平扫描 OCT 图像**
视盘凹陷小而深，黄斑区有一个大的神经上皮脱离区（箭头），中心凹曲线尚可见

病例8：患者女性，35岁。右眼视力0.5#1.0，左眼视力0.1#0.6。既往左眼曾行光凝治疗。临床印象为双眼视盘发育不良（右深凹陷、左部分缺损）合并黄斑浆液性视网膜脱离（图12-5-21～12-5-30）。

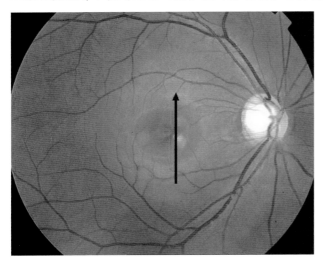

⬆ 图 12-5-21　**右眼眼底彩像**
视盘颞下方有一个较深的凹陷至视盘缘部，黄斑区有浅脱离

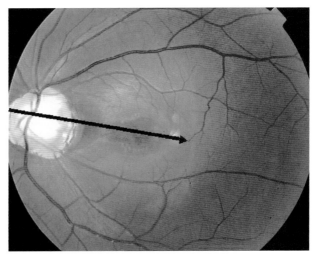

⬆ 图 12-5-22　**左眼眼底彩像**
视盘较大，凹陷较深，黄斑区也有浅脱离

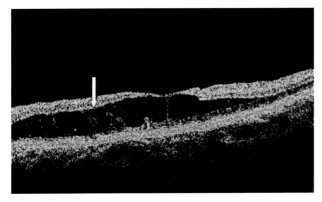

⬆ 图 12-5-23　**右眼黄斑垂直扫描 OCT 图像**
黄斑区视网膜从外丛状层劈分开，层间有多数丝状物相连，可能为Müller纤维，纤维间呈多数囊腔（箭头），其表现颇似性连锁黄斑劈裂

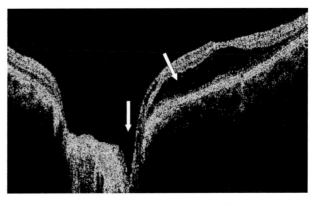

⬆ 图 12-5-24　**左眼视盘水平扫描 OCT 图像**
视盘凹陷较深，颞侧缘更深（直箭头），黄斑区有一个劈裂腔（斜箭头），层间隐见丝状物相连

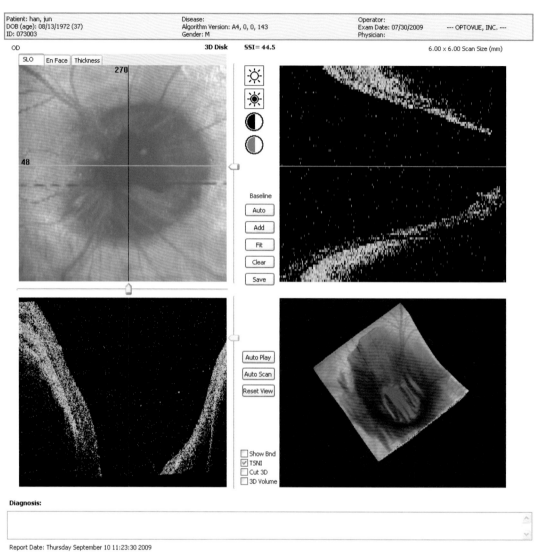

图 12-5-25　牵牛花综合征的 OCT 图像

左上图为眼底像。视盘显大，中心凹陷增大，凹陷边缘可见血管分布。右上图为通过视盘中心水平扫描的OCT图像，呈较宽的深凹陷，未能显示凹陷底部。左下图为通过视盘中心垂直扫描的OCT图像，表现与右上图相似。右下图为三维图像，显示视盘处大而深的凹陷

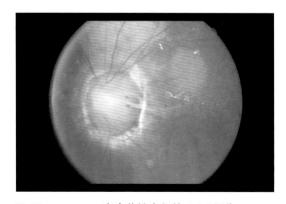

图 12-5-26　牵牛花综合征的 OCT 图像

左视盘增大，中心凹陷大而深，血管从凹陷边缘分出

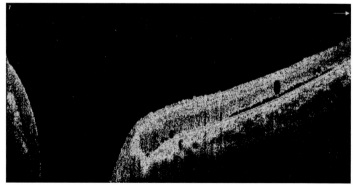

图 12-5-27　通过视盘中心的水平扫描 OCT 图像

显示较宽的凹陷，未显示出凹陷全部

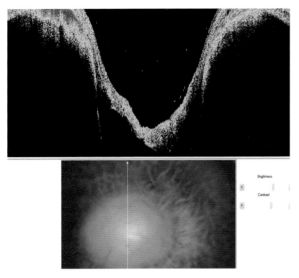

↑ 图 12-5-28 先天性视盘缺损的 OCT 图像

下图为眼底像为视盘大凹陷。上图为通过视盘中心垂直扫描的OCT图像，显示完整的大凹陷

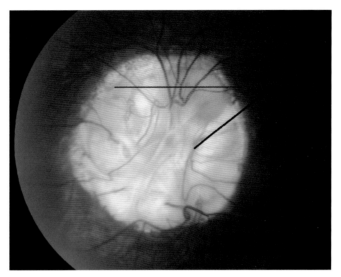

↑ 图 12-5-29 先天性视盘缺损眼底像

视盘较大，两侧不对称，可见视盘组织及血管分布，中心及下部有组织增殖充填，中心斜向外上方显凹入

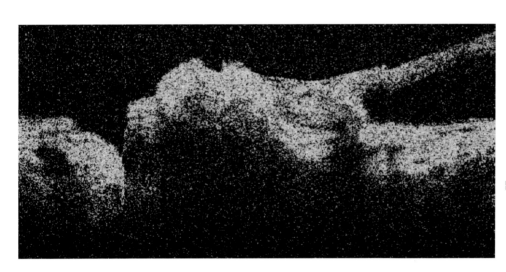

◀ 图 12-5-30 斜向扫描OCT 图像

中心部位有一团致密尖反射物向前隆起，斜上方呈一空腔

四、视盘玻璃疣

视盘玻璃疣表现为视盘上的黄白色结节状隆起物，多则呈桑葚状，视盘边界可不清楚。如为埋藏型玻璃疣，则视盘表面呈局限性隆起肿胀，边界不清。视盘边缘外常合并深层视网膜下出血，鼻侧更多见。

OCT上视盘结节状隆起物表现为致密的高反射物，从视盘表面向玻璃体腔凸起，其后组织呈光反射暗区。

病例9：患者女性，47岁，10年前曾诊断为视神经炎。右眼视力0.7，左眼视力0.8。临床印象为右眼视盘玻璃疣（图12-5-31～12-5-33）。

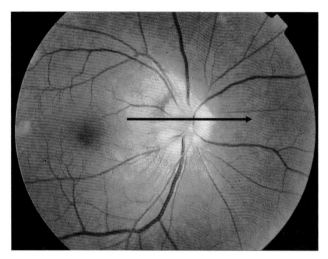

图 12-5-31　右眼眼底彩像

视盘颞上方可见一个不透明半球形隆起，视盘显大，黄斑正常

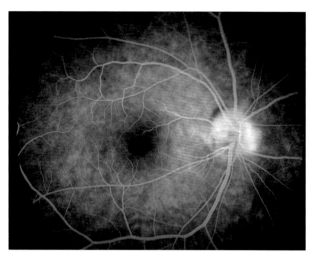

图 12-5-32　右眼 FFA 像

造影12.5分钟，视盘颞上方相当于玻璃疣处及鼻侧显强荧光，边缘不清

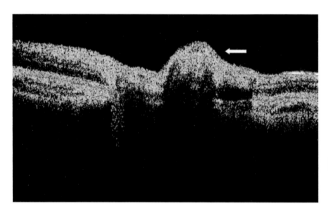

图 12-5-33　右眼视盘水平扫描 OCT 图像

扫描线通过玻璃疣处（箭头）呈半球形、表面光滑的黄绿色致密反射区，视盘正常的生理凹陷不见

（王光璐　黄厚斌）

第十三章
外伤性眼底病变

外伤后引起的眼底病变复杂多样，机械性外伤可致感染、出血、组织破裂损伤等，非机械性外伤如各种光源（日光、雪反射光、显微镜光源）可致光损伤，放射线如敷贴放疗可致放射性眼底病变等。

第一节 外伤性黄斑裂孔

黄斑区组织薄弱、精细，比较容易遭到损伤而形成裂孔，常伴有出血、脉络膜破裂等。外伤性黄斑裂孔与其他病因引起的黄斑裂孔的OCT表现相同，都为黄斑区视网膜光带的中断缺失。早期常合并视网膜水肿，表现为视网膜光带增厚，光反射减低；晚期视网膜萎缩则表现为视网膜光带变薄，同时RPE光带也萎缩变薄。

病例1：患者男性，20岁，左眼礼花炸伤2个月。右眼视力0.2，左眼视力0.05。左眼上睑皮肤尚留有瘢痕。临床印象为左眼外伤性黄斑裂孔（图13-1-1～13-1-3）。

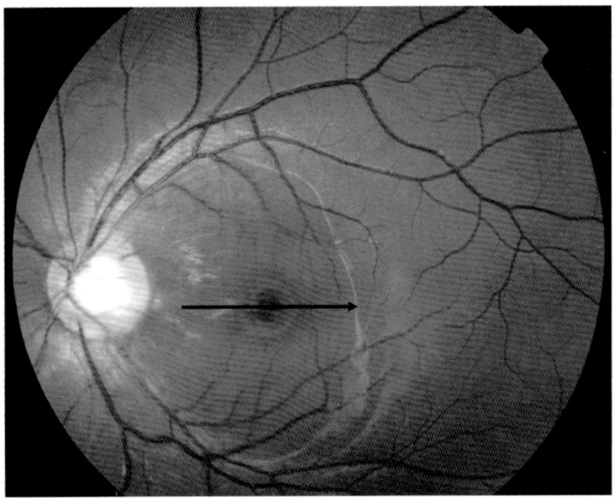

▶ 图13-1-1　左眼眼底彩像
黄斑中心有一个直径约1/5PD的裂孔，呈红色，其周有一个水肿晕

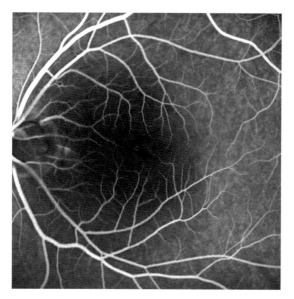

■↑ 图 13-1-2　左眼 FFA 像

黄斑中心可见一个淡的不完整的荧光环

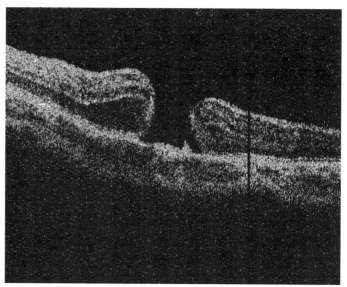

■↑ 图 13-1-3　左眼黄斑水平扫描 OCT 图像

黄斑中心视网膜全层缺失（裂孔），孔缘组织增厚，孔两侧孔缘内可见大小不等的囊肿，呈无光反射暗区

病例2：患者男性，37岁，左眼外伤后视力下降，外伤性质不明。左眼视力0.2。临床印象为左眼外伤性黄斑裂孔（图13-1-4，13-1-5）。

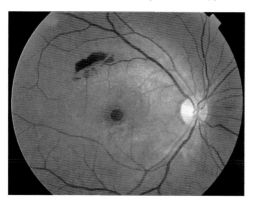

■↑ 图 13-1-4　左眼眼底彩像

黄斑中心可见一个小的全层裂孔，直径约1/5PD，孔周似稍发灰，黄斑颞上方片状出血

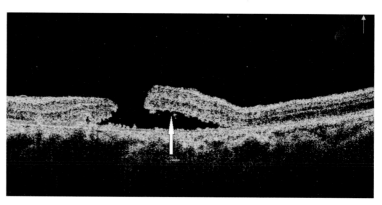

■↑ 图 13-1-5　左眼黄斑水平扫描 OCT 图像

中心视网膜全层缺失（裂孔），裂孔一侧有一个小而浅的神经上皮脱离（箭头），一侧视网膜边缘似有牵拉，拉向玻璃体，视网膜结构尚可

病例3：患者男性，23岁，右眼拳伤后视力下降3天。右眼视力0.5，不能矫正。眼底及FFA检查均正常。临床印象为右眼钝挫伤（图13-1-6）。

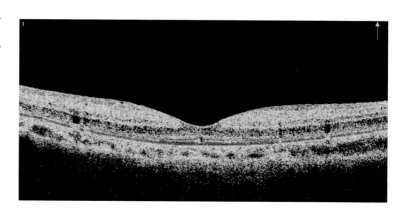

■➡ 图 13-1-6　右眼黄斑水平扫描 OCT 图像

中心处RPE光带前缘可能对应于视细胞外节和部分RPE细胞处受损而呈细小断裂，视力下降的原因可能在于此

病例4：患者男性，45岁，左眼拳击伤1周。右眼视力1.2，左眼视力0.1。临床印象为左眼外伤性黄斑裂孔（图13-1-7）。

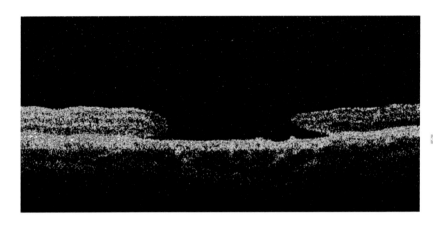

◀ 图 13-1-7　左眼黄斑水平扫描 OCT 图像

黄斑中心可见一个较宽的视网膜全层缺失即裂孔，孔缘鼻侧贴附好，颞侧有一个极小的神经上皮脱离

病例5：患者男性，24岁，右眼鞭炮炸伤1个月。右眼视力0.2，左眼视力1.0。临床印象为右眼爆炸伤（图13-1-8）。

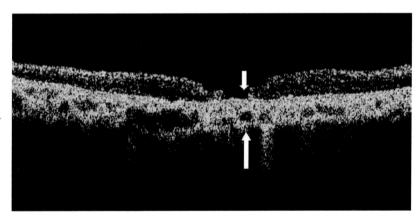

▶ 图 13-1-8　右眼黄斑水平扫描 OCT 图像

中心处可见一个很小的全层裂孔（短箭头），如不用OCT检查则很难发现。RPE光带变薄，脉络膜萎缩呈圆形暗区或融合成较大条形暗区（长箭头）

病例6：患者男性，10岁，左眼眼球拍打伤1周。右眼视力1.0，左眼视力0.1。临床印象为左眼外伤性黄斑裂孔。裂孔于伤后3个月自行愈合（图13-1-9～13-1-11）。

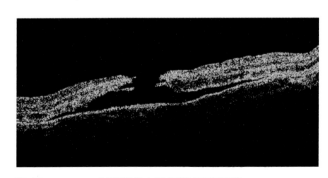

◀ 图 13-1-9　左眼黄斑水平扫描 OCT 图像

黄斑中心光带中断缺失即裂孔形成，合并神经上皮层脱离。颞侧少量黄斑视网膜前膜

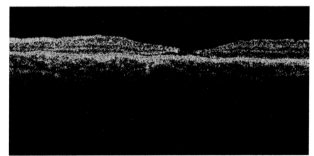

◀ 图 13-1-10　左眼黄斑水平扫描 OCT 图像

3周后复查，黄斑可见一个极小的裂隙样脱离，孔缘近于贴附状态

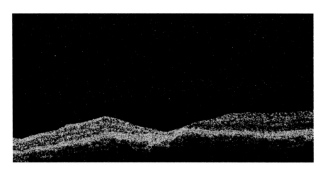

◀ 图 13-1-11　**左眼黄斑水平扫描 OCT 图像**
3个月后复查，裂孔已愈合，中心组织极薄

第二节　脉络膜破裂和视网膜出血

外力冲击脉络膜可致脉络膜破裂，眼底表现为黄白色条纹，条纹呈弧形凹面向着视盘。条纹可长可短，数目可多可少，多的可达5～6条。晚期破裂纹纤维化而修复，可使视力永久严重受损。在劈裂条纹处常合并出血，出血较多时可将条纹遮盖甚至合并玻璃体积血。视网膜出血是最常见的外伤性眼底病变之一，出血包括呈条状、焰状的浅层出血和黄斑出血，亦有圆点状深层出血，如出血位于视网膜前或玻璃膜下，则出血呈舟状，常可见水平液面，如出血量大还可突破玻璃膜至玻璃体内，可引起视力骤然下降。

在OCT上，脉络膜破裂表现为RPE及脉络膜光带的中断，如破裂处增殖修复则呈高反射条带。厚的出血表现为高反射区并产生遮蔽效应，如为视网膜前出血，则表现为在玻璃膜下有一片高反射团，遮蔽视网膜及其后所有组织的光反射。视网膜脱离和劈裂均表现为低反射暗区，后者为视网膜劈裂形成，其周均为视网膜组织，可借此与脱离腔鉴别。

病例1：患者女性，27岁，左眼被手打伤1周。右眼视力1.5，左眼视力0.1。临床印象为左眼脉络膜破裂（图13-2-1，13-2-2）。

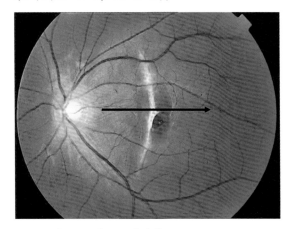

◀ 图 13-2-1　**左眼眼底彩像**
黄斑中心有一个竖弧形白色条纹，即脉络膜破裂，长约4PD，正好通过黄斑中心，条纹在血管下方

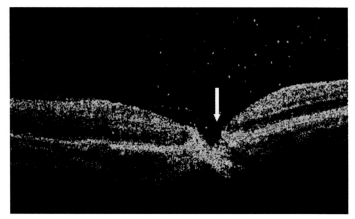

◀ 图 13-2-2　**左眼黄斑水平扫描 OCT 图像**
RPE光带相当于中心破裂处中断（箭头），该处脉络膜可见高反射组织即增生组织，破裂两旁视网膜水肿增厚，特别是鼻侧结构亦不清楚

病例2：患者男性，32岁，左眼球击伤1周。左眼视力0.1。临床印象为左眼脉络膜破裂出血（图13-2-3，13-2-4）。

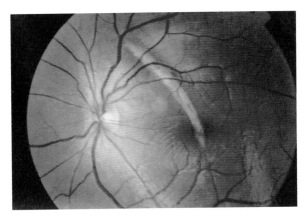

⬆ 图 13-2-3　**左眼眼底彩像**
视盘颞上有一弧形灰白色条穿过黄斑区，黄斑色暗有出血

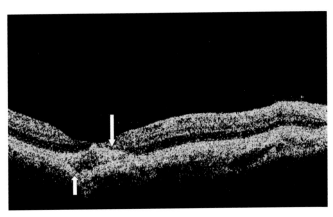

⬆ 图 13-2-4　**左眼黄斑水平扫描 OCT 图像**
在黄斑中心处相当于破裂处RPE光带中断并向后移（短箭头），视网膜内有致密绿色光反射为出血（长箭头）

病例3：患者男性，24岁，车祸外伤1个月。右眼视力1.5，左眼视力0.05。临床印象为左眼脉络膜破裂（图13-2-5～13-2-7）。

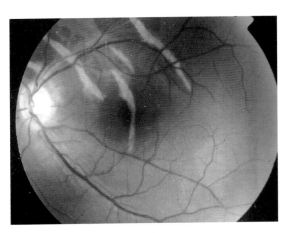

⬆ 图 13-2-5　**左眼眼底彩像**
黄斑可见多个弧形向心的白色条纹即脉络膜破裂

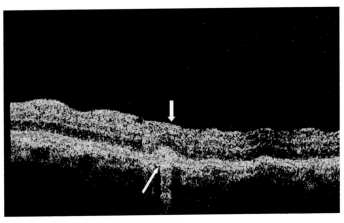

⬆ 图 13-2-6　**左眼黄斑水平扫描 OCT 图像**
相当于破裂处RPE光带中断，可见黄绿色光带将其充填修复（长箭头），视网膜内表面有细红色线条即前膜（短箭头）

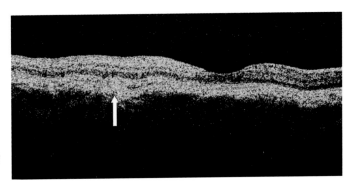

➡ 图 13-2-7　**左眼黄斑水平扫描 OCT 图像**
3个月后复查，左侧原破裂处已有一团高反射组织，即增生组织将其修复（箭头），中心凹曲线恢复正常

病例4：患者男性，25岁。右眼视力1.5，左眼视力0.08。临床印象为左眼外伤脉络膜破裂出血（图13-2-8）。

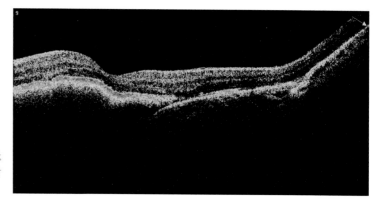

➡ **图 13-2-8　左眼黄斑 FD-OCT 图像**
RPE光带不均，中断处为脉络膜破裂处像，左侧RPE光带呈红色高反射，其后有绿色光带，其后组织光反射均受遮蔽。此为RPE下出血表现

病例5：患者男性，14岁，左眼足球击伤5天。右眼视力1.5，左眼视力0.03。临床印象为左眼脉络膜破裂合并黄斑裂孔（图13-2-9）。

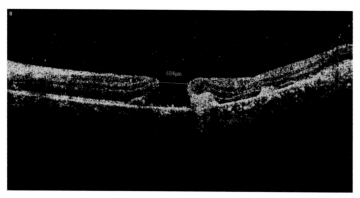

⬅ **图 13-2-9　左眼 FD-OCT 图像**
黄斑裂孔宽687μm，裂孔右侧RPE光带水平上两团强荧光为脉络膜破裂处

病例6：患者男性，14岁，右眼土块打伤1周。右眼视力0.2。临床印象为右眼黄斑出血（图13-2-10～13-2-12）。

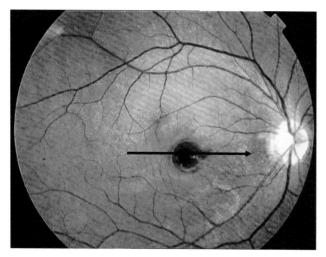

⬆ **图 13-2-10　右眼眼底彩像**
黄斑区可见一个红色小圆形出血点

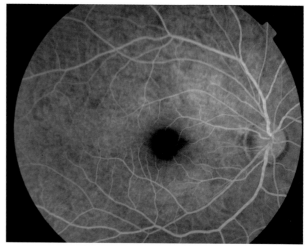

⬆ **图 13-2-11　右眼 FFA 像**
黄斑中心出血处完全遮蔽荧光

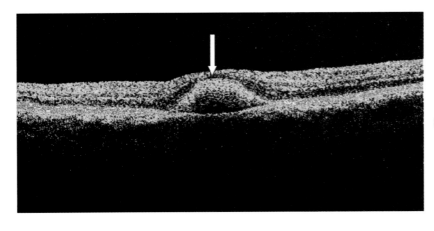

◀ 图 13-2-12 **右眼黄斑水平扫描 OCT 图像**

中心处相当于出血处有一个弧形致密的绿色反射光带（箭头），带后尚可见绿色点状反射，逐渐往后越来越淡薄，并部分遮蔽其后的RPE光带

病例7：患者男性，51岁，左眼车祸后视力下降半个月。左眼视力0.05。临床印象为左眼玻璃膜下出血（图13-2-13～13-2-15）。

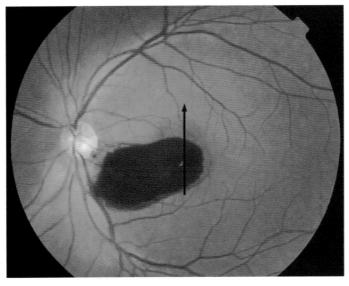

▲ 图 13-2-13 **左眼眼底彩像**

在视盘与黄斑之间偏下，包括黄斑区，可见一个长圆形浓密出血团，直径约3PD，遮蔽视网膜血管

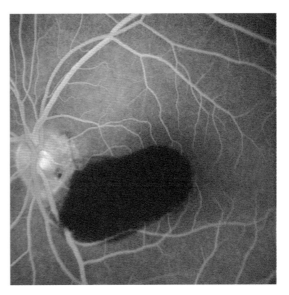

▲ 图 13-2-14 **左眼 FFA 像**

造影10分钟，出血处完全遮蔽荧光，也遮蔽血管荧光

◀ 图 13-2-15 **左眼黄斑垂直扫描 OCT 图像**

黄斑中心表面玻璃膜下，可见一个梭形致密绿色高反射团（出血），遮蔽其后所有组织如视网膜RPE层和脉络膜的光反射信号（箭头间）

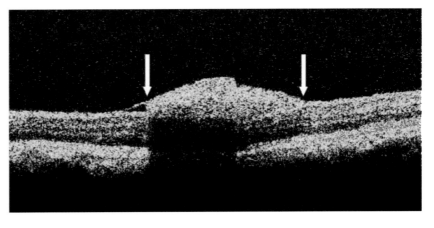

病例8：患者男性，29岁，左眼外伤后视力下降半个月。左眼视力0.2。临床印象为左眼黄斑出血（图13-2-16～13-2-19）。

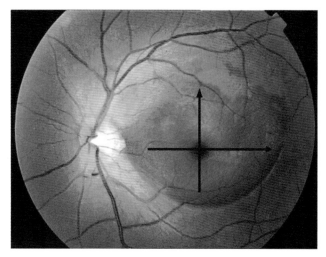

⬆ 图 13-2-16 左眼眼底彩像
黄斑区视网膜下可见一处近椭圆形暗红色出血，大小4～5PD，中心出血更浓密

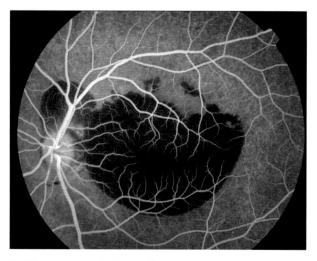

⬆ 图 13-2-17 左眼 FFA 像
造影40秒，黄斑出血处完全遮蔽荧光，视盘上方也有出血遮蔽荧光，所见出血比眼底所见为广，但均在视网膜血管下方

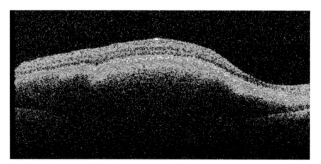

⬆ 图 13-2-18 左眼黄斑水平扫描 OCT 图像
相当于RPE水平，可见红色致密的光反射带，向前呈弧形隆起，其后缘镶以绿色光带，逐渐往后移行而消失，呈无光反射暗区，并遮蔽其后脉络膜组织的光信号，此为RPE下出血表现

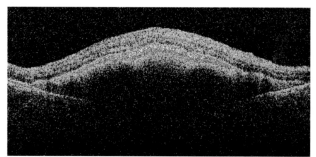

⬆ 图 13-2-19 左眼黄斑垂直扫描 OCT 图像
图像表现一如水平扫描表现，RPE红色反射带比前图稍显短

病例9：患者男性，24岁。右眼视力1.5，左眼视力0.1。临床印象为左眼钝挫伤，黄斑出血（图13-2-20）。

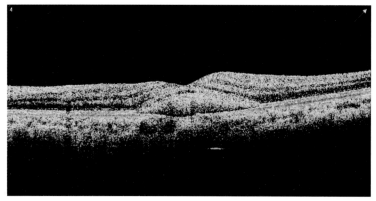

◀ 图 13-2-20 左眼黄斑 FD-OCT 图像
黄斑中心可见一个弧形高反射区，为视网膜下出血，部分遮蔽其后组织光反射

第三节　外伤性视网膜病变

一、视网膜震荡

视网膜震荡是眼挫伤中常见的视网膜挫伤之一，以视网膜水肿为主要特征，可发生在黄斑区或视网膜其他部位。1873年由Berlin首次描述，故又称Berlin水肿。由于钝力的大小不同和个体对钝力的反应不同，所产生的视网膜损伤程度亦不同，临床分为轻度和重度挫伤性视网膜水肿。轻度视网膜水肿数周可消退，水肿吸收不留痕迹，如损伤较重则遗有色素紊乱或瘢痕。病变不在黄斑区时，视力常不受影响，如累及黄斑则视力有不同程度的降低。重度挫伤性视网膜水肿可引起视网膜脉络膜萎缩，若病变在黄斑区则可导致永久性视功能损害。

病例1：患者男性，30岁，右眼球击伤后眼部黑影，视力减退6天就诊（图13-3-1～13-3-4）。

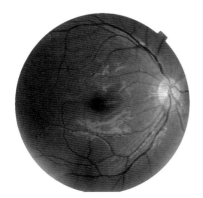
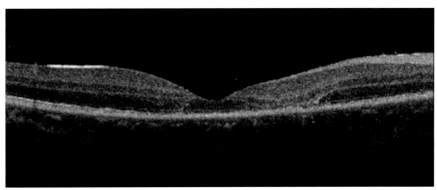

⬆ 图 13-3-1　**右眼眼底彩像**
伤后8周眼底像，可见黄斑中央向鼻侧有黄白色带状病变

⬆ 图 13-3-2　**右眼黄斑水平扫描 OCT 图像**
外伤后6天，右眼视力0.1。视网膜外层，包括嵌合体层、椭圆体层、外界膜断裂甚至丢失，黄斑鼻侧外核层、外丛状层也局部受累，说明局部光感受器丢失

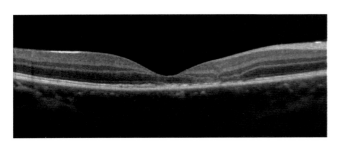
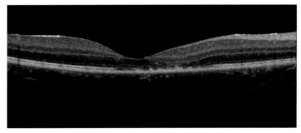

⬆ 图 13-3-3　**右眼黄斑水平扫描 OCT 图像**
外伤后20天，右眼视力0.15。视网膜外层组织逐渐修复，椭圆体层更为明显，外核层较前变宽

⬆ 图 13-3-4　**右眼黄斑水平扫描 OCT 图像**
外伤后8周，右眼视力0.15。黄斑及鼻侧视网膜外层组织仍未完全修复，RPE层有类似齿状突起样组织突向内核层

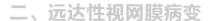

二、远达性视网膜病变

远达性视网膜病变系指身体其他部位外伤后（如严重脑外伤、躯干挤压伤、长骨骨折等）所致的视网膜病变，病变以渗出和出血为主。Purtscher于1910年首次报道，故又称为Purtscher视网膜病变。其眼底典型改变为广泛视网膜及黄斑水肿，视盘边界模糊，可出现水肿，其周围视网膜可见近似圆形的乳白色棉絮样渗出斑，可散在，亦可融合，在后极及视盘周围可见大量出血，出血和渗出可进入玻璃体。渗出一般在一个月左右吸收，晚期可出现视神经萎缩。Purtscher视网膜病变亦可见于其他疾病，如急性胰腺炎和空气栓塞等。

在OCT上视网膜水肿表现为视网膜光带增厚。水肿消退后视网膜常萎缩表现为视网膜光带薄变，常合并RPE光带薄变。棉絮样白色斑表现为视网膜内层的高反射光带，白色斑是由缺血造成的，与动脉阻塞所形成的细胞内水肿有相似之处，所以OCT图像表现相似，但对其后组织光反射的遮挡不如动脉阻塞明显。

病例2：患者男性，57岁，车祸头部受伤后发现左眼视力下降10天。右眼视力1.5，左眼视力半尺指数。临床印象为左眼远达性视网膜病变（图13-3-5，13-3-6）。

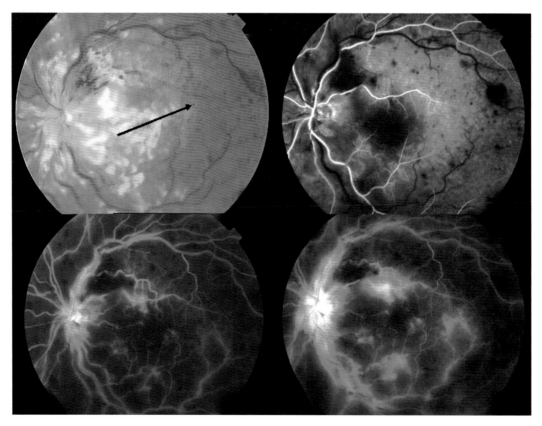

图 13-3-5　左眼眼底彩像及 FFA 像

左上图为左眼眼底彩像，视盘边界稍不清，静脉迂曲，围绕视盘可见多数大小不等的白色斑，并延伸至黄斑区，视盘颞上方及后极部还可见散在出血斑点。右上图为左眼FFA早期，白色斑及出血处遮蔽荧光。左下图为左眼FFA中期，视盘强荧光，血管着染并渗漏荧光，弱荧光区仍在。右下图为左眼FFA晚期，渗漏进一步增强，弱荧光区仍可见

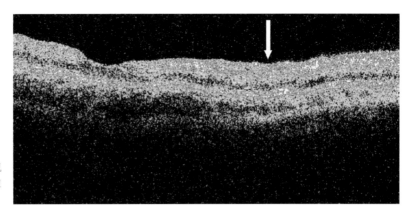

▨ 图 13-3-6　**左眼黄斑水平扫描 OCT 图像**
黄斑中心曲线存在，在中心右侧即黄斑颞侧视
网膜内层呈红色高反射带（箭头），对其后组
织光反射的遮挡并不明显

　　病例3：患者男性，26岁，左眼羽毛球打伤1周。左眼视力0.2。临床印象为左眼视网膜震荡（图13-
3-7，13-3-8）。

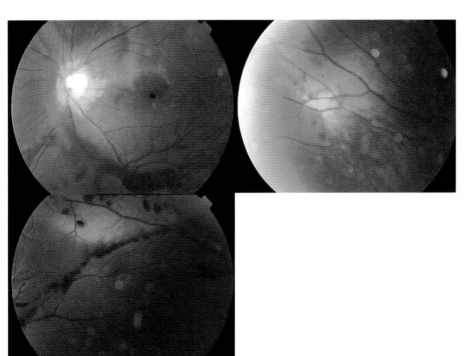

◁ 图 13-3-7　**左眼眼底彩像**
左上图为左眼眼底彩像，左后极
部视网膜显灰白，中心有一个可
疑小孔，下血管弓前视网膜前出
血和玻璃体积血。右上图为眼底
鼻上方，可见局限性视网膜灰白
水肿。左下图可见上方也有灰白
水肿区及散在出血点，有的出血
位于视网膜前

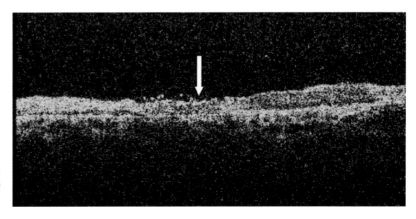

▨ 图 13-3-8　**左眼黄斑水平扫描 OCT 图像**
外伤2个月后，中心处RPE光带变薄明显（箭
头），神经上皮层也萎缩、变薄

病例4：患者男性，28岁，车祸头部挤压伤后视力下降9天。右眼视力眼前指数，左眼视力0.09。临床印象为双眼远达性视网膜病变（图13-3-9～13-3-12）。

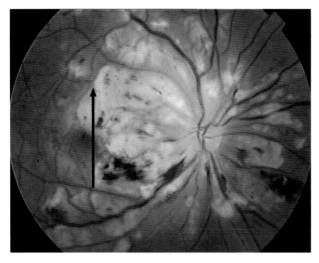

⬆ 图 13-3-9　右眼眼底彩像
　　视盘边界不清，静脉迂曲，围绕视盘有多个大小不等的白斑，有的融合在一起，还可见散在点状、线状出血斑，黄斑水肿

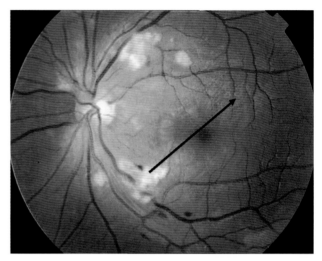

⬆ 图 13-3-10　左眼眼底彩像
　　眼底白斑和出血明显较右眼轻，黄斑区轻度水肿

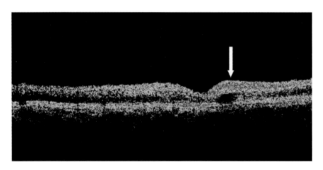

⬆ 图 13-3-11　右眼黄斑垂直扫描 OCT 图像
　　伤后半个月，黄斑中心厚度198μm，在中心两侧视网膜内层光反射增强，可见一红黄色高反射带（箭头），上方重于下方（图像右侧重于左侧），与动脉阻塞表现图像相似，外层还可见一个视网膜小囊肿

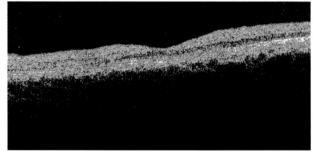

⬆ 图 13-3-12　左眼黄斑斜向 45° 扫描图像
　　伤后半个月，OCT图像大致正常，左侧部分RPE光带显薄，中心厚度171μm

第四节　低压性视网膜病变

　　外伤后房水分泌减少，如合并房角后退、睫状体脱离，则更易引起低眼压；手术后可引起房水外流增加，同样也会引起低眼压。持续性低眼压可引起视盘水肿、静脉迂曲扩张、黄斑水肿及皱褶。如持续

存在，对视力会造成一定的损伤。

在OCT上黄斑水肿表现为视网膜光带增厚，常合并有低反射的小囊肿或液腔。皱褶表现为RPE光带呈瓦楞状。视盘水肿表现为视网膜光带向前隆起扩大，边界不清，生理凹陷变浅。

病例1：患者男性，7岁，双眼先天性青光眼，曾行3次抗青光眼手术，最后1次为3个月前行硅管置入术，术后右眼眼压低。现右眼眼压12mmHg，左眼眼压27mmHg。右眼视力0.2，左眼视力为1m光感。右眼视盘C/D=0.8，左眼视盘病理凹陷达盘缘。临床印象为双眼抗青光眼术后低眼压（图13-4-1，13-4-2）。

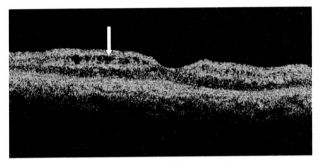 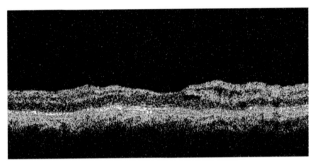

图 13-4-1 右眼黄斑水平扫描 OCT 图像
黄斑水肿增厚，中心厚度237μm，视网膜内可见多数低反射的小囊肿（箭头），中心凹曲线仍在

图 13-4-2 右眼黄斑垂直扫描 OCT 图像
黄斑囊样水肿，不如水平扫描图像所见的多，整个视网膜增厚

病例2：患者男性，32岁。右眼视力0.2，左眼视力0.05。左眼小梁切除术后眼压低。临床印象为双眼青光眼，左眼术后低眼压（图13-4-3～13-4-7）。

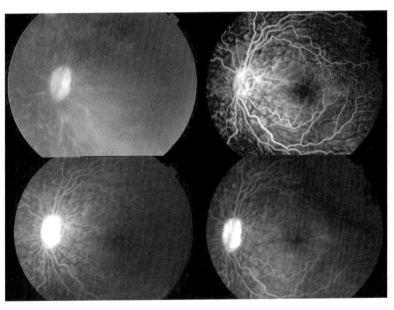

图 13-4-3 左眼眼底彩像及 FFA 像
左上图为左眼眼底彩像，视盘色稍淡，未见病理凹陷，血管迂曲，视盘周围可见不规则放射状皱褶。右上图为左眼FFA像，造影14秒，视盘周围有黑色条纹，血管迂曲明显。左下图为左眼FFA像，造影2分32秒，视盘强荧光，盘周黑色条纹仍可见。右下图为左眼FFA像，造影10分02秒，黑色条纹更明显

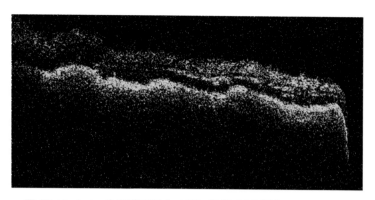

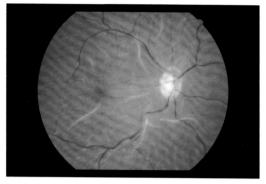

图 13-4-4　左眼黄斑斜向 135° 扫描 OCT 图像

RPE光带不规整，瓦楞状起伏，光带前有窄的神经上皮脱离低反射腔

图 13-4-5　右眼眼底彩像

后极部可见白色条纹，浅在但与血管走行不一致，深层还可见皱褶，黄斑周有的呈放射状，未见渗出及出血。此例既有视网膜皱褶，又有脉络膜皱褶

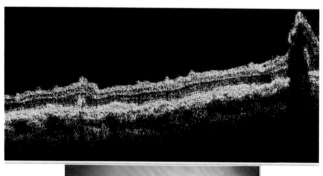

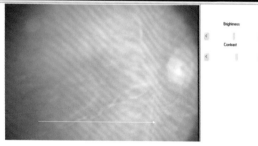

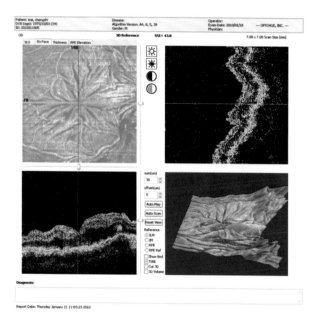

图 13-4-6　脉络膜皱褶的 OCT 图像

下图显示水平扫描线，视网膜皱褶隐约可见。上图为水平扫描的OCT图，RPE光带不规整，相当于脉络膜皱褶处光带呈瓦楞状起伏，视网膜表层光带不平，皱褶处呈箭头样隆起

图 13-4-7　脉络膜皱褶的 OCT 图像

左上图为SLO像，C扫描图显示皱褶处以黄斑为中心，RPE光带呈放射状隆起（黑色条纹）。左下图为通过中心垂直扫描图，内层视网膜光带增厚，表面起伏不平，RPE光带不规整靠内侧光带向前隆起。右上图为水平扫描图，未提供有用信息。右下图显示ILM水平图像，可见表层视网膜皱褶呈较粗条纹，深层皱褶亦能显示

第五节　黄斑激光意外伤

做激光器的研制调试时或偶尔经过激光试验室时，均可意外地发生视网膜的激光损伤。眼底检查常在黄斑正中心区可见灰白色大致呈圆形的水肿区，约1PD，多合并出血。水肿出血逐渐吸收，常遗留纤维化瘢痕，视力永久受损，常在0.1左右。激光损伤重点在于防，而且是可以防护的。

在OCT上黄斑水肿表现为视网膜增厚，出血表现为中心有一个高反射团，如出血较厚，则可向玻璃体内轻度凸起，并遮挡其后组织的光反射。

病例1：患者男性，41岁，在固体1.06μm波长激光发射时，激光由反射镜入眼伤及右眼，伤后当即视力下降。右眼视力0.2#0.2，左眼视力0.2#1.5（-1.50DS）。检眼镜检查可见右眼黄斑区有一小片出血及水肿。临床印象为右眼黄斑激光损伤，黄斑出血（图13-5-1）。

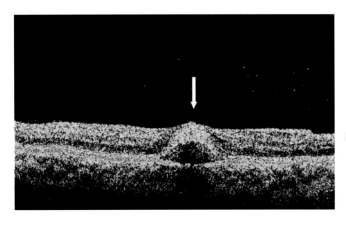

◄ 图 13-5-1　**右眼黄斑水平扫描OCT图像**
黄斑中心可见一个如弹头样高反射区，已达视网膜表面（视网膜内出血），其后组织光反射受遮蔽

病例2：患者男性，22岁，激光误伤右眼半个月，激光种类不详。右眼视力0.04，左眼视力0.3。检眼镜检查右眼黄斑仅见一个全层裂孔。临床印象为右眼激光损伤，黄斑裂孔（图13-5-2）。

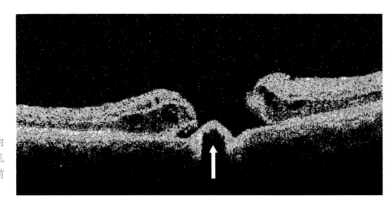

▶ 图 13-5-2　**右眼黄斑水平扫描OCT图像**
黄斑中心组织全层缺失（裂孔），裂孔缘视网膜内可见小囊肿，右侧视网膜表面有一个小前膜，裂孔底部RPE水平可见一个小色素瘢痕（箭头），并向前隆起，遮蔽其后组织的光反射信号

病例3：患者男性，27岁，808半导体激光器伤及左眼1周，自觉视中心有物遮挡来诊。右眼视力0.25～2.50S，矫正至0.7，左眼视力0.2，不能矫正。双眼眼底正常。造影检查正常。OCT检查黄斑有损伤，mfERG检查左眼功能轻度下降。临床印象为左眼激光损伤（图13-5-3～13-5-6）。

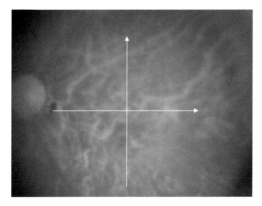

▲ 图 13-5-3　左眼眼底正常

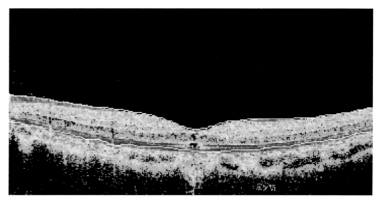

▲ 图 13-5-4　左眼水平扫描 OCT 图像
黄斑正中心可见一个极小的低反射区，由视细胞外节与RPE结合处，IS/OS结合处组织受损后形成，RPE层尚完好。中心曲线正常，无组织出血水肿

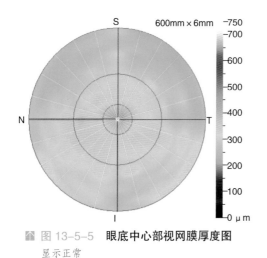

▲ 图 13-5-5　眼底中心部视网膜厚度图
显示正常

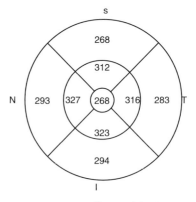

▲ 图 13-5-6　黄斑厚度数值
中心区厚度为268μm，正常

第六节　视网膜电击伤

视网膜电击伤虽然少见，但它可致黄斑水肿、囊样水肿、出血等病变，最终会损伤视力。

在OCT上，急性期黄斑水肿表现为视网膜光带增厚，可合并低反射的囊肿和液腔，而后水肿消退，视网膜及RPE光带均可萎缩、变薄，甚至部分断裂，小囊肿可持续较长时间而不消失。

病例1：患者男性，33岁，电击伤后3个月，自觉伤后右眼视力下降。双眼视力0.3。临床印象为右眼电击伤，黄斑水肿（图13-6-1，13-6-2）。

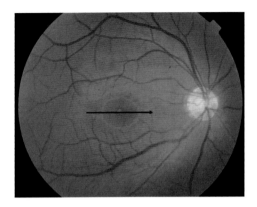

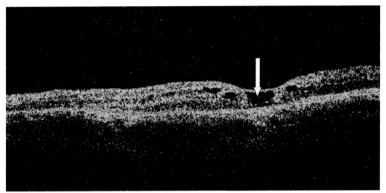

⬆ 图 13-6-1 **右眼眼底彩像**
黄斑似有轻水肿，眼底其他部分未见异常

⬆ 图 13-6-2 **右眼黄斑水平扫描 OCT 图像**
黄斑中心有一个囊肿，表层视网膜组织极薄，形成一个潜在裂孔（箭头），在中心两侧视网膜内还可见多个小囊肿，视网膜轻微增厚

病例2：患者男性，40岁，电焊光伤眼后3天。双眼视力0.5。检眼镜检查可见双眼眼底大致正常。临床印象为双眼电光性损伤（图13-6-3～13-6-8）。

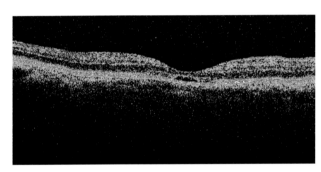

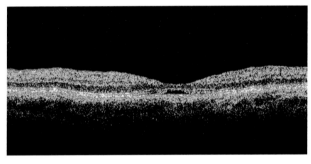

⬆ 图 13-6-3 **右眼黄斑水平扫描 OCT 图像**
黄斑中心凹下，RPE光带前有一个小液腔，中心凹曲线和视网膜结构大致正常

⬆ 图 13-6-4 **左眼黄斑水平扫描 OCT 图像**
黄斑中心也见到一个小液腔，与右眼相似

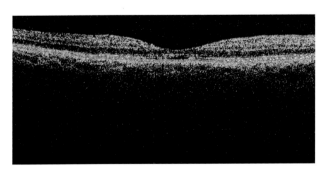

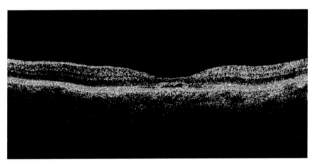

⬆ 图 13-6-5 **右眼黄斑水平扫描 OCT 图像**
半个月后，右眼黄斑小液腔不如之前明显

⬆ 图 13-6-6 **左眼黄斑水平扫描 OCT 图像**
半个月后，左眼黄斑小液腔仍在

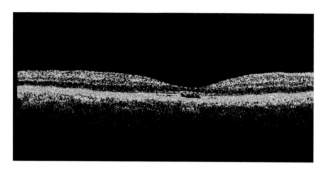

图 13-6-7　右眼黄斑水平扫描 OCT 图像
3个月后，右眼黄斑小液腔前壁部分缺失

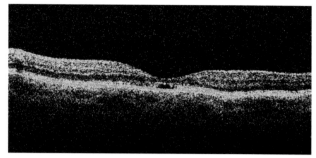

图 13-6-8　左眼黄斑水平扫描 OCT 图像
3个月后，左眼黄斑小液腔的前壁也有不连续处，不如右眼明显

病例3：患者男性，34岁，高压电击伤后2周。右眼视力0.1，左眼视力0.3。双眼混合充血，前房大量浮游细胞，闪光阳性。临床印象为双眼电击伤后葡萄膜炎，黄斑囊样水肿（图13-6-9～13-6-17）。

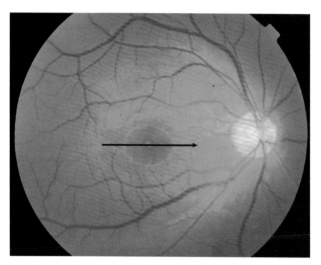

图 13-6-9　右眼眼底彩像
伤后1个月，黄斑中心可见一个针尖样白点，其余正常

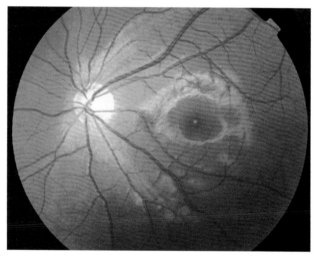

图 13-6-10　左眼眼底彩像
黄斑病变与右眼相似

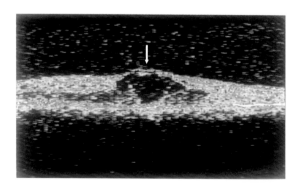

图 13-6-11　右眼黄斑水平扫描 OCT 图像
伤后2周，黄斑囊样水肿

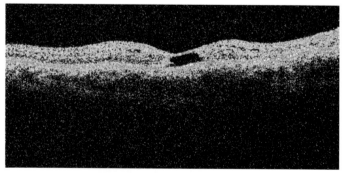

图 13-6-12　右眼垂直扫描 OCT 图像
伤后1个月，黄斑中心仅见一个囊肿，呈一个潜在孔，视网膜厚103μm

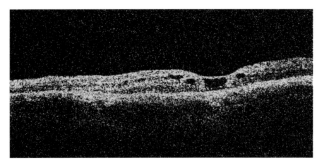

▲ 图 13-6-13　左眼黄斑垂直扫描 OCT 图像

伤后1个月，黄斑中心也见一个囊肿，与右眼近似，视网膜厚126μm，其两旁可见数个小囊肿

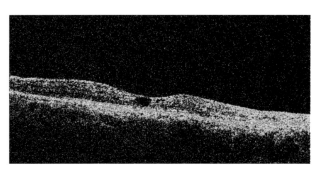

▲ 图 13-6-14　右眼黄斑垂直扫描 OCT 图像

伤后10个月，黄斑中心还可见到小囊肿，比之前稍小

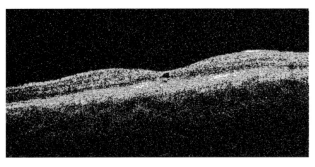

▲ 图 13-6-15　左眼黄斑垂直扫描 OCT 图像

伤后10个月，黄斑中心可见2个小囊肿

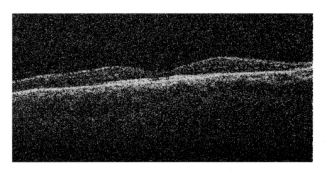

▲ 图 13-6-16　右眼黄斑垂直扫描 OCT 图像

伤后2年，右眼视力0.01，白内障超声乳化手术及人工晶状体植入术后，视力0.2。黄斑中心神经上皮层变薄，厚度84μm，RPE光带变薄，囊肿已消失

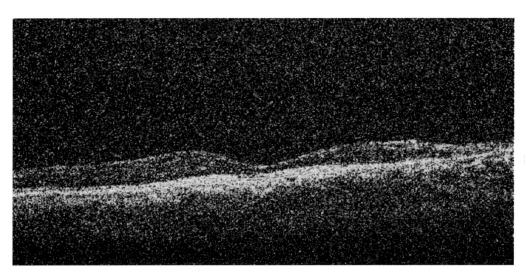

◤ 图 13-6-17　左眼黄斑垂直扫描 OCT 图像

伤后2年，黄斑中心略显薄，黄斑形态已恢复正常，厚度109μm，视力0.4

　　病例4：患者男性，32岁，6kV电压通过右侧腿部和头部5个月。双眼中心小暗点，右眼视物变形。右眼矫正视力0.3，左眼矫正视力0.7。临床印象为双眼电击伤（图13-6-18～13-6-21）。

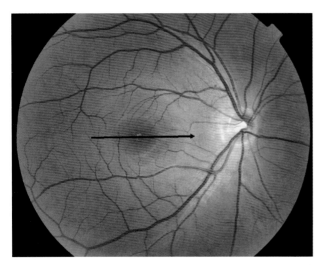

⇑ 图 13-6-18　右眼眼底彩像

黄斑中心可见一个很小的黄色点，其余部分正常

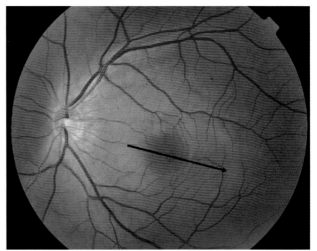

⇑ 图 13-6-19　左眼眼底彩像

所见与右眼相似

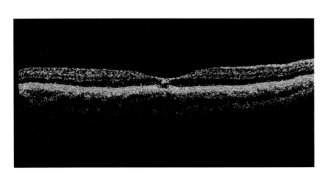

⇑ 图 13-6-20　右眼黄斑水平扫描 OCT 图像

黄斑中心视网膜内一个黄绿色小点与眼底所见小黄点相吻合，RPE光带靠前部分有断裂，可能说明RPE细胞和视细胞受损，其余部分视网膜结构尚好

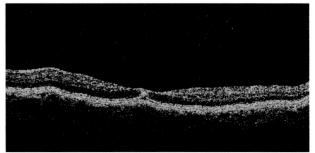

⇑ 图 13-6-21　左眼黄斑水平扫描 OCT 图像

图像与右眼相似，但RPE光带靠前部分未见断裂，结构尚可

　　另外介绍一种焊接弧光黄斑病变（welding arc maculopathy）。与普通的暴露于焊接弧光的光照性角膜炎相比，这种暴露造成视网膜损伤的病例非常少，文献中偶尔有零星报道。其临床表现、病程和检眼镜发现非常类似于急性日光视网膜病。

　　病例5：患者男性，25岁，双眼视力均0.5，经常在无防护镜下从事电焊工作。临床印象为双眼焊接弧光黄斑病变（图13-6-22～13-6-25）。

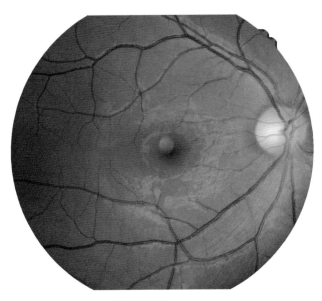

▲ 图 13-6-22 **右眼眼底彩像**
视盘边界清、色淡红，血管走行正常，黄斑区结构清晰（中间白色斑点是镜头的反光），眼底像未见异常

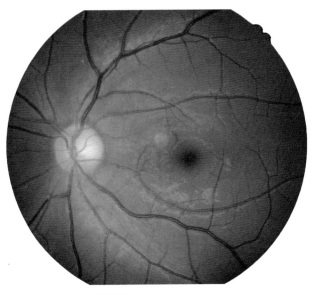

▲ 图 13-6-23 **左眼眼底彩像**
视盘边界清、色淡红，血管走行正常，黄斑区结构清晰（黄斑颞上方白色斑点是镜头的反光），眼底像未见异常

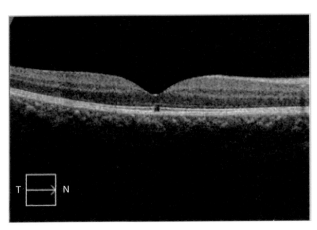

▲ 图 13-6-24 **右眼黄斑水平扫描 OCT 图像**
黄斑中心凹的外层椭圆体带断裂，其余结构均未见异常

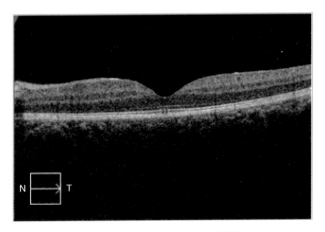

▲ 图 13-6-25 **左眼黄斑水平扫描 OCT 图像**
黄斑中心凹的外层椭圆体带两处点状断裂，其余结构均未见异常

放射治疗以及局部敷贴疗法后，主要是使视网膜和视神经的血管结构渗透性发生改变，眼底改变与糖尿病眼底病变相似。不过这些并发症一般在放疗后甚至数年才显现出来。

病例6：患者女性，46岁，因左眶内肿瘤——纤维组织细胞瘤部分恶变，行放射治疗7000rad，2年后左眼视力下降。右眼视力0.4，左眼视力眼前指数。临床印象为双眼放射性视网膜病变。已行激光光凝治疗（图13-6-26～13-6-32）。

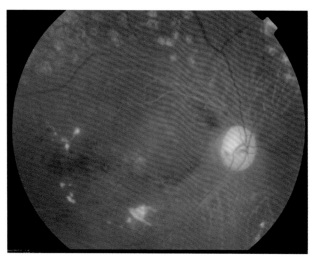

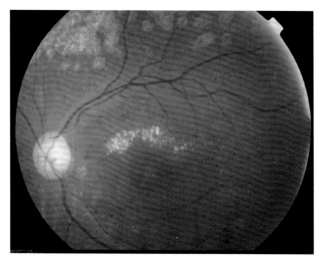

⬆ 图 13-6-26　**右眼眼底彩像**
　　视盘色淡，血管细，有的已成白线。黄斑水肿，其周有陈旧黄色渗出物。后极部可见多数激光光凝点

⬆ 图 13-6-27　**左眼眼底彩像**
　　眼底病变性质与右眼相似。黄斑水肿，陈旧渗出位于黄斑上方。视盘上方激光萎缩点比左眼更明显

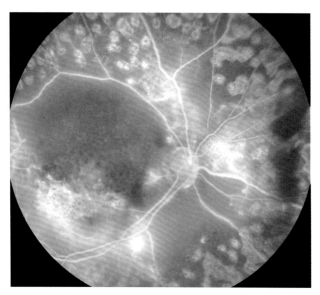

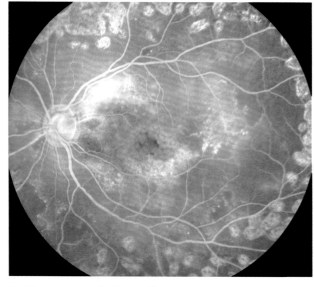

⬆ 图 13-6-28　**右眼 FFA 像**
　　黄斑及视盘下方可见大片无灌注区，其余区域有大量激光光凝点。少量血管着染渗漏

⬆ 图 13-6-29　**左眼 FFA 像**
　　黄斑区有明显渗漏、血管着染及黄斑囊样水肿，后极部大片无灌注区并有激光光凝点

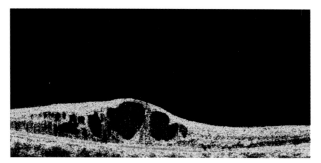

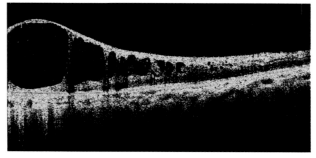

⬆ 图 13-6-30　**右眼黄斑垂直扫描 OCT 图像**
　　中心区可见多数大小不同的囊腔，右侧有渗出点致高反射点

⬆ 图 13-6-31　**左眼黄斑垂直扫描 OCT 图像**
　　中心为一个融合而成的大囊腔，内层视网膜仅为一个薄层，其周有小囊腔

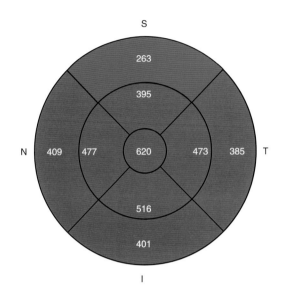

◀ 图 13-6-32 **左眼视网膜厚度数值**
中心最厚，次为鼻侧及下方，上方变薄

第七节 黄斑锥细胞微小损伤

黄斑微小损伤是指黄斑中心无血管区350μm范围内锥细胞的损伤，患者常感到视力下降。检查时视力大多正常或轻微下降，眼底大致正常。FFA正常，mfERG检查57%（我院资料）正常，其余轻微异常。此时很难确定为黄斑病抑或视神经疾病。OCT的应用能显示疾病的所在。实际病变主要位于锥细胞外节与RPE绒毛层、IS/OS层，表现为组织缺失、呈囊肿样。RPE层完整，多种因素可引起此种损伤，如光损伤、激光损伤、日食伤、电弧光伤、震荡伤、手术后、特发性等，它是多种因素引起的共同后果。鉴别诊断包括球后视神经炎，有眼球转动疼、中心暗点眼底可有视盘水肿可鉴别；还有视锥细胞营养不良，OCT检查视细胞层变薄，但无局限性组织缺失可鉴别。

病例1：患者女性，13岁，看日食后感到视物中心不清。双眼视力1.0。双眼黄斑中心隐见黄色斑，血管造影正常。OCT检查黄斑有组织缺失，临床印象为日食性视网膜病变（图13-7-1～13-7-8）。

◥ 图 13-7-1 **右眼眼底彩像**
黄斑中心隐见一个黄色点，其余正常

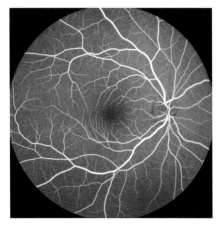 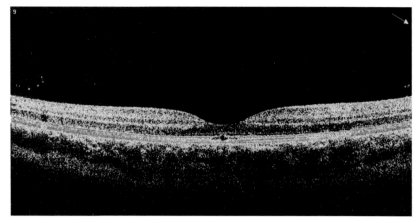

⇑ 图 13-7-2　右眼 FFA 像正常　　⇑ 图 13-7-3　右眼黄斑水平扫描 OCT 图像

中心处嵌合体层及椭圆体层有缺失，约78μm

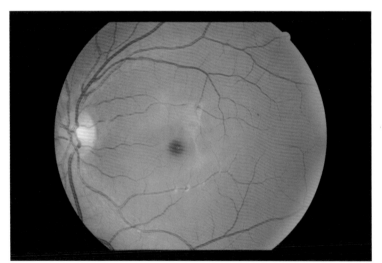 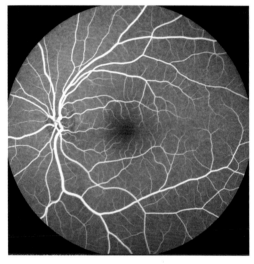

⇑ 图 13-7-4　左眼眼底彩像大致正常　　⇑ 图 13-7-5　左眼 FFA 像正常

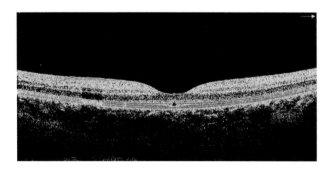 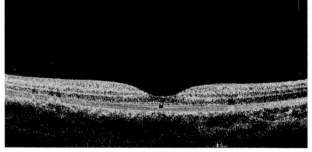

⇑ 图 13-7-6　左眼黄斑水平扫描 OCT 图像　　⇑ 图 13-7-7　右眼黄斑水平扫描 OCT 图像

中心处嵌合体层及椭圆体层有缺失，34μm　　中心处仍可见缺失区89μm未修复

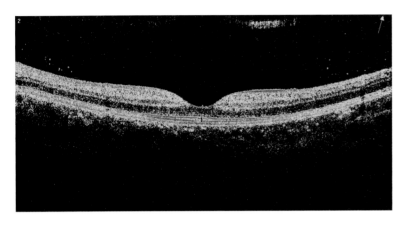

◀ 图 13-7-8　左眼黄斑水平扫描 OCT 图像

半年后中心处缺失区明显见小，大小无法准确测量

病例2：患者男性，30岁，右眼突然视物不清2周。右眼视力0.7。未明确相关诱因。OCT检查右眼黄斑中心有缺失区。临床印象为特发性黄斑损伤（图13-7-9～13-7-11）。

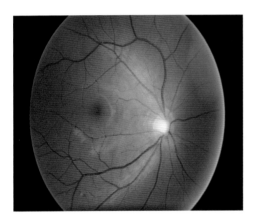

↥ 图 13-7-9　右眼眼底彩像正常

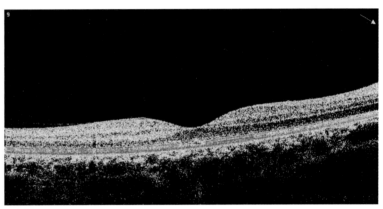

↥ 图 13-7-10　右眼黄斑斜向扫描 OCT 图像

中心处外节绒毛层和IS/OS层有缺失，223μm

➡ 图 13-7-11　病例2随诊9个月后OCT
图像

9个月后黄斑损伤完全恢复，视力1.5

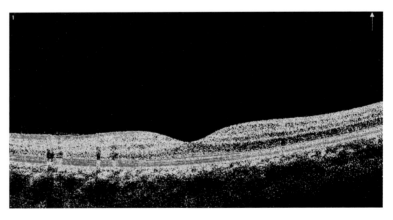

病例3：患者女性，34岁，右眼视网膜脱离术后复位3个月。右眼视力0.7（图13-7-12，13-7-13）。

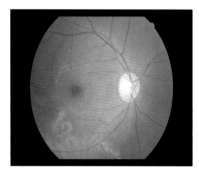

↑ 图 13-7-12　右眼眼底彩像
视网膜脱离复位黄斑下方可见色素斑

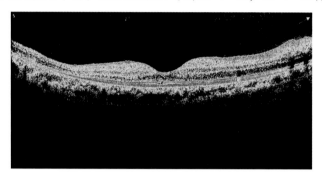

↑ 图 13-7-13　右眼斜向扫描 OCT 图像
黄斑中心缺失，175μm。手术间接影响黄斑，引起损伤

病例4：患者男性，14岁，右眼眼前黑影3个月余。双眼视力1.0（图13-7-14，13-7-15）。

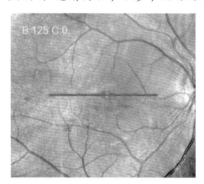

↑ 图 13-7-14　右眼眼底彩像
右眼黄斑未见明显病变

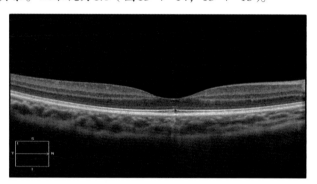

↑ 图 13-7-15　右眼黄斑水平扫描 OCT 图像
右眼黄斑中心可见一个微小缺失区，范围从RPE嵌合体部至肌样体部，外界膜完整，病因未明

病例5：患者男性，21岁，右眼被棍子击伤后半年，自觉右眼视物模糊。右眼视力0.5，左眼视力1.2。临床印象为右眼黄斑微小视锥细胞损伤（图13-7-16，13-7-17）。

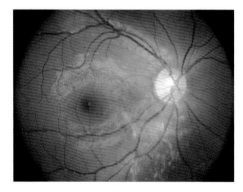

↑ 图 13-7-16　右眼眼底彩像
视盘边界清，色淡红，黄斑中央可见一个黄白色点状病灶，下方玻璃体腔尚有少许陈旧玻璃体积血仍未完全吸收

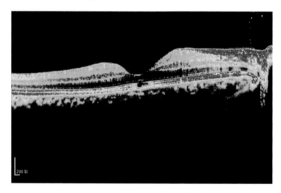

↑ 图 13-7-17　右眼黄斑水平扫描 OCT 图像
黄斑中心凹外层组织丢失，包括嵌合体层、椭圆体带，其余各层结构均清晰显示

（黄厚斌　赵丽丽　汪东升　魏文斌　王光璐）

第十四章
孔源性视网膜脱离

不同原因所致视网膜神经上皮与色素上皮的分离形成视网膜脱离，按导致脱离的原因分为孔源性视网膜脱离和非孔源性视网膜脱离（包括渗出性和牵拉性）。本章介绍孔源性视网膜脱离，各种疾病所继发的渗出性或牵拉性视网膜脱离见相关章节。由于各种原因致视网膜发生裂孔，玻璃体变性液化而形成的脱离为孔源性视网膜脱离，随病程延长，经裂孔视网膜色素上皮等细胞进入玻璃体内增生，发生不同程度的玻璃体视网膜增生性病变。

孔源性视网膜脱离术前的OCT表现大致相似，基本表现为RPE光带与其他层视网膜光带分离，呈一个无光反射暗区。视网膜脱离术后的随访观察OCT有其独特的优越性，例如，眼底检查视网膜复位但视力恢复不佳，OCT检查则可能发现长期残留裂隙样脱离、多个极小的脱离甚至色素上皮脱离，这种脱离如位于黄斑中心，则可影响视力。

病例1：患者男性，28岁，右眼孔源性视网膜脱离环扎术后4个月。右眼视力0.3。临床印象为右眼视网膜脱离环扎术后（图14-1）。

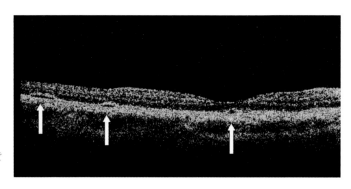

▶ 图 14-1　右眼黄斑水平扫描 OCT 图像
可见3处（箭头）极小的神经上皮脱离，有一处正在黄斑中心下方，中心凹形态恢复，无水肿

病例2：患者女性，59岁。视力眼前手动。临床印象为左眼孔源性视网膜脱离。行玻璃体切割术治疗，术中曾用"重水"。术后视网膜复位，视力眼前指数（图14-2~14-5）。

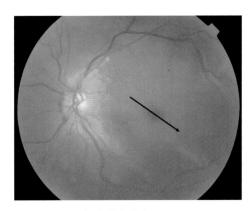

图14-2　左眼眼底彩像

黄斑及颞侧视网膜发灰隆起

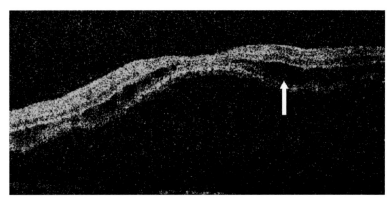

图14-3　左眼黄斑斜向315°扫描OCT图像

视网膜神经上皮层脱离甚高，脱离的视网膜外层可见液体聚集使部分视网膜劈分开（箭头），RPE光带未能显现

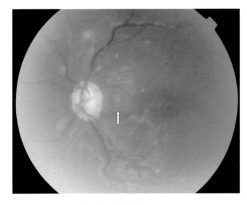

图14-4　左眼眼底彩像

术后12天，视网膜复位。视盘旁可见直径约1/3PD的圆形透明体（"重水"残滴）

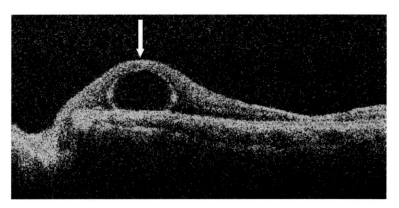

图14-5　左眼黄斑水平扫描OCT图像

术后12天，视盘旁视网膜下可见圆形的无光反射暗区（"重水"残滴），将视网膜向内顶起，黄斑中心处变薄

　　病例3：患者女性，68岁。视力眼前20cm指数（−6.00D）。临床印象为左眼黄斑裂孔性视网膜脱离。行玻璃体切割术联合C3F8注入。术后1年，视网膜复位，视力0.02#0.2（图14-6，14-7）。

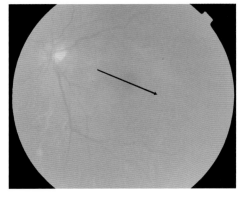

图14-6　左眼眼底彩像

术后1年，因白内障眼底不清晰，但可隐见黄斑裂孔，视网膜已复位

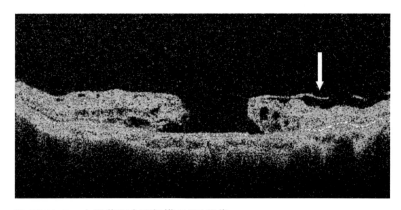

图14-7　左眼黄斑水平扫描OCT图像

术后1年，视网膜光带在黄斑中心全层缺损即裂孔，裂孔仍未消失，但视网膜复位，孔缘附着，孔缘两侧视网膜内可见小囊肿，视网膜表面有绿色细线状的前膜牵拉（箭头）

病例4：患者男性，50岁，左眼视力下降4周。左眼视力0.02（-13.00DS，不能矫正）。行玻璃体切割术联合硅油充填，术后9个月，视网膜复位，视力0.08#0.2（图14-8～14-11）。

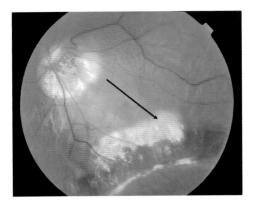

↑↓ 图 14-8　左眼眼底彩像

黄斑处见一个小圆形裂孔，颞上及后极部脱离，颞下可见色素沉着及萎缩灶

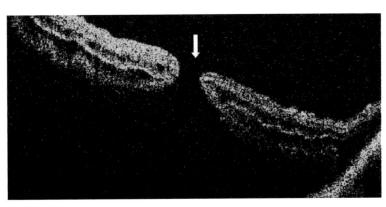

↑↓ 图 14-9　左眼黄斑水平扫描 OCT 图像

黄斑中心处神经上皮层光带有缺失处即裂孔（箭头）。因视网膜脱离较高，RPE光带未能显示出来

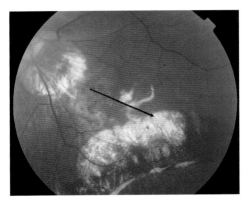

↑↓ 图 14-10　左眼眼底彩像

术后9个月，裂孔消失，视网膜复位

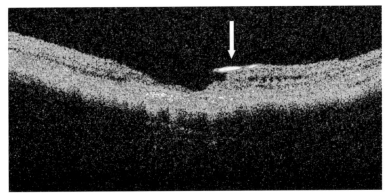

↑↓ 图 14-11　左眼黄斑水平扫描 OCT 图像

术后9个月原裂孔处已有组织覆盖，厚薄不一，颞侧孔缘表面有前膜增生（箭头）

病例5：患者女性，53岁，左眼视力下降6个月。左眼视力20cm指数（-10.00DS，不能矫正）。临床印象为左眼黄斑裂孔性视网膜脱离。行C2F6玻璃体腔内注入（图14-12～14-18）。

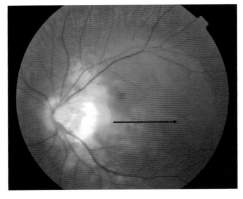

↑↓ 图 14-12　左眼眼底彩像

黄斑中心有一个小裂孔，后极部视网膜脱离，发灰隆起

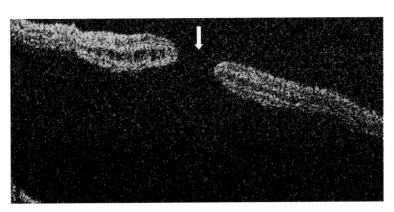

↑↓ 图 14-13　左眼黄斑水平扫描 OCT 图像

黄斑中心神经上皮层光带有缺失即裂孔形成（箭头），因视网膜脱离甚高，RPE光带未能显现

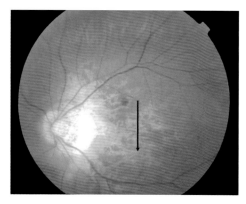

图 14-14　左眼眼底彩像
术后2个月，左眼视网膜脱离复位

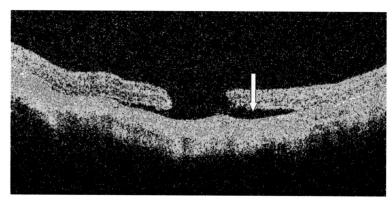

图 14-15　左眼黄斑垂直扫描 OCT 图像
裂孔仍可见，孔缘两侧有极小浅脱离（箭头）

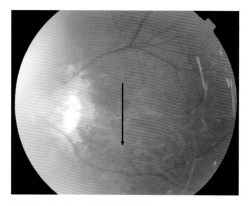

图 14-16　左眼眼底彩像
术后1年，视网膜脱离复发，裂孔可见，后极部视网膜脱离。再行玻璃体手术

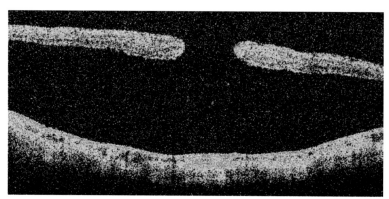

图 14-17　左眼黄斑垂直扫描 OCT 图像
黄斑裂孔与术前相似，视网膜脱离的光学暗区亦可见

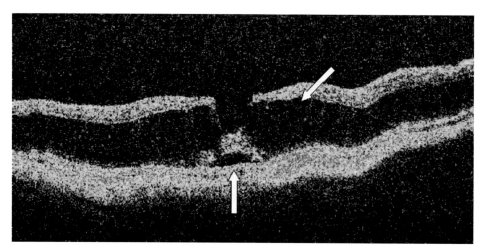

图 14-18　左眼黄斑垂直扫描 OCT 图像
术后2个月，黄斑中心仅见一个极小的神经上皮层脱离，直箭头两侧有视网膜劈裂，隐见丝状物相连（斜箭头）

　　病例6：患者男性，27岁，左眼眼前黑影飘动2个月，视力下降6天。左眼视力眼前手动（-6.00DS，不能矫正）。临床印象为左眼孔源性视网膜脱离。行巩膜扣带术治疗，术后复位（图14-19～14-24）。

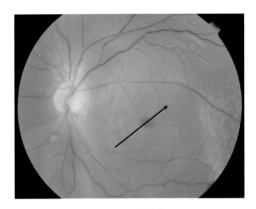

图 14-19　左眼眼底彩像

1～8点视网膜脱离，2点周边有小圆形孔

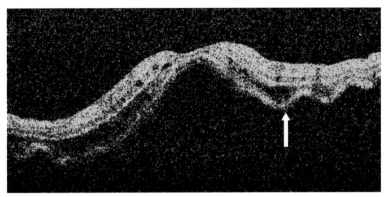

图 14-20　左眼黄斑斜向 45° 扫描 OCT 图像

视网膜脱离，外层呈波浪样脱离水肿（箭头），视网膜内有无光反射的液腔和小囊肿，因脱离，高RPE光带未能显示

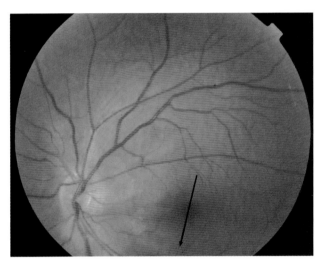

图 14-21　左眼眼底彩像

术后5天，视网膜复位，矫正视力0.2

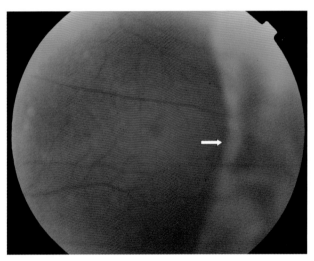

图 14-22　左眼颞侧周边眼底彩像

可见外加压嵴（箭头）

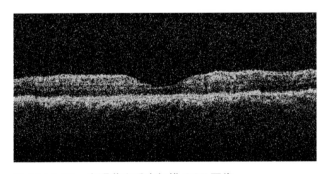

图 14-23　左眼黄斑垂直扫描 OCT 图像

术后5天，黄斑形态已大致恢复正常，组织结构仍有轻度紊乱，中心厚度110μm

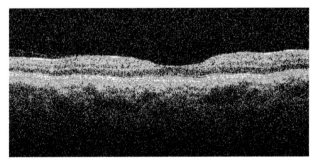

图 14-24　右眼黄斑水平扫描 OCT 图像

正常图像，黄斑中心厚度144μm

　　病例7：患者男性，23岁，左眼鼻侧黑影遮挡1个月。右眼视力0.2（-6.00DS）。临床印象为左眼孔源性视网膜脱离。行巩膜扣带术（图14-25～14-28）。

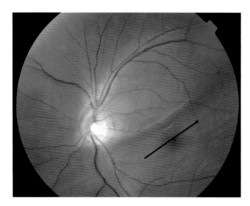

⇑ 图 14-25　左眼眼底彩像

眼底2~8点视网膜呈青灰色隆起，累及黄斑区，5点周边有圆形裂孔

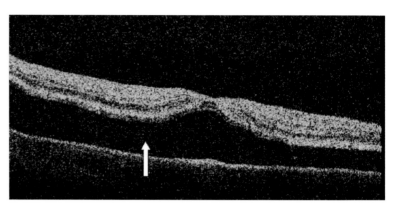

⇑ 图 14-26　左眼斜向 45° 扫描 OCT 图像

视网膜下可见较宽的无光反射暗区即脱离（箭头）

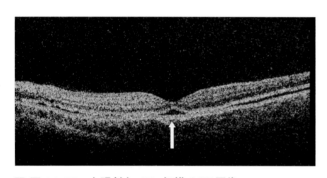

⇑ 图 14-27　左眼斜向 45° 扫描 OCT 图像

术后第1天，视网膜复位，但中心凹下残留一个极小的脱离（箭头）。如此小的视网膜脱离，眼底检查不可能观察到

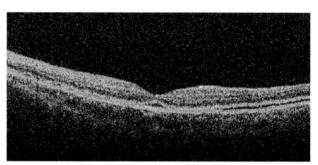

⇑ 图 14-28　左眼 OCT 扫描图像

术后第5天左眼黄斑下残留的小脱离仍可见，但视力增至0.4

病例8：患者男性，28岁。左眼视力0.2。临床印象为左眼孔源性视网膜脱离。行玻璃体手术（图14-29）。

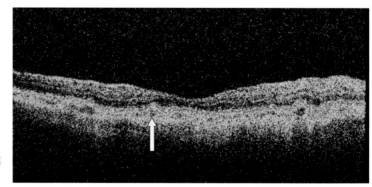

⇒ 图 14-29　左眼黄斑 45° 扫描 OCT 图像

术后1个月，视网膜复位，可见多处小色素上皮脱离存在（箭头），与玻璃膜疣相似

病例9：患者男性，37岁，右眼视力下降1周。右眼视力0.1。临床印象为右眼孔源性视网膜脱离。行巩膜扣带术（图14-30，14-31）。

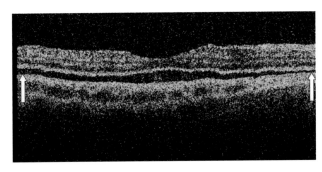

↑ 图 14-30　右眼黄斑水平扫描 OCT 图像

术后1个月，残留较浅而长的呈无光反射暗区的视网膜脱离（两个箭头间）

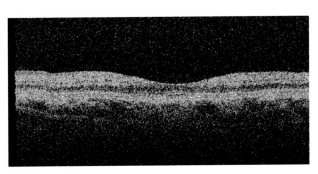

↑ 图 14-31　右眼黄斑水平扫描 OCT 图像

术后半年黄斑形态大致恢复正常，但可见RPE光带轻度变薄

病例10：患者女性，48岁，左眼眼前黑影5天。左眼视力0.1。临床印象为左眼孔源性视网膜脱离。行玻璃体手术治疗（图14-32～14-35）。

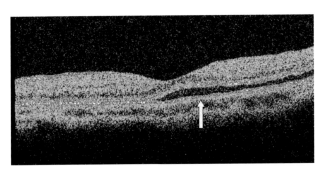

↑ 图 14-32　左眼黄斑水平扫描 OCT 图像

术后1周，黄斑中心下可见一个较浅的视网膜脱离的无光反射暗区，并一直向颞侧延伸（箭头）。连续观察14个月，小脱离恢复，术后残留小脱离可长期存在，影响术后视力的恢复

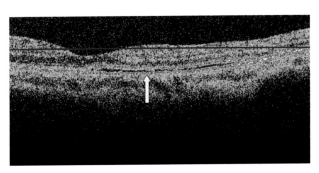

↑ 图 14-33　左眼黄斑水平扫描 OCT 图像

术后3个月，原脱离已部分吸收，残留一个裂隙样脱离（箭头）

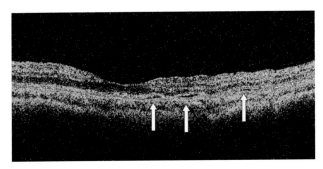

↑ 图 14-34　左眼黄斑水平扫描 OCT 图像

术后6个月，仅见3个极小分开而局限的脱离（箭头）

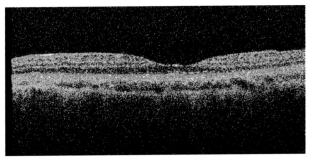

↑ 图 14-35　左眼黄斑水平扫描 OCT 图像

术后14个月，已恢复正常

病例11：患者女性，27岁，右眼巩膜扣带术后5个月。右眼视力0.1。临床印象为右眼巩膜扣带术后（图14-36～14-42）。

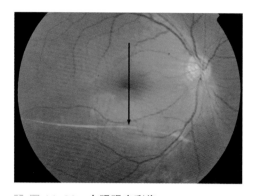

⬆ 图 14-36　**右眼眼底彩像**

视网膜复位，黄斑水肿，黄斑下方可见一个横形视网膜下线条

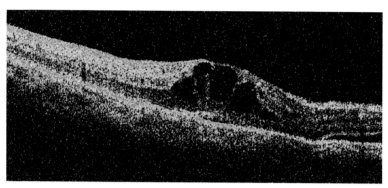

⬆ 图 14-37　**右眼黄斑垂直扫描 OCT 图像**

黄斑可见5个大小不等的囊肿，中心凹曲线突向玻璃体。玻璃体腔内注入曲安奈德4mg治疗

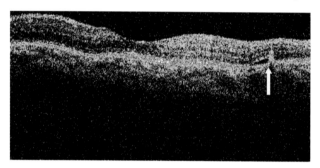

⬆ 图 14-38　**右眼黄斑垂直扫描 OCT 图像**

注射后2周，黄斑囊样水肿消失。图像右侧即眼底下方，RPE光带前可见一个竖立的黄绿色条带，即眼底所见的视网膜下线条处（箭头），其旁有一个极小的神经上皮脱离腔

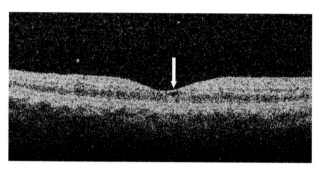

⬆ 图 14-39　**右眼黄斑垂直扫描 OCT 图像**

术后1.5个月，黄斑形态正常，视网膜下线条仍在

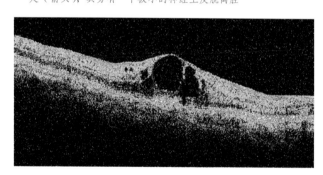

⬆ 图 14-40　**右眼黄斑垂直扫描 OCT 图像**

术后11个月检查，黄斑囊样水肿复发，视网膜厚度601μm。再次注药同前

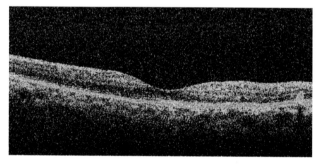

⬆ 图 14-41　**右眼黄斑垂直扫描 OCT 图像**

再次注药后4天，黄斑形态基本正常，仅残留一个小囊肿

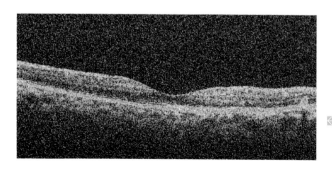

◀ 图 14-42　**右眼黄斑垂直扫描 OCT 图像**

再次注药后3个月，黄斑形态正常，视网膜下线条可见，近右侧端

（魏文斌　赵丽丽　王光璐）

第十五章
白内障术后的黄斑病变

白内障术后可出现多种黄斑病变，术中后囊破裂、玻璃体疝出、术后炎症反应、玻璃体嵌顿、YAG激光等均可引起黄斑病变。黄斑病变多种多样，包括黄斑水肿、前膜、裂孔、视网膜脱离等，其中最常见的为黄斑囊样水肿。

这些术后黄斑病变均可在OCT上显示，与其他病因所致的黄斑改变相同，囊样水肿表现为围绕黄斑中心的多个小的低反射囊腔，囊腔可融合，在正中心形成一个大囊腔，凸向玻璃体；前膜表现为视网膜光带表面的线状高反射条带。裂孔表现为视网膜光带的中断；视网膜脱离表现在RPE光带前呈一个低反射区。

病例1：患者女性，77岁，右眼白内障术后2个月。右眼视力0.3。临床印象为右眼白内障术后，黄斑水肿（图15-1，15-2）。

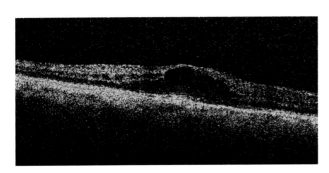

▲ 图 15-1　右眼黄斑水平扫描 OCT 图像
黄斑中心有数个大囊肿。中心凹曲线消失，向前凸起，鼻侧视网膜外层还可见多个小囊肿，中心视网膜厚度474μm

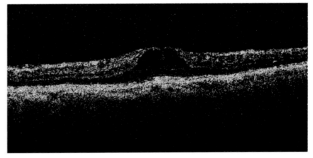

▲ 图 15-2　右眼黄斑垂直扫描 OCT 图像
黄斑中心同样可见囊样水肿，两侧视网膜水肿增厚达494μm

病例2：患者女性，75岁，右眼白内障超声乳化加人工晶状体植入术后1个月。右眼视力0.1，左眼视力0.5。临床印象为右眼人工晶状体眼，黄斑水肿（图15-3，15-4）。

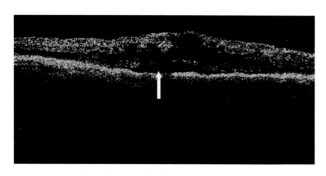 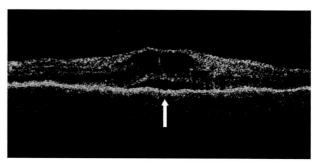

⬆ 图 15-3　右眼黄斑垂直扫描 OCT 图像
黄斑区可见多个囊肿呈无光反射暗区，中心处有一个浅的神经上皮脱离暗区（箭头），视网膜水肿厚度达533μm

⬆ 图 15-4　右眼黄斑水平扫描 OCT 图像
黄斑区囊样水肿和神经上皮脱离暗区比垂直扫描OCT图像更清晰（箭头），黄斑水肿，视网膜厚度达541μm

　　病例3：患者男性，46岁，左眼白内障超声乳化加人工晶状体植入术后半个月。术后矫正视力1.0，半个月后视力下降到0.3，视物变形。临床印象为左眼人工晶状体眼，黄斑水肿（图15-5）。

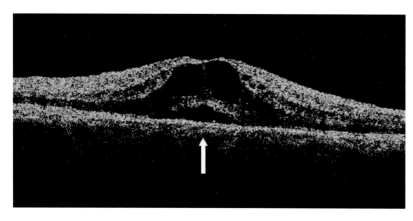

⬅ 图 15-5　左眼黄斑水平扫描 OCT 图像
黄斑中心可见2个较大的囊肿，两侧有多数细小囊肿，中心底部有一个小的神经上皮脱离暗区（箭头）

　　病例4：患者女性，59岁，右眼白内障术后1个月。右眼视力0.1。临床印象为右眼人工晶状体眼，黄斑水肿（图15-6）。

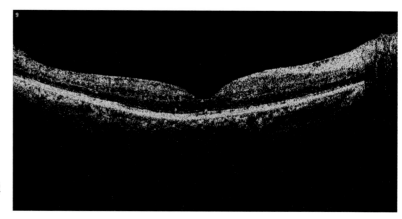

➘ 图 15-6　右眼黄斑 FD-OCT 图像
黄斑轻度水肿，黄斑囊样水肿，前膜

　　病例5：患者女性，78岁。右眼视力0.6，左眼视力0.8。临床印象为双眼白内障术后人工晶状体眼（图15-7，15-8）。

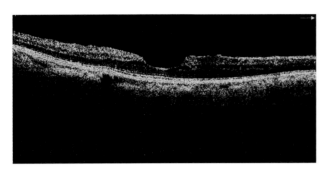

⬆ 图 15-7 右眼黄斑 FD-OCT 图像

黄斑视网膜前膜，视网膜轻度水肿

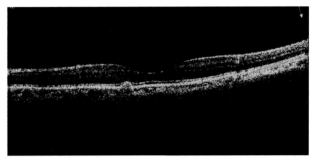

⬆ 图 15-8 左眼黄斑 FD-OCT 图像

可见一个玻璃疣，RPE光带轻度隆起

病例 6：患者女性，65岁，右眼白内障术后1个月。右眼视力0.1。临床印象为右眼人工晶状体眼，黄斑视网膜前膜（图15-9）。

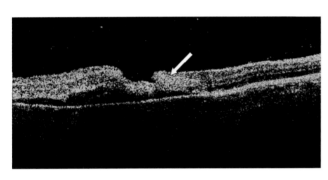

◄ 图 15-9 右眼黄斑水平扫描 OCT 图像

黄斑视网膜前膜形成，视网膜增厚，尤其是颞侧，形成假性裂孔的外观，但中心视网膜厚度大致正常（163μm）。孔周视网膜内有绿色致密光反射团（箭头），可能是渗出所致。黄斑中心还可见一个浅的神经上皮脱离腔，并向颞侧延伸

病例 7：患者女性，38岁，右眼外伤性白内障术后2周。右眼视力0.1。临床印象为右眼人工晶状体眼，黄斑水肿（图15-10，15-11）。

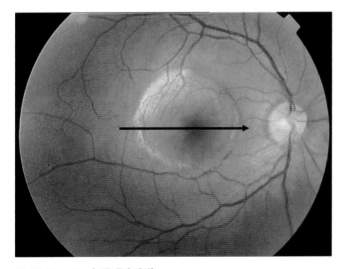

⬆ 图 15-10 右眼眼底彩像

黄斑区有直径约2PD的圆形水肿区，表面有血管爬行，黄斑中心略显红色

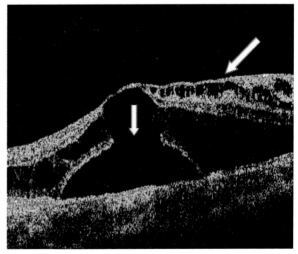

⬆ 图 15-11 右眼黄斑水平扫描 OCT 图像

黄斑中心有一个呈弧形的神经上皮脱离的暗区，其两侧有较宽的呈光学暗区的劈裂腔，2个腔在中心处相通（直箭头），左侧劈裂腔还可见丝状桥相连。在黄斑中心右侧还可见到内层劈裂，呈大小不等的多个暗区（斜箭头）

病例8：患者男性，66岁，左眼后发障行YAG激光切开术，术后1个月视力下降。右眼视力0.5，左眼视力0.03。临床印象为左眼后发障YAG激光切开术后，视网膜脱离（图15-12）。

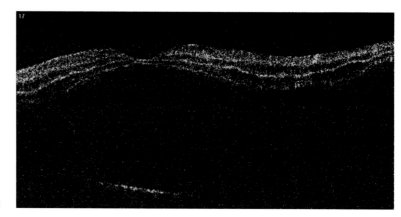

■ 图 15-12　**左眼 FD-OCT 图像**
左眼视网膜脱离较高，RPE光带仅见一小段

病例9：患者男性，57岁，右眼白内障术后2个月视力未提高，视物变形。右眼视力0.05，左眼视力0.7。临床印象为右眼人工晶状体眼（图15-13）。

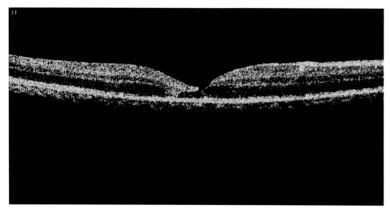

■ 图 15-13　**右眼 FD-OCT 图像**
黄斑裂隙样小裂孔及小脱离，少量黄斑视网膜前膜

第十六章
眼内肿瘤相关的眼底病变

各种眼内肿瘤可引起程度不等的共同的继发性组织改变。如肿瘤推顶视网膜时，OCT上表现为RPE层被推顶向内隆起，并可伴有一些脉络膜视网膜继发改变，如RPE脉络膜光带的不规则、萎缩、增厚、神经视网膜层水肿增厚、囊样水肿、神经上皮层脱离、继发新生血管等。由于脉络膜肿物位置深在，而OCT的扫描深度只有2mm，故其提供有关肿物的信息有限，不足以对脉络膜肿物做出诊断或鉴别诊断。尽管如此，但脉络膜肿物的密度不同，如脉络膜血管瘤以血管成分为主液体较多，而脉络膜骨瘤组织结构致密，脉络膜黑色素瘤的密度则介于两者之间，因此，在OCT图像上三者的表现有很细微的差别：脉络膜血管瘤呈比较均匀的圆屋顶样向内隆起而起推顶作用，RPE脉络膜光带表现为不均匀、不规则，可轻度增厚，所引起的在肿物表面及黄斑区的继发性脱离比较明显；脉络膜骨瘤的RPE脉络膜光带明显增宽，可不均匀，瘤体与RPE脉络膜光带几乎融合在一起而很难分辨；脉络膜黑色素瘤大的RPE脉络膜光带常呈不规则增宽。但是，这些细微差异并无诊断意义。

第一节　脉络膜血管瘤

脉络膜血管瘤是发育异常引起的，它有两种表现形式：孤立性和弥漫性。前者一般发生于无系统病变者；后者则通常伴发脑和面部的血管瘤，称为Sturge-Weber综合征。

脉络膜血管瘤多呈橘红色隆起，常因其破坏了表面的色素上皮结构而引起临床症状，严重者可继发渗出性视网膜脱离。由于脉络膜血管瘤为良性病变，在慢性长期生长过程中，瘤体表面的色素上皮不仅可出现屏障结构的破坏，也可发生色素的增殖和移行，视网膜神经上皮可出现囊样变性。反映在OCT上，通常为瘤体部位的RPE光带被推顶起甚高，RPE光带极不规整。视网膜脱离较高而广泛。不论肿物位于何处，黄斑区改变常较明显，可有海绵状水肿、囊样水肿及神经上皮脱离。瘤体行经瞳孔温热疗法（TTT）后，神经上皮RPE以及瘤体表层光带融合在一起，呈较宽厚的高反射带或区。

病例1：患者男性，41岁，左眼视力下降2年。左眼视力0.3。左眼眼底占位性病变B超测量9.4mm×9.1mm×3.2mm，瘤体表面少量机化。临床印象为左眼脉络膜血管瘤（图16-1-1～16-1-3）。

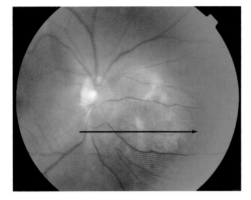

🔺 图 16-1-1　**左眼眼底彩像**
视盘鼻侧有一个暗红色隆起为脉络膜血管瘤

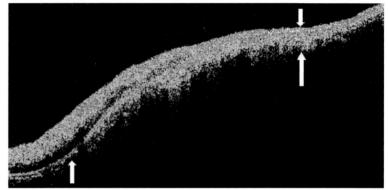

🔺 图 16-1-2　**左眼水平扫描 OCT 图像**
肿物处RPE光带向前隆起，其后有不均匀的中等反射的组织（肿物），右侧长箭头处整个神经上皮层和RPE层融成一个高反射宽带，RPE光带后可见呈须状的中等反射。难以据此来进行诊断

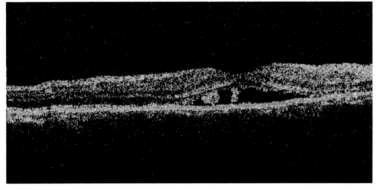

◀ 图 16-1-3　**左眼黄斑水平扫描 OCT 图像**
中心下有一个神经上皮脱离区，脱离腔内可见2块中等反射的渗出

病例2：患者男性，40岁。左眼视力0.02。临床印象为左眼视盘上方脉络膜血管瘤，黄斑脱离。曾行2次TTT治疗（图16-1-4～16-1-7）。

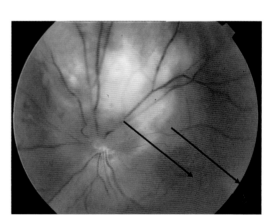

▶ 图 16-1-4　**左眼眼底彩像**
第一次TTT治疗后，灰白色为治疗后反应，瘤体表面有视网膜脱离

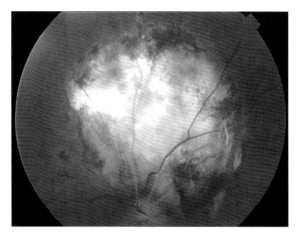

➡ 图 16-1-5　**左眼眼底彩像**
第二次TTT治疗后，瘤体已成
色素性瘢痕

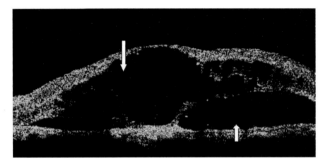

⬆ 图 16-1-6　**左眼黄斑斜向 45° 扫描 OCT 图像**
黄斑有较大的囊腔形成（长箭头），中心凹向内凸出，右侧有一
神经上皮脱离腔（短箭头），中心凹曲线消失

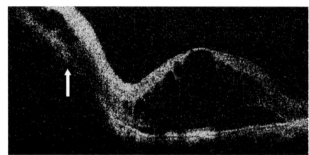

⬆ 图 16-1-7　**左眼通过肿物及黄斑的斜向 45° 扫描 OCT
图像**
神经上皮层光带向上翘起甚高（箭头），为下方脉络膜血管瘤推
顶所致，由于隆起高，下方RPE光带不清晰，肿物处呈暗区，黄
斑区囊样水肿隆起，部分已融合成大囊腔

病例3：患者男性，26岁。右眼视力0.3，左眼视力1.2。B超测瘤体为11.7mm×10.5mm×5.0mm。临床印象为右眼脉络膜血管瘤（图16-1-8～16-1-10）。

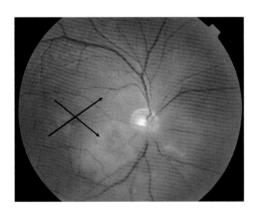

⬆ 图 16-1-8　**右眼眼底彩像**
视盘下方有一个呈蝶状的深层暗红色隆起，表
面有浅的视网膜脱离，并累及黄斑区，可见黄
斑皱褶

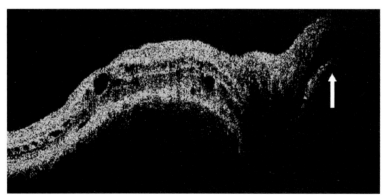

⬆ 图 16-1-9　**右眼黄斑斜向 135° 扫描 OCT 图像**
RPE光带不均匀向上呈圆屋顶样隆起，其后组织呈暗区。黄斑呈多个细小囊肿，
中心一个较大。视网膜呈海绵状水肿，图像右侧瘤体隆起甚高，使视网膜向上
翘起（箭头）

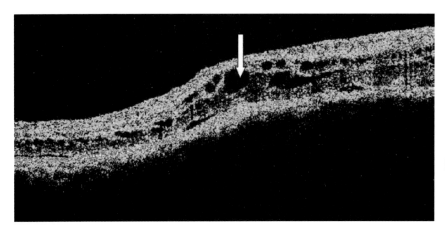

可见大小不等的囊样水肿（箭头），中心凹曲线消失

第二节 脉络膜骨瘤

脉络膜骨瘤为良性肿瘤，好发于青年女性，单眼多见，双眼病例占20%~25%。病变多位于视盘周围区域，严重时可环行包绕视盘，少数病例可首先侵犯黄斑区。当肿瘤累及黄斑区时可致患者视力下降。肿瘤呈黄白色扁平状，表面凹凸不平，边缘如伪足状伸出。视网膜色素上皮明显萎缩的区域瘤体颜色偏白，并容易见到瘤体内的脉络膜血管丛。

脉络膜骨瘤系指无明显其他原发疾病的特发性改变，当影像学检查支持脉络膜骨瘤诊断，但眼底除骨瘤样改变，尚有其他炎症或明显的退行性变的病例，应当考虑为脉络膜骨化，而非脉络膜骨瘤。

脉络膜骨瘤位于脉络膜内层，扁平、质地致密，表面凹凸不平，可继发轻度视网膜脱离。在OCT上表现为RPE光带被其下瘤体顶起，但隆起度不甚高。受瘤体影响，RPE光带也可表现高低不平，甚至呈波浪状，而且极不均匀。有时RPE光带和瘤体表层光带一起形成一条较宽的高反射带，瘤体因受扫描光深度的限制常呈暗区。黄斑区同样可继发水肿、黄斑囊样水肿和神经上皮脱离，但程度远轻于脉络膜血管瘤时所见。

病例1：患者男性，38岁，左眼视力下降1年，右眼视物变形20天。右眼视力0.2，左眼视力0.02。临床印象为双眼脉络膜骨瘤（图16-2-1~16-2-7）。

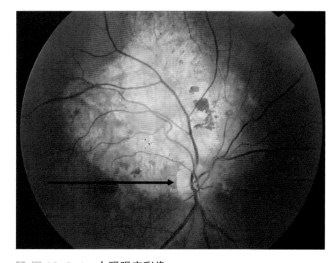

◀ 图 16-2-1 右眼眼底彩像
自视盘两侧起向上有一个深层黄白色扁平隆起肿物，边界清楚但不整齐，瘤体表面有色素沉着，并已侵及黄斑区

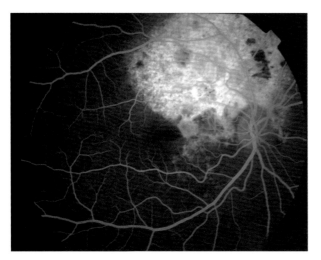

↑ 图 16-2-2　右眼 FFA 像

静脉期，瘤体着染荧光，边缘清楚，色素遮挡荧光

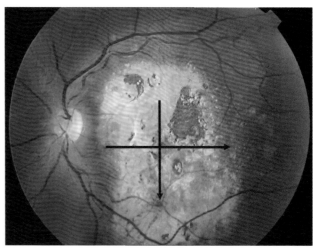

↑ 图 16-2-3　左眼眼底彩像

黄斑区可见与右眼相似的肿物，但位置正在黄斑区，呈卵圆形，瘤体表面有更多色素沉着

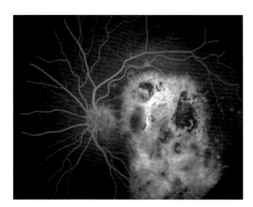

↑ 图 16-2-4　左眼 FFA 像

静脉期，整个瘤体显荧光着染，边界清楚，瘤体内大片色素遮挡荧光

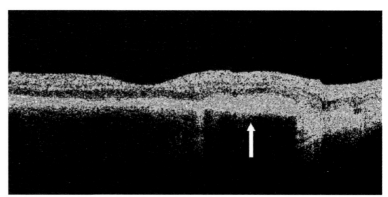

↑ 图 16-2-5　右眼黄斑水平扫描 OCT 图像

中心凹右侧相当于肿物处，RPE光带和肿物表层光带融在一起，增宽、增厚（箭头），其后组织光反射受遮蔽

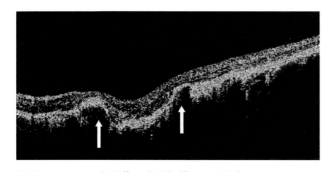

↑ 图 16-2-6　左眼黄斑水平扫描 OCT 图像

RPE光带凹凸不平，中心处呈锅底样凹陷，两旁向内凸起（箭头），显示瘤体表面凹凸不平。RPE光带极不均匀，图像颞侧RPE光带较宽，其后有中等光反射，部分脉络膜光反射受遮挡

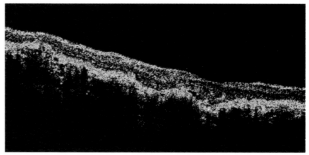

↑ 图 16-2-7　左眼黄斑垂直扫描 OCT 图像

RPE光带呈不均匀波浪样高反射，显示瘤体表面不平整，脉络膜光反射受遮挡

病例2：患者女性，40岁，左眼视力下降3年，加重1个月。右眼视力0.4，左眼视力0.03。临床印象为左眼脉络膜骨瘤（图16-2-8～16-2-10）。

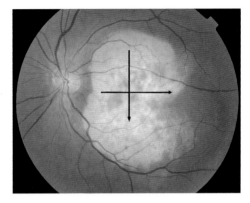

⬆ 图 16-2-8　左眼眼底彩像
黄斑区有一个长圆形的黄白色扁平隆起的肿物，边界清楚

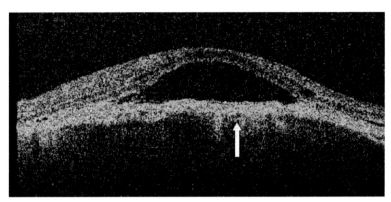

⬆ 图 16-2-9　左眼黄斑水平扫描 OCT 图像
瘤体处RPE和瘤体表层光带呈不均匀增强的中等光反射带，部分区域呈条状（箭头），RPE光带前有一个神经上皮脱离的无光反射暗区

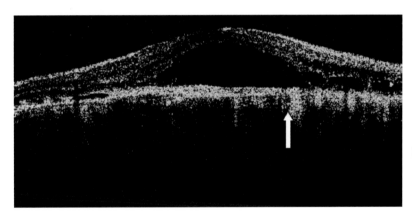

◀ 图 16-2-10　左眼垂直扫描 OCT 图像
RPE光带不均匀增强，部分区域呈条状向后延伸（箭头），其后组织的光反射均不可见。RPE光带前同样可见一个神经上皮脱离暗区

病例3：患者女性，17岁，右眼视力不自觉下降1～2年，右眼外斜。右眼视力0.3，左眼视力0.8。右眼环视盘可见一个增生物。临床印象为脉络膜骨瘤（图16-2-11，16-2-12）。

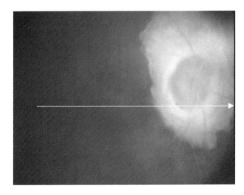

⬆ 图 16-2-11　脉络膜骨瘤眼底像
右眼底环绕视盘有一个黄白色扁平隆起的增生物，边界清楚。近视盘部分隆起比较高，表面不平

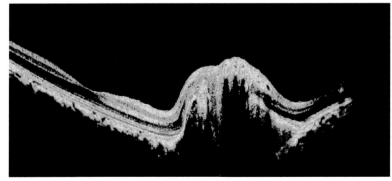

⬆ 图 16-2-12　右视盘下缘水平扫描 OCT 图像
盘缘隆起不平，盘缘两侧相应于骨瘤处反射稍显增强

第三节　脉络膜转移癌

由于脉络膜血管丰富，因此，常为转移癌好发之地。男性患者的原发癌常在肺部，女性患者的原发癌常在乳腺及肺部。检眼镜下转移癌常呈黄白色或灰白色扁平隆起，一般隆起低于3mm，边界不清楚。转移灶表面常继发视网膜脱离，脱离的范围和程度较骨瘤明显，甚至可见有泡状脱离。病变部位常位于后极部，由于时间不同及转移部位不同，转移癌可位于视盘旁或周围，或位于黄斑周围、大血管弓附近，呈弥漫或孤立生长。可见于单眼或双眼，可单发或多发。

脉络膜转移癌在OCT上表现为肿物表面的RPE光带和其后肿物表层的黄绿色光带一起被肿物顶起，光带变薄或增强、增宽而不均匀，进展期神经上皮脱离的光带常较明显。如黄斑受累，同样可表现为视网膜光带增厚水肿，低反射的囊样水肿和低反射的神经上皮脱离腔。

病例1：患者女性，58岁，右眼视力下降半个月。2年前曾行乳腺癌根治手术。右眼视力0.3，左眼视力0.8。临床印象为右眼脉络膜转移癌（图16-3-1～16-3-4）。

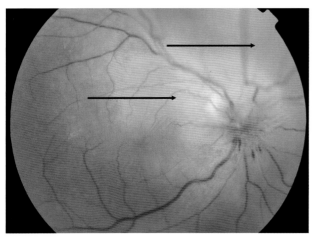

🔼 图 16-3-1　**右眼眼底彩像**

视盘水肿充血，少量出血，视盘上方眼底及黄斑上方可见深层黄白色转移灶，表面有继发视网膜脱离

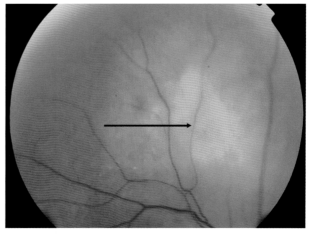

🔼 图 16-3-2　**右眼上方眼底彩像**

黑箭头处更清楚地显示右眼上方深层黄白色转移灶

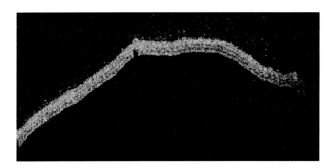

🔼 图 16-3-3　**右眼视盘上方水平扫描 OCT 图像**

显示神经上皮层光带向内呈弧形高高隆起，表明视网膜脱离较高，深层病灶无法显示

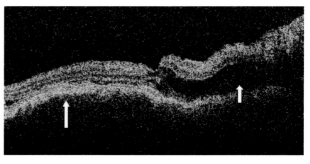

🔼 图 16-3-4　**右眼黄斑水平扫描 OCT 图像**

在中心颞侧可见RPE脉络膜光带呈弧形隆起，光带后有中等程度的反射存在（转移灶处，粗长箭头），鼻侧视网膜脱离（短箭头）

病例2：患者男性，74岁，4个月内双眼先后视物变形。4年前曾行胃癌手术。右眼视力0.7，左眼视力0.4。检眼镜检查可见双眼上血管弓处黄斑上方黄白色转移灶，黄斑水肿。临床印象为双眼转移癌（图16-3-5，16-3-6）。

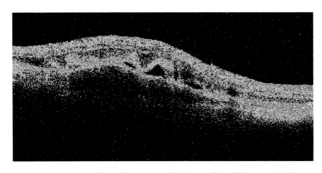

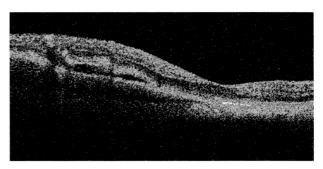

◀ 图 16-3-5　**右眼黄斑颞上肿物处垂直扫描 OCT 图像**
RPE光带被顶起，光带变薄、不均，肿物处呈一个相对暗区。可见数个小神经上皮脱离暗腔，视网膜轻度增厚

◀ 图 16-3-6　**右眼黄斑斜向 45° 扫描 OCT 图像**
通过部分肿物及黄斑区，图像左侧肿物处呈相对低反射的暗区，RPE光带变薄，可见一个狭窄的神经上皮脱离暗区，黄斑中心凹曲线可见

第四节　视网膜血管瘤

广义的视网膜血管瘤包括3种：视网膜毛细血管瘤、视网膜海绵状血管瘤和视网膜蔓状血管瘤。临床上视网膜毛细血管瘤最为常见，是一种先天性毛细血管性血管瘤样错构瘤，按血管瘤生长部位可分为视网膜型和视盘型，两者可合并或单独存在；按生长方式，又可分为内生性（源自视网膜表层，向玻璃体内生长）及外生性（源自视网膜外层，多在视盘周）。如中枢神经系统和其他器官受累，则称Von Hippel-Lindau病。

视盘内生性血管瘤呈暗红色半球状隆起，有包膜，边界清楚，视瘤体大小可部分或完全遮挡视盘，可致视盘水肿及血管迂曲，视盘周环状脂性渗出及脱离，此种瘤体无动脉供养血管及静脉回流血管的特征。位于周边部的内生性血管瘤则有此特征。视盘旁外生性血管瘤常呈橘红色，边界不清，无包膜，易误诊为视盘旁新生血管或视盘水肿，FFA检查有助于鉴别。

早期发生的血管瘤可如眼底微血管瘤大小，瘤体周围无渗出，也无明显的滋养血管，随瘤体逐渐增大，由视网膜层内的扁平状过渡到凸向玻璃体腔的瘤状，在此过程中伴行滋养血管的成熟。发展到典型的血管瘤时，表现为红色或橘红色类球形包块，周围有明显迂曲扩张的滋养血管与之相通，瘤体周围开始出现不同程度的渗出，严重的病例发展到形成渗出性视网膜脱离。

在OCT上表现为瘤体表面无视网膜结构的较宽隆起光带，其后组织光反射被遮挡呈暗区。如黄斑受累，同样可表现为视网膜光带增厚水肿、低反射的囊样水肿和低反射的神经上皮脱离腔。

病例1：患者女性，35岁，右眼视力下降14个月。右眼视力0.7。临床印象为右眼视盘血管瘤（图16-4-1~16-4-3）。

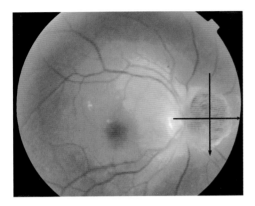

↑ 图 16-4-1　右眼眼底彩像
视盘鼻侧可见一个红色圆形肿物向眼内隆起，直径约1.5PD

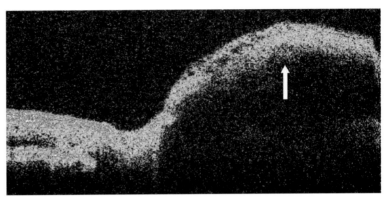

↑ 图 16-4-2　右眼肿物处水平扫描 OCT 图像
视盘凹陷鼻侧血管瘤处可见一个圆屋顶样隆起的不均匀的较宽光带，无视网膜结构（箭头），其后为光反射暗区

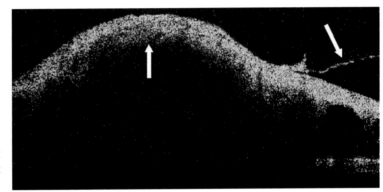

⇒ 图 16-4-3　右眼肿物处垂直扫描 OCT 图像
同样可见一个圆屋顶样隆起、无视网膜结构的黄绿色较宽光带（直箭头）。下方视网膜表面可见牵拉索条（斜箭头）

病例2：患者女性，25岁，9年前发现视网膜血管瘤，曾行激光光凝治疗。右眼视力0.1，矫正1.2，左眼视力无光感。临床印象为右眼视网膜血管瘤激光术后（图16-4-4~16-4-7）。

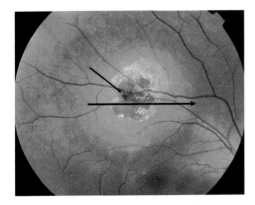

↑ 图 16-4-4　右眼颞上方眼底彩像
斜箭头所指处是颞上方的血管瘤（光凝后）

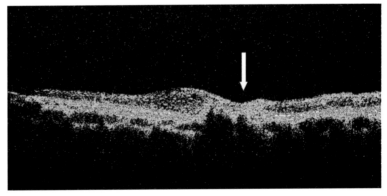

↑ 图 16-4-5　右眼肿物处水平扫描 OCT 图像
该处RPE正常光带中断，代之为不规则的色素增生（箭头），其后组织光反射受遮挡，神经上皮层光带变薄

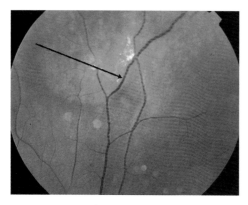

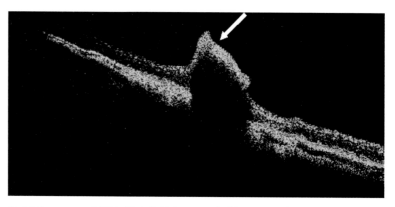

⬆ 图 16-4-6　右眼上方眼底彩像

在血管旁可见一个极小的黄红色点状血管瘤，发现如此小的早期血管瘤实不多见

⬆ 图 16-4-7　右眼血管瘤处斜向 135° 扫描 OCT 图像

神经上皮层光带呈锥状凸向玻璃体（箭头），其后组织的光反射均受遮蔽，并不能显示瘤体的整个形态

病例3：患者男性，23岁，既往曾行脑血管瘤手术，近期发现左眼视力下降。左眼视力0.1，矫正0.7。检眼镜检查可见左眼眼底后极部散在数个视网膜血管瘤。已行光凝治疗。临床印象为Von Hippel-Lindau病（图16-4-8～16-4-10）。

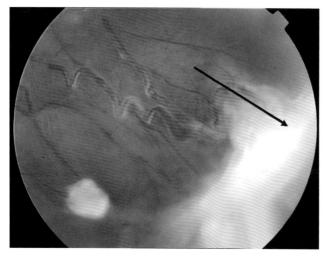

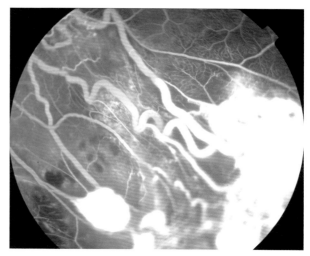

⬆ 图 16-4-8　左眼颞下方眼底彩像

可见3个瘤体，最大的瘤体有粗大动静脉血管与之相连，表面有增殖膜，继发视网膜脱离

⬆ 图 16-4-9　左眼 FFA 像

瘤体均呈强荧光

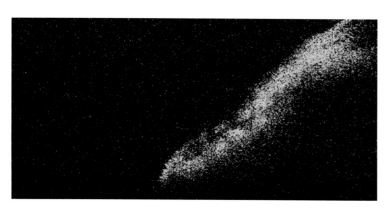

◀ 图 16-4-10　左眼瘤体斜向 135° 扫描 OCT 图像

显示瘤体表面呈现较宽、不均匀的中等程度的光反射带，其下组织因光无法透入而呈暗区

病例4：患者男性，9岁。右眼视力0.07，左眼视力0.2。临床印象为左眼视网膜海绵状血管瘤（图16-4-11～16-4-15）。

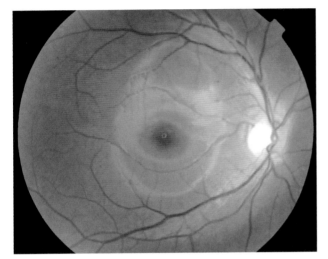

↑ 图 16-4-11　右眼眼底彩像
正常

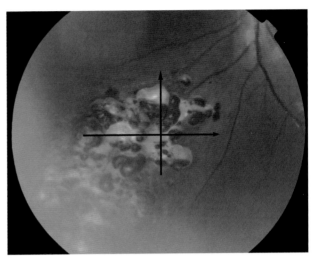

↑ 图 16-4-12　左眼鼻下眼底彩像
中周部可见成串的红色球状物夹杂着灰白色增殖膜

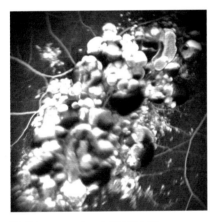

↑ 图 16-4-13　左眼 FFA 像
血管瘤处可见大小不等、球形或不规则形的强荧光团，也有荧光僧帽现象，即瘤体下部呈弱荧光，上部呈月牙形强荧光

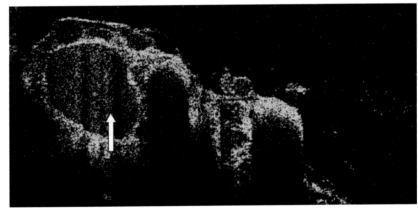

↑ 图 16-4-14　左眼瘤体处水平扫描 OCT 图像
表面不规则隆起，靠左侧可见一个球形囊腔（箭头），腔内充满绿色反射点

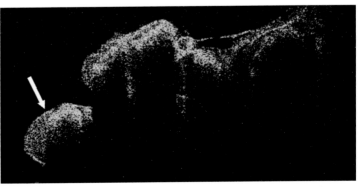

↗ 图 16-4-15　左眼瘤体处垂直扫描 OCT 图像
表面呈弧形较宽的绿色反射带（箭头），其后为无光反射暗区，瘤体表面高低大小不一，且表面有增殖膜，很难凭OCT图像来做出诊断。此病FFA具有诊断价值

病例5：患者女性，26岁，左眼视物发暗3个月。右眼视力0.3，左眼视力0.05。临床印象为左眼视网膜血管瘤（图16-4-16～16-4-18）。

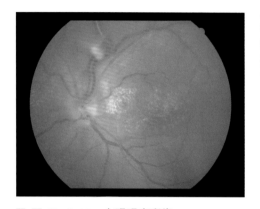

⬆ 图 16-4-16　左眼眼底彩像
自视盘向上至周边可见粗大的滋养血管，瘤体位于周边未显示。黄斑已受波及水肿渗出

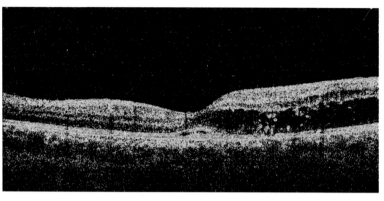

⬆ 图 16-4-17　左眼斜向扫描 OCT 图像
黄斑中心有一个小的神经上皮脱离，视网膜水肿，颞上方外层水肿更明显，其中有多数呈高反射的渗出点

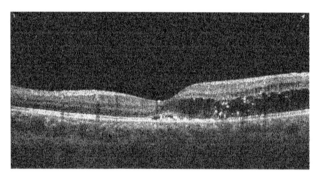

◀ 图 16-4-18　左眼斜向扫描 OCT 黑白图像
视网膜水肿劈裂以及渗出点清楚可见

第五节　星形细胞瘤

病例：患者女性，38岁，自觉右眼视力下降。双眼视力0.7。检查双眼眼底各有一个灰白色隆起肿物。临床印象为双眼星形细胞瘤（图16-5-1，16-5-2）。

➤ 图 16-5-1　右眼组合图
下图右眼黄斑颞上侧视网膜表层可见一个灰白色结节样隆起肿物。上图为通过该肿物的斜向扫描OCT灰度图，视网膜内层呈均匀的强反射区，向前呈弧形隆起，其后组织的后反射轻度受遮蔽

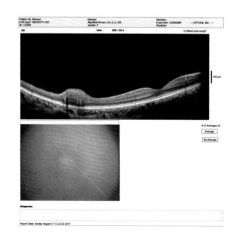

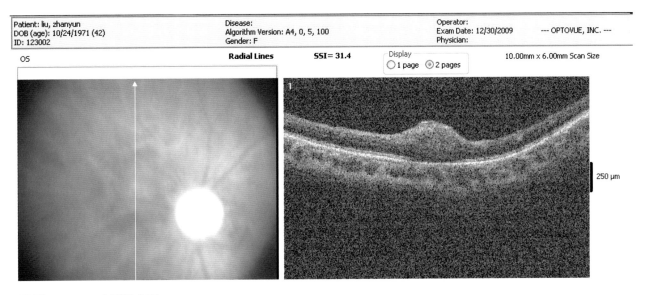

Patient: liu, zhanyun
DOB (age): 10/24/1971 (42)
ID: 123002

Disease:
Algorithm Version: A4, 0, 5, 100
Gender: F

Operator:
Exam Date: 12/30/2009   --- OPTOVUE, INC. ---
Physician:

OS   Radial Lines   SSI = 31.4   Display ○ 1 page ◉ 2 pages   10.00mm x 6.00mm Scan Size

250 µm

⬆ 图 16-5-2　左眼组合图
左图左眼眼底视盘鼻上方视网膜表层可见一个灰白色结节样隆起肿物。右图为通过肿物的垂直扫描
OCT灰度图，视网膜内层呈均匀的强反射区，向前呈弧形隆起，与右眼表现相似

第六节　副肿瘤性视网膜视神经病变

　　眼部的副肿瘤综合征主要受累的组织为视网膜和视神经，称为副肿瘤性视网膜视神经病变（pananeoplastic retinopathy and optic neuropathy，PRON），主要包括癌症相关性视网膜病变、癌症相关性视锥细胞功能障碍、黑色素瘤相关性视网膜病变、副肿瘤性视神经病变、双眼弥漫性葡萄膜黑色素细胞增生，以及自身免疫相关性视网膜病变和视神经病变，其中较为常见的是癌症相关性视网膜病变。

一、癌症相关性视网膜病变

　　癌症相关性视网膜病变（cancer associated retinopathy，CAR）主要表现为数周至数月内亚急性双眼同时或先后无痛性视力丧失，约一半患者视觉症状出现于全身恶性肿瘤表现出临床症状和体征的前3～12个月（平均5个月），可伴有畏光、眼前闪光、色觉障碍、中心暗点、夜盲、暗适应延长、中周部暗点（环形暗点），甚至周边部广泛视野缺损。发病早期，眼底一般正常，随着疾病进展可逐渐出现动脉变细、RPE层变薄、眼底呈斑驳状改变。OCT表现为嵌合体、椭圆体带、外界膜、外核层广泛而严重的变性甚至完全消失，外丛状层变薄，而视网膜的内层不受损。

病例1：患者男性，63岁，双眼眼前闪光、周边视野缺损3个月，暗光下、强光下视力均下降。右眼视力0.8，左眼视力0.8。4个月前曾行右耳前"黑痣"切除术，术后病理提示基底细胞癌。B超示双侧颈部多发肿大淋巴结。双眼管状视野，双眼F-ERG各波均低平，尤以暗视反应各波严重。临床印象为双眼癌症相关性视网膜病变（图16-6-1～16-6-5）。

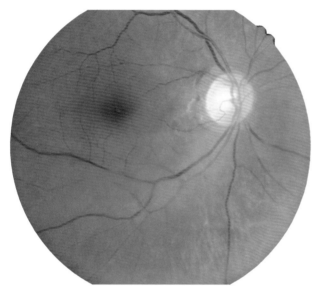

🔼 图 16-6-1　**右眼眼底彩像**

视盘边界清，色淡红，血管未见变细，眼底未见异常

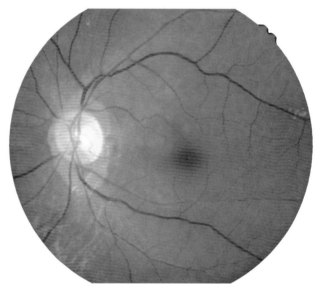

🔼 图 16-6-2　**左眼眼底彩像**

视盘边界清，色淡红，血管未见变细，眼底未见异常

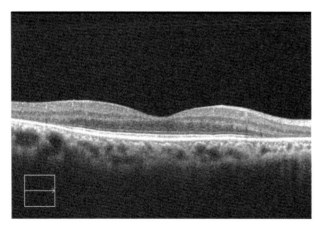

🔼 图 16-6-3　**右眼黄斑水平扫描 OCT 图像**

黄斑区各层结构尚清晰完整，但鼻侧和颞侧外层丢失，包括嵌合体层、椭圆体带、外界膜、外核层、外丛状层，说明光感受器丢失

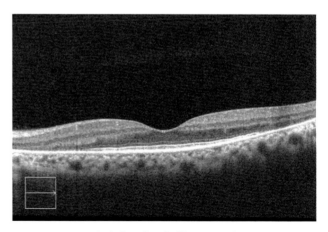

🔼 图 16-6-4　**左眼黄斑水平扫描 OCT 图像**

黄斑区各层结构尚清晰完整，但鼻侧和颞侧外层丢失，包括嵌合体层、椭圆体带、外界膜、外核层、外丛状层，说明光感受器丢失

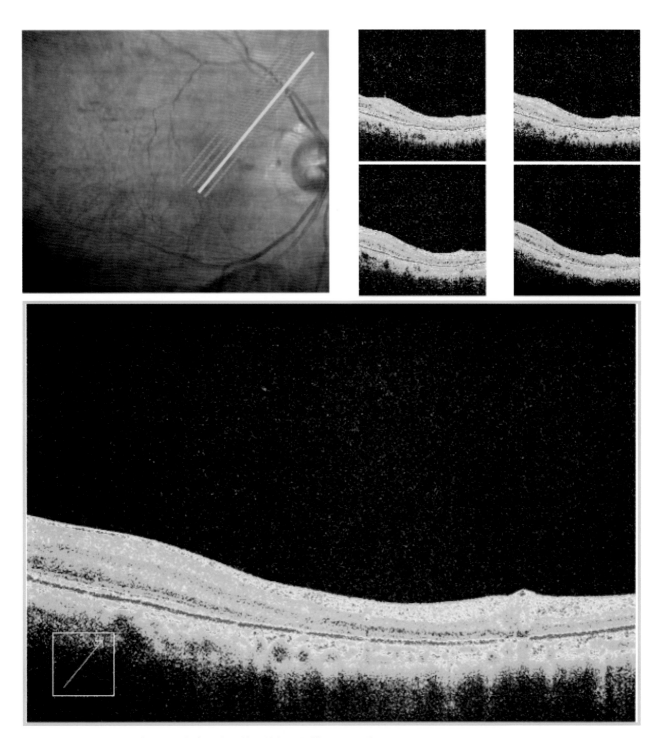

▲ 图 16-6-5 右眼经黄斑和视盘鼻上方血管弓的斜行扫描 OCT 图像

黄斑区各层结构尚清晰完整，但血管弓附近视网膜外层丢失，包括嵌合体层、椭圆体带、外界膜、外核层、外丛状层，说明光感受器丢失

二、癌症相关性视锥细胞功能障碍

癌症相关性视锥细胞功能障碍（cancer-associated cone dysfunction，CACD）是CAR的一种非常少见的亚型，只有视锥细胞受累。患者通常只表现为视力下降，自觉戴墨镜改善视力，色觉下降甚至全色盲，中心暗点、视网膜血管变细。ERG显示视锥细胞反应异常，而视杆细胞反应正常。视网膜黄斑区IS/OS完全丢失、外核层丢失。

病例2：患者女性，54岁，双眼视力进行性下降1年，伴晨光、色觉异常、昼盲。右眼视力0.05，左眼视力0.04。F-ERG视杆反应低平，视锥反应完全熄灭。进一步全身检查证实胸腺癌。临床印象为双眼癌症相关性视锥细胞功能障碍（图16-6-6～16-6-9）。

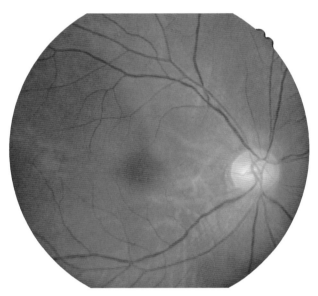

▲ 图 16-6-6　右眼眼底彩像
视盘边界清，色淡红，血管未见变细，黄斑中心凹反光消失

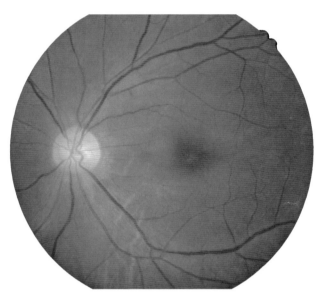

▲ 图 16-6-7　左眼眼底彩像
视盘边界清，色淡红，血管未见变细，黄斑中心凹反光消失

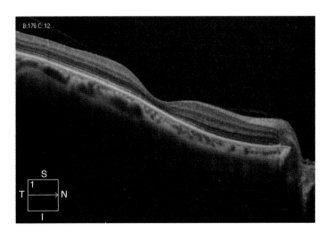

▲ 图 16-6-8　右眼黄斑水平扫描 OCT 图像
黄斑中央外层丢失，包括嵌合体层、椭圆体带、外界膜、外核层、外丛状层等，但鼻侧和颞侧各层结构均清晰完整

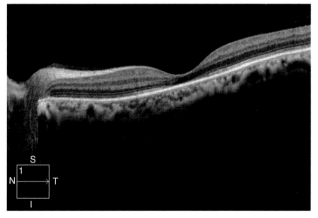

▲ 图 16-6-9　左眼黄斑水平扫描 OCT 图像
黄斑中央外层丢失，包括嵌合体层、椭圆体带、外界膜、外核层、外丛状层等，但鼻侧和颞侧各层结构均清晰完整

三、癌症相关性视神经病变

癌症相关性视神经病变（paraneoplastic optic neuropathy，PON）较副肿瘤性视网膜病变少见，常是脑干或小脑综合征的一部分，表现为双眼亚急性、进行性、无痛性视力下降，但一般都双眼不对称、先后发病，视力丧失常在数天至数周快速进展。视盘正常或轻微肿胀。视野可以表现为盲中心暗点、弥漫性收缩或弓形暗点。视觉诱发电位振幅低平、隐含期延迟，甚至没有波形，而ERG基本正常或改变轻微。

四、黑色素瘤相关性视网膜病变

许多患者是在诊断黑色素瘤多年以后才出现眼部症状，出现黑色素瘤相关性视网膜病变（melanoma-associated retinopathy，MAR）的潜伏期平均在黑色素瘤确诊后3.6年。患者主诉主要是突然出现眼前闪光或闪光幻觉和夜盲，视力和色觉常正常或轻度受损，视野检查表现为中央视野正常、弥漫性收缩、周边压陷或中周部暗点等。眼底一般正常，随着病变进展可逐渐出现RPE不规则、视网膜动脉变细、视盘苍白。OCT可见视网膜内层变薄。ERG特征性的表现为负波形，与先天性静止性夜盲类似，并伴有蓝锥细胞（S锥细胞）功能障碍，表明病变位于第二级神经元。

（王光璐　黄厚斌）

第十七章
全身疾病引起的眼底改变

　　眼底是窥视全身疾病的一个重要窗口，如内科的高血压、糖尿病、肾病，神经内科的颅内压增高所致视盘水肿或缺血、脱髓鞘病、视神经萎缩等，妇产科的妊娠高血压综合征，小儿科的代谢性疾病等。这些相关疾病均可从眼底检查中获取极为有用的信息，眼底改变对于疾病的诊断、病情严重程度的判断、预后转归均有裨益。部分内容已在前面的有关章节内介绍，如糖尿病视网膜病变和高血压视网膜病变等，下面介绍几种少见疾病的眼底改变及OCT表现。

第一节　　广州管圆线虫病

　　广州管圆线虫幼虫寄生于螺类、鼠类，人生食受感染的螺类如福寿螺，幼虫可通过多种渠道进入眼内，例如，经视网膜中央动脉、涡静脉或睫状动脉进入眼内；经脑表面移行至颅底，再至视神经达眼后极，也可穿过巩膜筛板进入眼内，甚至可沿眼表从角巩膜进入眼内。前房、玻璃体、视网膜下均有可能见到虫体。因此，此种寄生虫可引起多种眼病，如虹膜睫状体炎、葡萄膜炎、视神经炎、急性视网膜坏死、继发性视网膜脱离等。

　　广州管圆线虫病本身就比较少见，也未见到眼底病变的OCT表现的有关报道，但根据文献报道，此病可引起视盘水肿、视网膜脱离、视网膜坏死等。这些病变OCT均可有相应表现。

　　病例：患者女性，26岁，生食福寿螺10天后觉全身皮肤肌肉游走性疼痛、头痛、发热，于北京友谊医院诊断为广州管圆线虫病。给予阿苯达唑400mg一日2次及地塞米松1.5mg一日3次治疗。治疗后不到

1周，患者自觉头痛及皮肤感觉异常症状明显缓解。生食福寿螺13天，患者左眼反复出现阵发性视物模糊至眼前指数，每次3~4分钟自行缓解，最后一次长达10余小时，发作时不伴眼红、眼痛、虹视。右眼视力0.1#1.2（-3.50DS），左眼视力0.01#0.9（-4.50DS）。左眼FFA期间始终可见动脉搏动，静脉充盈延迟（24秒充盈完全），静脉期视盘边界欠清，晚期明显强荧光。视网膜静脉迂曲，晚期部分管壁渗漏着染，出血点遮蔽荧光。颞侧可见少量微血管瘤，未见无灌注区，黄斑拱环结构尚好。彩色超声多普勒检查见左眼视网膜中央动脉血流速度轻度下降。临床印象为广州管圆线虫病，左眼视网膜中央静脉不全阻塞。给予地塞米松、罂粟碱治疗（图17-1-1~17-1-5）。

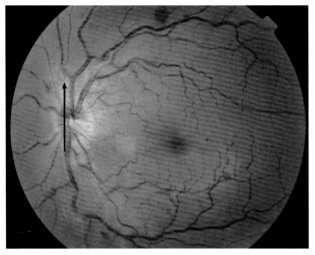

⬆ 图 17-1-1　**左眼眼底彩像**

视盘水肿、边界不清，静脉迂曲扩张，血管旁散在多数点状出血，黄斑未见异常

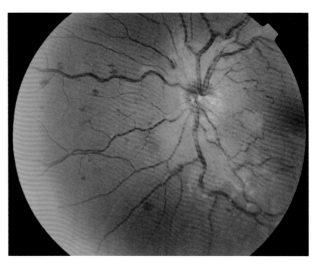

⬆ 图 17-1-2　**左眼鼻侧眼底彩像**

静脉迂曲扩张明显，同时可见多个点状出血

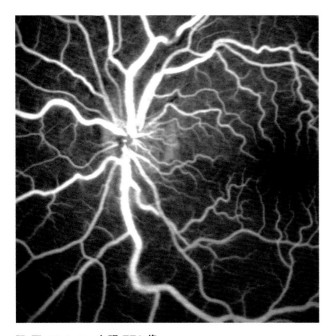

⬆ 图 17-1-3　**左眼 FFA 像**

FFA早期，静脉充盈扩张呈明显强荧光，视盘显荧光边界不清，出血处遮蔽荧光

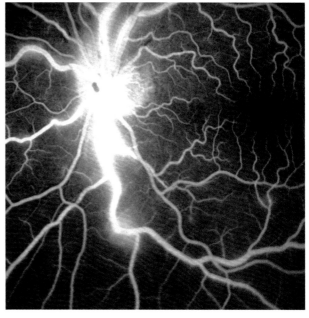

⬆ 图 17-1-4　**左眼 FFA 像**

FFA晚期，视盘上静脉扩张渗漏，呈强荧光，与视盘强荧光融合在一起，分不出视盘边界，黄斑血管明显迂曲，未见渗漏

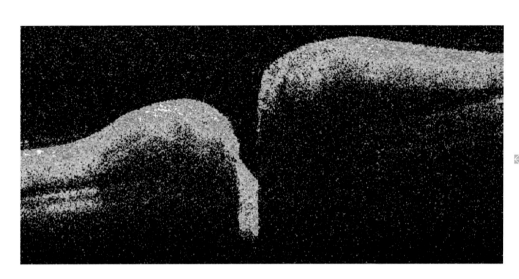

◀ 图 17-1-5 **左眼视盘垂直扫描 OCT 图像**

视盘光带呈强反射，向前隆起，上方比下方更明显，生理凹陷变窄，深层组织因扫描光无法射入而呈暗区

第二节 妊娠高血压综合征

妊娠高血压综合征（pregnancy induced hypertension，PIH）临床表现为高血压（>150/100mmHg）、水肿、蛋白尿，多发生在妊娠后3个月，分娩后可较快消失。眼底改变的出现与高血压有关，主要有视网膜和脉络膜血管改变。

1. **视网膜病变分期** 1期：视网膜血管痉挛，动脉细，高度持续痉挛，视力暂时下降；2期：视网膜动脉硬化产生，为器质性改变；3期：视网膜病变出现，为视盘、视网膜水肿，出血，渗出，如量大可导致渗出性视网膜脱离，慢性过程黄斑区可见星芒状渗出。一般在2、3期应建议终止妊娠，分娩后数周眼底改变可逐渐恢复。

2. **脉络膜改变** 主要表现为缺血性改变。急性期视网膜的病变使得脉络膜病变不能见到，晚期视网膜水肿消退，可见视网膜色素上皮的改变，FFA时也可发现，表现为当脉络膜动脉发生阻塞时，相应区域的视网膜色素上皮损伤，日后出现近于三角形的色素改变。当脉络膜毛细血管闭塞时，可形成圆形或不规则的脉络膜萎缩灶，称为Elschnig小体。

在OCT上，早期黄斑区水肿渗出表现为视网膜光带增厚，大的渗出点在视网膜内呈高反射点，并可产生遮蔽效应。晚期RPE萎缩可伴有色素增生，表现为RPE光带不均匀变薄。色素增生呈高反射点或片，同时神经上皮层光带亦变薄。

病例：患者女性，29岁，妊娠晚期有高血压、水肿、蛋白尿，当地医院诊断为妊娠高血压综合征。分娩前视力下降，生产4个月后来诊。右眼视力0.2，左眼视力0.3。临床印象为双眼妊娠高血压综合征性眼底病变（图17-2-1，17-2-2）。

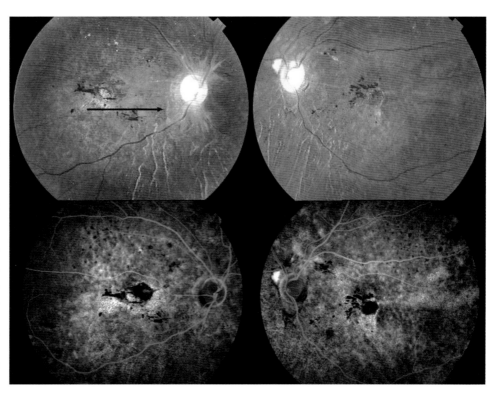

图 17-2-1　双眼眼底彩像及 FFA 像

左上图为右眼眼底彩像，视盘色淡、血管细，黄斑有脱色素斑及色素增殖沉着。右上图为左眼眼底彩像，图像与右眼相似，但黄斑病变范围比右眼小。左下图为右眼 FFA 像，造影 3 分 03 秒，视盘弱荧光，黄斑区有透见荧光着染呈强弱荧光夹杂，中心色素遮蔽荧光，黄斑颞上可见中黑外亮的 Elschnig 小体。右下图为左眼 FFA 像，造影 4 分 30 秒，视盘弱荧光，盘周弱荧光斑片，黄斑强弱荧光区范围较右为小，黄斑颞上也可见 Elschnig 小体

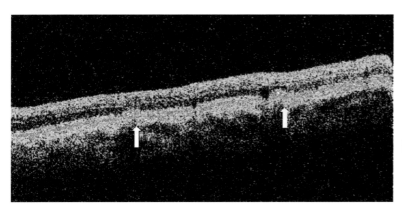

图 17-2-2　右眼黄斑偏下水平扫描 OCT 图像

RPE 光带不均，在其水平上有向内凸起的高反射点为色素增殖（箭头）

第三节　肾移植术后

肾移植或其他器官移植术后需长期服用抗排斥药物，引起抵抗力下降，有可能发生病毒性视网膜炎等。下面介绍 1 例非感染性病变，其致病原因尚待探讨。

病例：患者女性，36 岁，肾移植术后 8 年，体检时发现右眼视力欠佳。右眼视力 0.1，左眼视力 0.7。临床印象为右眼黄斑裂孔（图 17-3-1～17-3-4）。

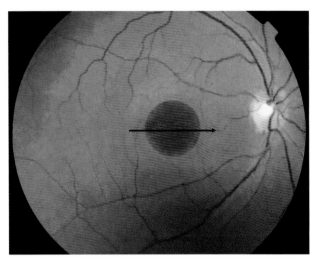

⬆ 图 17-3-1　右眼眼底彩像

黄斑中心有一个圆形红色区，即裂孔，直径约1.5PD，孔缘外有灰色晕

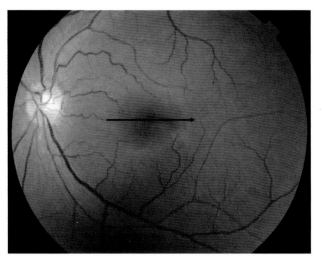

⬆ 图 17-3-2　左眼眼底彩像

黄斑区稍发暗，其余正常

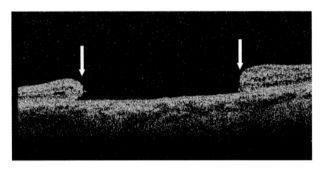

⬆ 图 17-3-3　右眼黄斑水平扫描 OCT 图像

黄斑中心视网膜神经上皮层全层缺失即裂孔（两箭头间），最大孔径2662μm，孔缘附着好，轻度水肿，RPE光带明显变薄

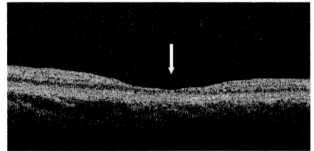

⬆ 图 17-3-4　左眼黄斑水平扫描 OCT

黄斑中心神经上皮层光带明显变薄，厚度62μm（箭头），RPE光带亦薄变，但不如右眼明显

第四节　高原病引起的眼底病变

在海拔3000m以上区域，人对缺氧不能适应而发生的疾病称为高原病。缺氧时小血管痉挛引起循环障碍，可使身体多个系统受累，如神经、呼吸、循环等系统，表现为头痛、失眠，代偿性呼吸快、心律快，血中红细胞增多、血红蛋白增高，如脑细胞循环障碍，可发生脑水肿。急性缺氧可使肺小动脉痉挛，发生肺水肿、肺动脉高压和肺源性心脏病、血压增高等。缺氧时同样可引起眼组织循环障碍，引起动脉痉挛、静脉迂曲扩张，出血渗出、视盘水肿等。

病例：患者男性，38岁，双眼视物不清，右眼视力下降1个多月来诊，曾短期至高原工作。右眼视力0.3，左眼视力1.2。临床印象为高原性眼底病变（图17-4-1～17-4-11）。

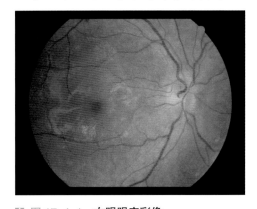

◈ 图 17-4-1　右眼眼底彩像

视盘上下缘边缘不清，盘上有一个小的点状出血，动脉似稍细，静脉迂曲扩张，黄斑轻度水肿，有几个小渗点

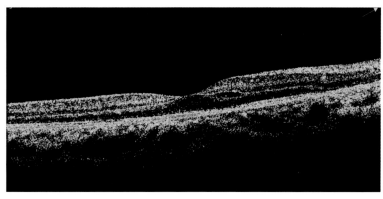

◈ 图 17-4-2　右眼斜向扫描 OCT 图像

嵌合体层和卵圆体层（IS/OS层）均不完整。视网膜水肿，中心靠鼻侧可见一个小液腔

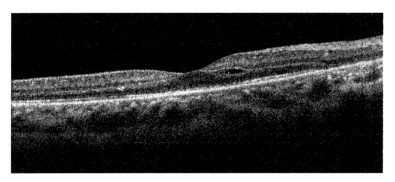

◈ 图 17-4-3　右眼斜向扫描 OCT 灰度黑白图像

视网膜结构无紊乱，小液腔看起来更清晰

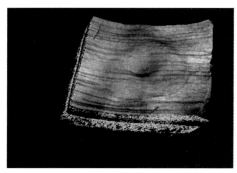

◈ 图 17-4-4　右眼黄斑立体图

黄斑中心凹陷可见，其旁中心可见一圈轻度水肿隆起

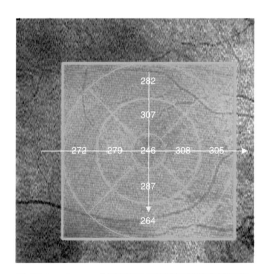

◈ 图 17-4-5　右眼黄斑各区视网膜厚度数值

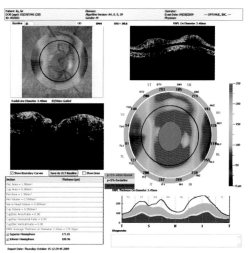

◈ 图 17-4-6　右眼组合图

右侧中图显示视盘周各区水肿数值，以上方最高。右下图显示直径3.45mm RNFL的厚度，曲线已超出绿色正常区

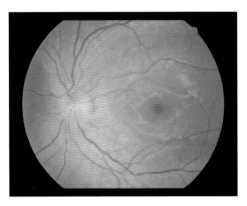

⬆ 图 17-4-7　左眼眼底彩像

　　视盘上下缘边缘稍不清，静脉似稍有迂曲，黄斑有几个小黄点，其颞侧有一个小的点状出血

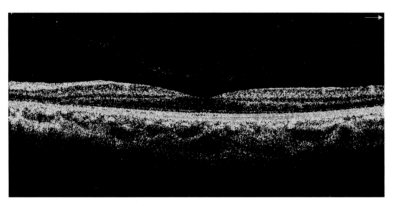

⬆ 图 17-4-8　左眼水平扫描 OCT 像

　　中心处IS/OS层光带尚完整，无明显水肿

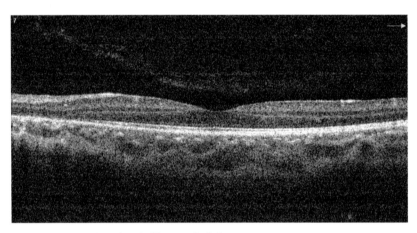

⬆ 图 17-4-9　左眼水平扫描 OCT 灰度像

　　RPE及IS/OS层光带完整，显示较清晰

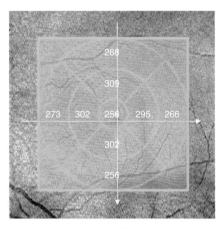

⬆ 图 17-4-10　左眼黄斑各区视网膜厚度数值

　　两眼数值相似

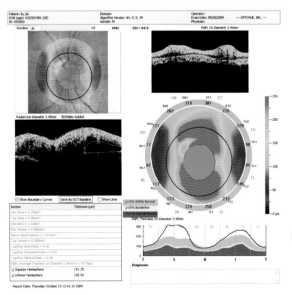

◀ 图 17-4-11　左眼组合图

　　右侧中图显示视盘周各区水肿数值，以上方最高。右下图显示直径3.45mm RNFL的厚度，曲线已超出绿色正常区。两眼相比，左眼上方数值高于右眼

（王光璐）

第十八章
新型 FD-OCT 及其临床应用

传统OCT由于需要纵向A扫描取样，干涉镜必须做前后机械运动，往复的纵向运动结合侧向的扫描移动，从而取样了多点视网膜数据。通过A扫描的B重建，类似B超，塑造出视网膜的B扫描断层图像，而此前后机械运动则成为系统速度的重要瓶颈，限制了它的扫描效率。

现代FD-OCT取消了干涉镜的纵向移动，一次取样一整条视网膜扫描并获取相干信号。通过光栅分割波长以及分光计分析各个通过波长信号，这样只需要做侧向的运动便可迅速得到整条视网膜扫描的光谱干涉结果。最后通过傅立叶转换，将所有信号还原成A扫描，等于同一时间内就得到了全部的A扫描结果，由此大大提高了扫描速度，从而实现了效率的飞跃。

FD-OCT（谱域OCT）是对时域OCT的技术革新，其主要特点是采集图像速度快，比普通分辨率的时域OCT系统快约50倍，比超高分辨率的时域OCT快约100倍。由于图像获取速度的提高，人为运动的影响被最小化了，所得图像提供了一个更准确的视网膜地形学再现。同时轴向分辨率高（5μm），视网膜的各个主要层次均有显现，并且没有因运动而产生扭曲，图像比目前广泛应用的Stratus-OCT更细腻（图18-0-1）。

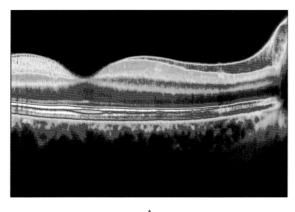

A

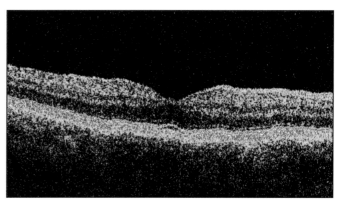

B

 图 18-0-1　谱域 OCT（A）和时域 OCT（B）的比较

第一节 RTVue OCT

　　RTVue OCT是新一代技术FD-OCT的代表，RTVue以26000次轴向扫描/秒获取5μm轴向分辨率的正常视网膜图像。一系列的扫描模式可供选择以满足医生对图像的各种要求。这些模式的设计充分发挥了新一代FD-OCT技术高速、高清的优势。单线扫描和十字扫描可以提供眼底任何目标部位的高细节断层。"平均"选项可以进一步柔化图像并消除噪点以增强图像整体的品质和细节。切片、放射等扫描方式可以任意定义长度和范围以成片扫描视网膜。

　　RTVue也是第一台提供完整分析青光眼的FD-OCT，包括视网膜神经纤维层（RNFL）厚度地图、视盘地形图以及独特的黄斑区神经节细胞丛地图。同时RTVue第一次在OCT提供了随着时间进展的序列对比进展分析功能。视盘地图（NHM4）提供了4组强大的评估视盘和周围视网膜神经纤维层的分析功能，包括：①视盘周边阔达4mm的RNFL厚度地图；②3.45mm直径圆周上的RNFL厚度TSNIT曲线；③视杯和盘缘等形态参数；④视盘以及RNFL参数表格。神经节细胞丛扫描提供了直接测量神经节细胞丛的功能，包括视网膜神经纤维层、神经节细胞体层以及内丛状层。把目标集中在受到青光眼直接影响的细胞上，而它们又在黄斑处高度集中，将帮助我们更早期地探测到青光眼，并敏感地分析病变进展。专有的统计学偏差分析可以让医师对青光眼神经节细胞的丢失情况一目了然。

　　另外，RTVue全新的CAM（角膜前节模组）选项赋予了其他任何视网膜扫描OCT系统不具备的功能，专门定制的镜头组可以用比其他任何前节断层影像更高的分辨率展现角膜以及前房内区域的画面（图18-1-1～18-1-13）。

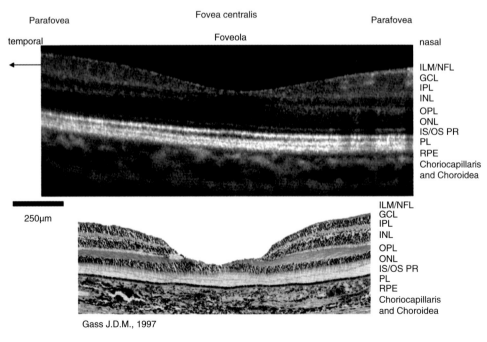

图 18-1-1　OCT 眼底病诊断图谱

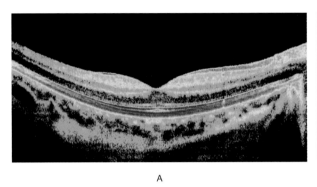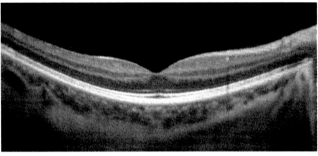

A   B

▲ 图 18-1-2　彩色（A）和灰度（B）显示

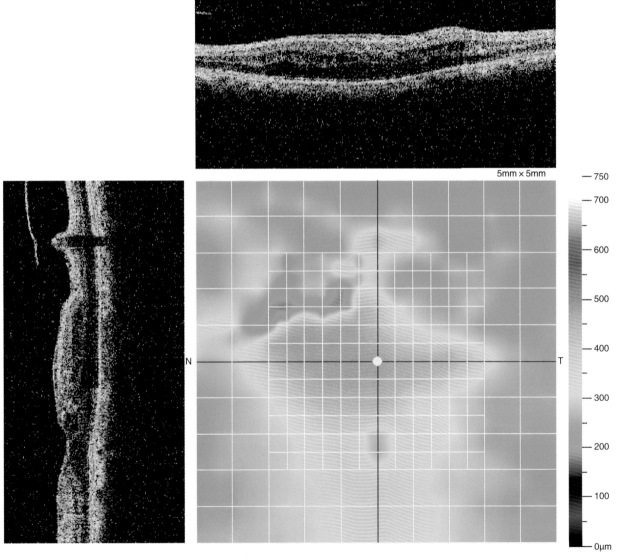

▲ 图 18-1-3　厚度图

可以分析黄斑水肿

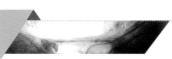

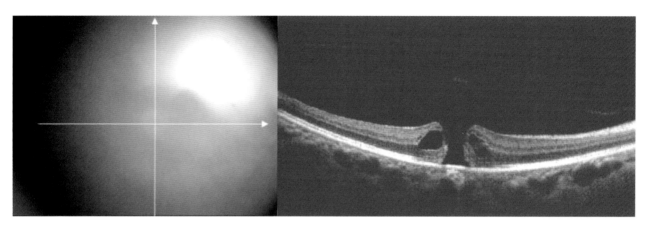

⬆ 图 18-1-4　黄斑全层裂孔

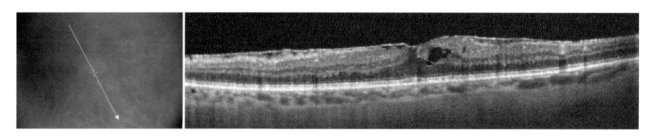

⬆ 图 18-1-5　糖尿病黄斑水肿和视网膜前膜

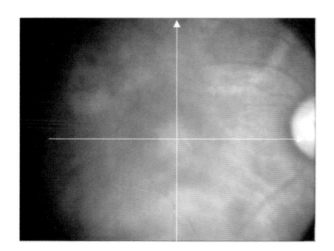

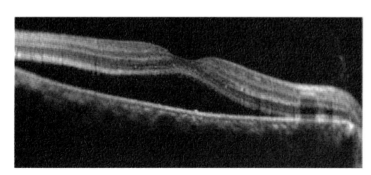

250μm

⬆ 图 18-1-6　CSC

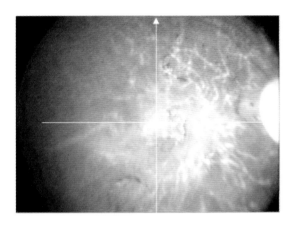

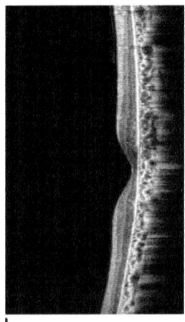

250μm

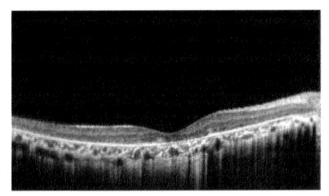

➤ 图 18-1-7 视网
膜色素上皮病变

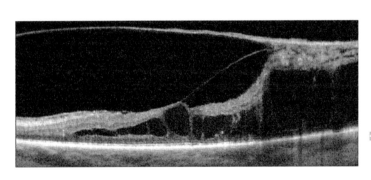

◀ 图 18-1-8 玻璃体黄斑牵拉
综合征伴黄斑囊样水肿

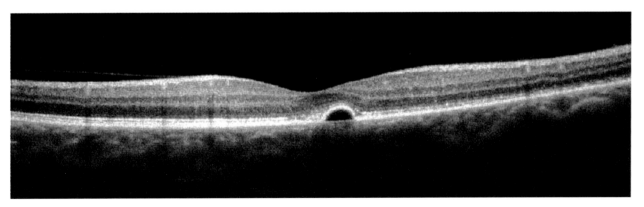

图 18-1-9 色素上皮脱离

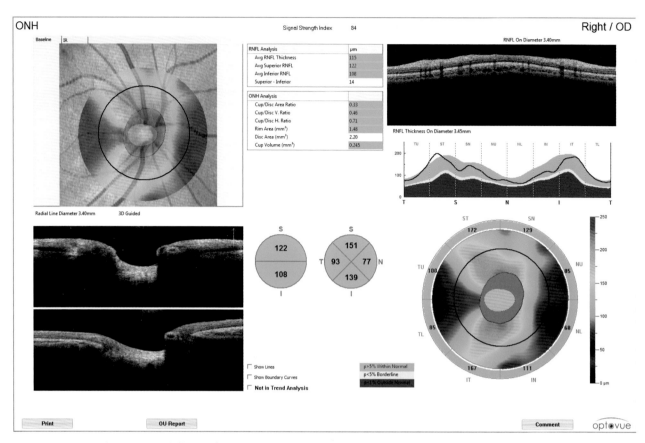

图 18-1-10　使用 RTVue 完整分析青光眼

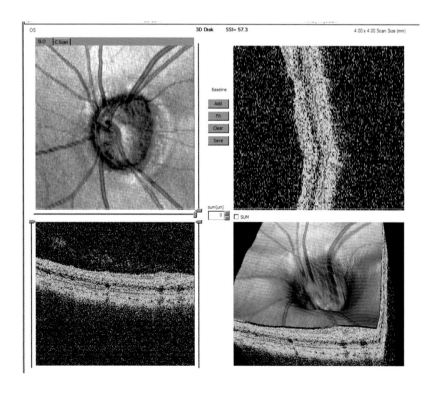

图 18-1-11　视盘 OCT 三维形态

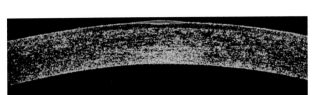
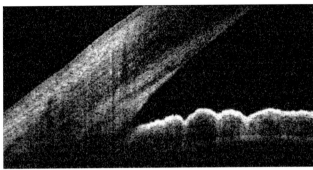

▲ 图 18-1-12　**角膜前节模组**

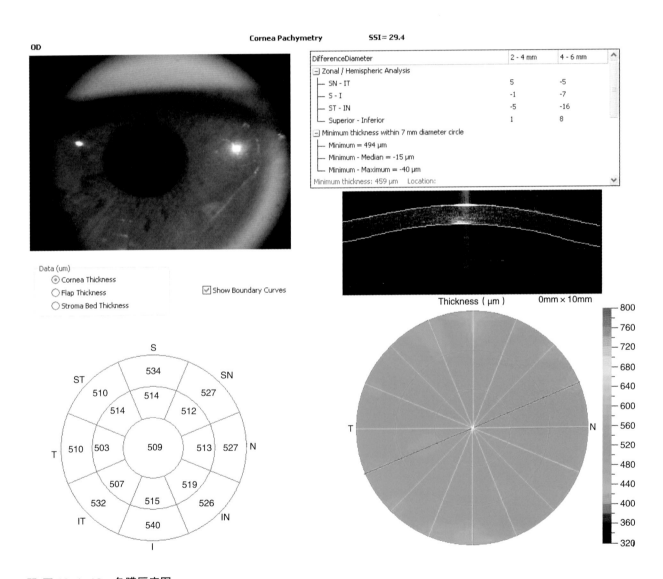

▲ 图 18-1-13　**角膜厚度图**

　　病例1：患者男性，74岁。右眼视力0.02，左眼视力0.8。临床印象为右眼黄斑裂孔（图18-1-14）。

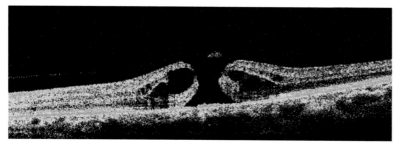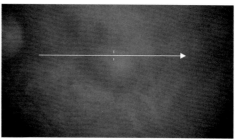

🔼 图 18-1-14　右眼 Optovue FD-OCT 图像
右眼黄斑裂孔，为3期黄斑孔，可见盖膜

病例2：患者女性，65岁。右眼视力手动，左眼视力0.1。临床印象为左眼黄斑裂孔（图18-1-15）。

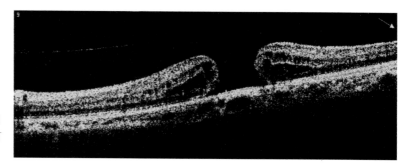

📑 图 18-1-15　左眼 Optovue FD-OCT 图像
黄斑裂孔，孔宽552μm，孔缘有多个小囊肿，可见玻璃体后界膜已分离

病例3：患者男性，62岁。右眼视力0.4，左眼视力0.04。临床印象为右眼黄斑视网膜前膜，左眼牵拉性黄斑裂孔（图18-1-16）。

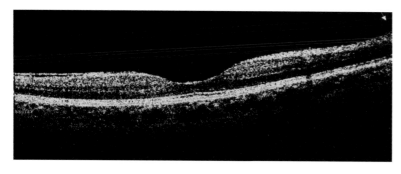

📑 图 18-1-16　右眼 Optovue FD-OCT 图像
图像颞侧可见视网膜表面一个细线样反射即前膜

病例4：患者男性，34岁，右眼视力1.5，左眼视力0.8。临床印象为左眼假性黄斑裂孔，玻璃体混浊（图18-1-17）。

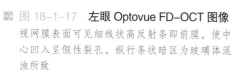

📑 图 18-1-17　左眼 Optovue FD-OCT 图像
视网膜表面可见细线状高反射条即前膜，使中心凹入呈假性裂孔，纵行条状暗区为玻璃体混浊所致

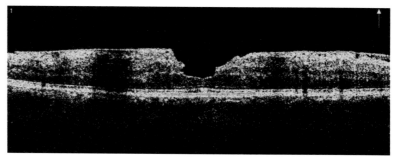

第二节　FD-OCT

理想情况下，如果能通过时域OCT采集足够多的OCT图片，如达上百张OCT图片，也可能实现三维成像，显示患者视网膜三维结构。鉴于眼部的运动会引起伪影，可行图像采集的时间是有限的。FD-OCT技术对采集端所获得的大量断层扫描数据进行运动校正、图像配准、图像去噪，从而重建出眼底三维结构，并能对该三维结构进行随意断层观察和定量分析（图18-2-1）。采集的海量数据保证了该三维结构对眼底的真实再现。

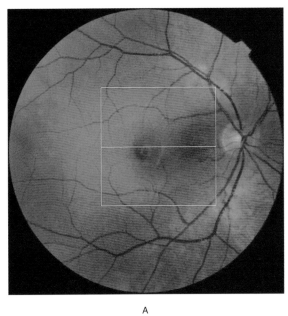
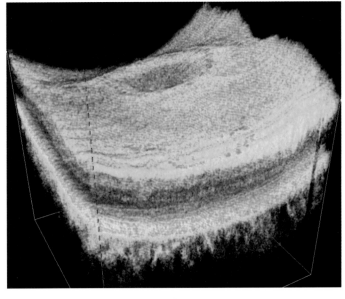

A　　　　　　　　　　　　　　　　B

图 18-2-1　FD-OCT 图像
A—免散瞳彩色眼底像；B—对应部位的FD-OCT结构

在采集过程中，获得256张B扫描OCT断层图像大约3秒，在这个过程中，人体不可避免的正常生理运动和头动等，对单幅OCT断层图像的影响很小，但对三维图像的质量存在一些影响，进行后期的图像处理工作避免这些影响非常必要。OCT的眼底图像可以直接从FD-OCT数据得到，即对轴向上的OCT信号进行校正（图18-2-2）。这个OCT眼底图像可以结合眼底彩像对OCT断层图像进行配准。

图像配准（图18-2-3）是为了保证FD-OCT数据能与最后拍照的眼底彩像在位置上对应起来，从而保证OCT的可重复性。配准的精确程度取决于配准算法的有效性。另外，如果眼部运动过大会导致运动校正不理想，则图像配准的效果也会不太理想，这时可以通过人的参与使配准精确。

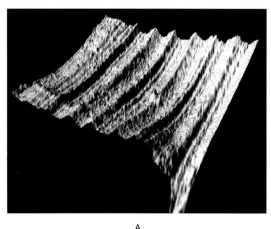
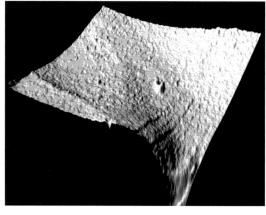

A

B

图 18-2-2

轴向运动校正示意

A—处理前；
B—处理后

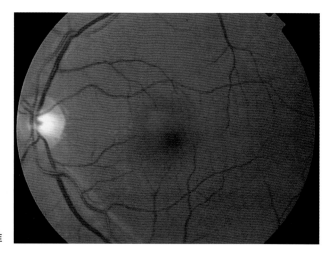

图 18-2-3 **图像配准**

眼底图像与OCT图像的配准对随访诊断非常关键，这样可以使每次的随访都采集到眼底同一位置的照片。Topcon FD-OCT-1000 不但采集OCT图像，还采集眼底彩像，并可以通过后期图像处理实现良好的图像配准（图18-2-4）。

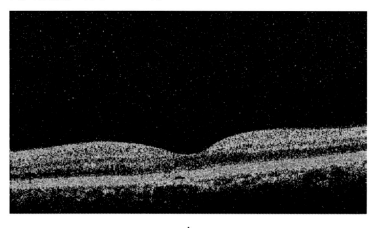
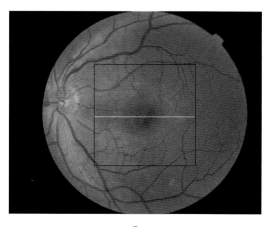

A

B

图 18-2-4 **Topcon FD-OCT-1000 采集的眼底像与 OCT 图像**

A—OCT断层图像；B—免散瞳彩色眼底，黄线为OCT图像对应彩色眼底照相部位，蓝色方框为FD-OCT采集范围

FD-OCT因为分辨率提高，采集速度大幅度提升，所以给临床带来了一系列的深远影响。首先FD-OCT可提供视网膜三维结构图，使医师对疾病有形象直观的认识（图18-2-5～18-2-7）。

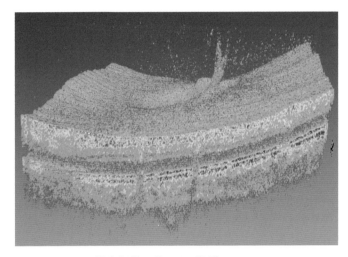

⬆ 图 18-2-5　**视盘部位三维 OCT 数据**

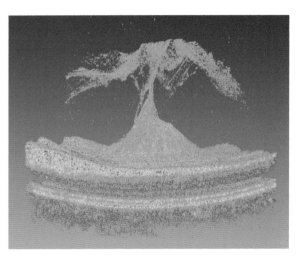

⬆ 图 18-2-6　**黄斑牵拉综合征成像**

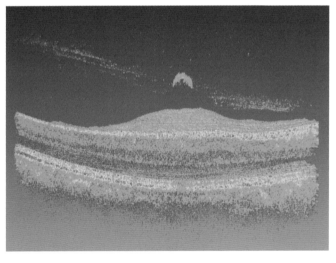

◀ 图 18-2-7　**黄斑裂孔三维成像**

除了能提供眼底直观形象的三维结构图，更重要的是，FD-OCT获取了患者大量准确的眼底信息，其轴向、横向分辨率提高，采集范围内小的病变都不会错过，避免了早期小病变漏诊的可能。

另外，在定量分析方面，FD-OCT能够完成二维OCT所无法实现的准确测量，如测量不规则黄斑孔的大小、容积等，甚至还可拓展新的研究领域。这些优点可以进一步帮助对老年黄斑变性、糖尿病视网膜病变、青光眼等患者的早期诊断。由于获得的原始数据量有数十倍的提高，并且采集速度快，受眼底运动影响小，所以，视网膜厚度地形图和神经纤维层厚度地形图数据会相对准确。配合视盘周围环形区域的神经纤维层厚度数据库，对疾病的诊断将比传统OCT更加准确。

FD-OCT因为采集速度快，0.03秒就能采集一张OCT断层图像，患者眼底不自主的运动不会影响一张图片的采集准确性，不但方便了医生采集数据，患者也能更舒适地完成检查。同时FD-OCT和免散瞳眼底照相机结合起来，在进行OCT图像采集之后，还能进行眼底照相，经过后期图像配准，保证了眼底彩像与OCT图像的精确对照，并利用高分辨率的彩色眼底像进行OCT图像的定位。精确的图像定位保证了患者手术前后、随访时可对相同位置进行对比分析（图18-2-8～18-2-12）。

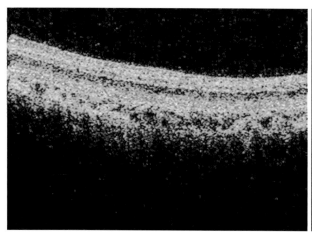
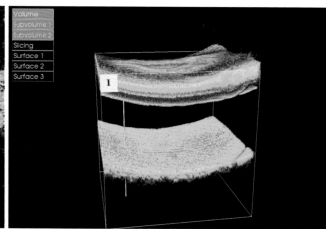

图 18-2-8　正常人黄斑区 FD-OCT 图像

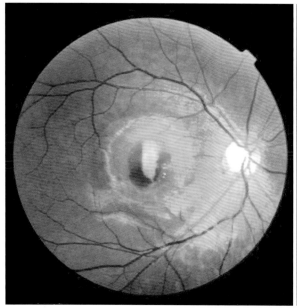
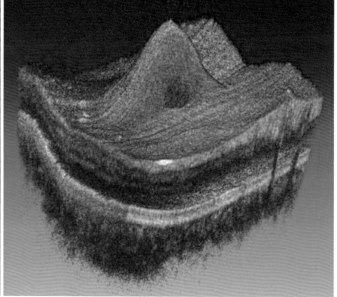

图 18-2-9　黄斑 CNV FD-OCT 图像

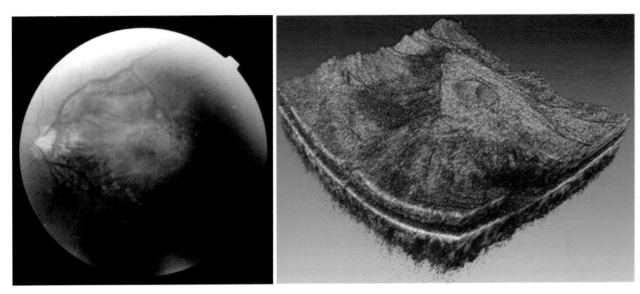

图 18-2-10 视网膜前膜 FD-OCT 图像

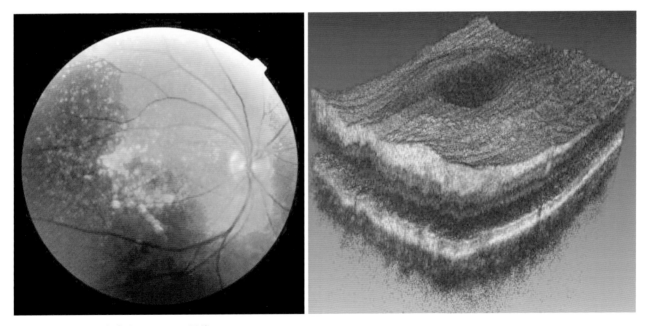

图 18-2-11 玻璃疣 FD-OCT 图像

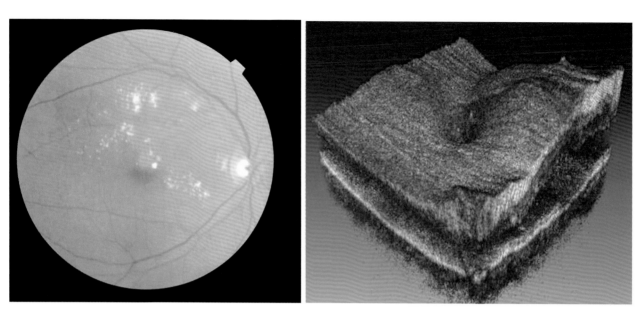

◀ 图 18-2-12 黄斑水肿 FD-OCT 图像

病例1：患者女性，71岁。右眼视力0.1，左眼视力0.2。临床印象为左眼黄斑视网膜前膜（图18-2-13）。

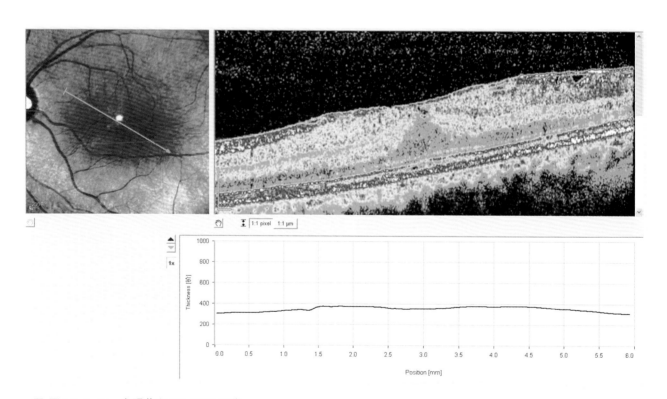

◀ 图 18-2-13 左眼黄斑 FD-OCT 图像

左图为眼底彩像，135°扫描线。右图黄斑区表面可见一个红绿色光带即前膜，部分与视网膜表面分开，中心凹曲线消失，黄斑水肿

病例2：患者女性，69岁。双眼视力0.2。临床印象为右眼黄斑裂孔（图18-2-14）。

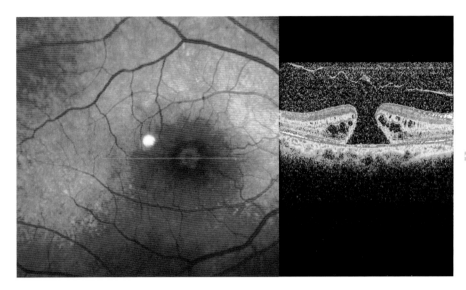

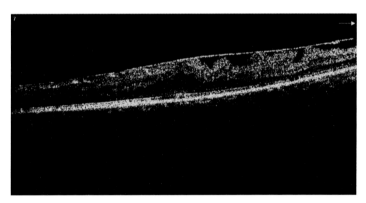

图 18-2-14　**右眼黄斑 FD-OCT 图像**
黄斑裂孔中心水平扫描，右侧RPE光带中心中断即裂孔形成，裂孔两侧视网膜内多个低反射的小囊肿，玻璃体膜呈黄红色细条状反射，已与视网膜表面完全分开。眼底图像和OCT可对照检查

病例3：患者男性，73岁。左眼视力0.2。临床印象为左眼黄斑视网膜前膜（图18-2-15）。

图 18-2-15　**左眼黄斑 FD-OCT 图像**
视网膜表面可见细线状前膜，大部分与视网膜表面分开，中心凹反射消失，视网膜增厚水肿

第三节　HRA-OCT

海德堡公司生产的Specrtalis HRA-OCT是第一台将谱域OCT技术和眼底造影相结合的诊断设备。HRA-OCT并不仅仅是两种设备简单地合二为一，而是一种形态学诊断的革命，可提供眼底成像不同寻常的洞察。同时HRA-OCT也是目前扫描最快的谱域OCT产品，扫描速度为40000次A扫描/秒，每秒4万个A扫描的快速扫描使得Specrtalis HRA-OCT的分辨率大大提高，轴向分辨率可达到5μm，因此，可以捕捉到极细微的图像细节，可以分辨出光感受器层，乃至清晰地分辨出视网膜的10层结构。此外，40000A扫描/秒的扫描速度加上海德堡Specrtalis HRA-OCT独有的TruTrack图像对位技术可以显著减少眼动造成的伪迹，使检查结果更为可信。在随诊检查中，TruTrack图像对位技术可以自动将随诊检查和基线检查进

行图像对位，以确保前后检查位置的一致性，使前后检查结构更具有可比性。

海德堡Specrtalis HRA-OCT将高速高分辨率的谱域OCT和海德堡共焦激光眼底造影相结合，意味着可以进行眼底造影，无赤光成像，自发荧光成像，可以进行OCT断层扫描几种单独的检查，也可以进行OCT加FFA同时成像、OCT加ICGA同时成像、OCT加红外线同时成像、OCT加自发荧光（AF）同时成像（图18-3-1～18-3-13）。这不仅可以极大地节省检查的时间，还能同时同屏地从视网膜的水平面和断面观察疾病。三维扫描图像可以通过设置水平方向或垂直方向进行观察。

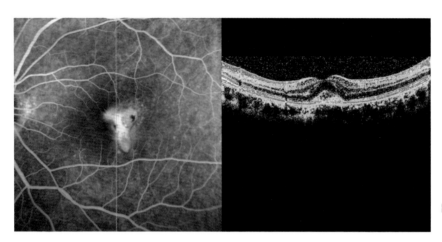

图 18-3-1　左眼 AMD（FFA 及 OCT 图像）

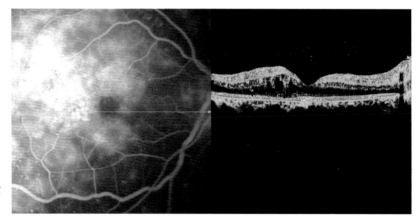

图 18-3-2　糖尿病视网膜病变合并黄斑囊样水肿（FFA 及 OCT 图像）

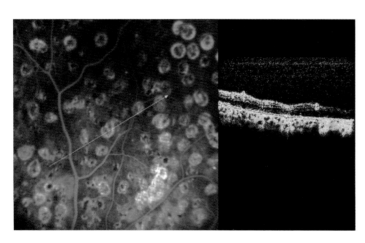

图 18-3-3　糖尿病视网膜病变激光斑（FFA 及 OCT 图像）

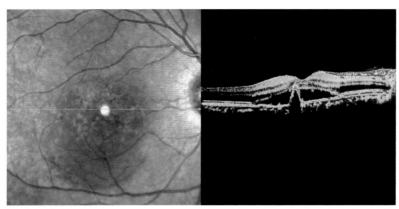

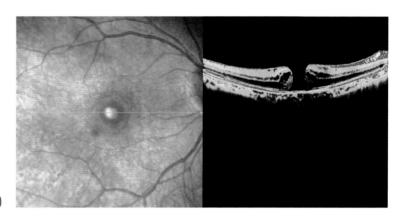

图 18-3-4　色素上皮脱离（红外线及OCT 图像）

图 18-3-5　黄斑裂孔（红外线及 OCT 图像）

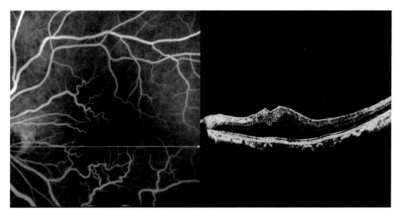

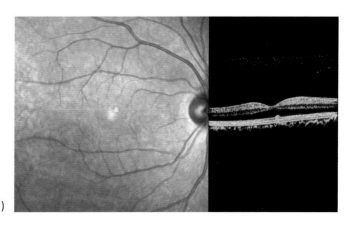

图 18-3-6　黄斑视网膜前膜（FFA 及 OCT 图像）

图 18-3-7　玻璃疣（红外线及 OCT 图像）

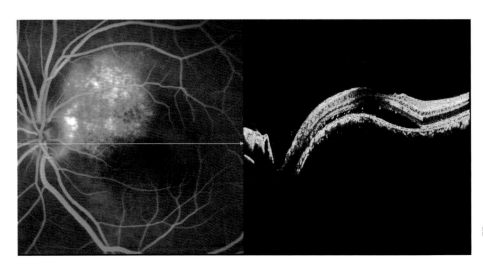

☙ 图 18-3-8　脉络膜血管瘤
（FFA 及 OCT 图像）

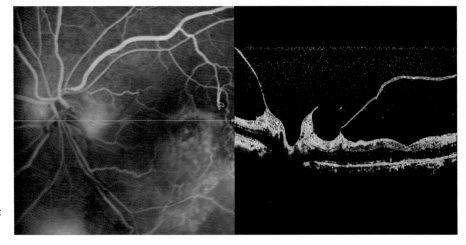

☙ 图 18-3-9　静脉阻塞，异常血
管吻合玻璃体牵拉（自光荧光
及 OCT 图像）

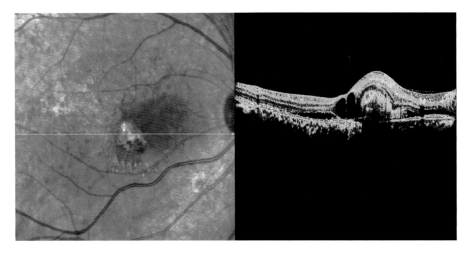

☙ 图 18-3-10　AMD（红外线及
OCT 图像）

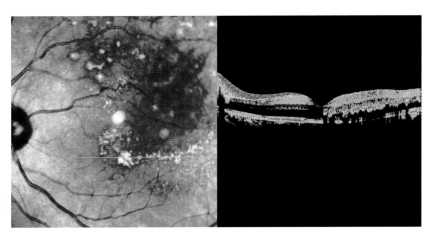

➡ 图 18-3-11　静脉阻塞，硬性渗出
（红外线及 OCT 图像）

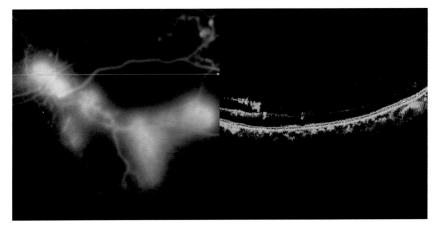

◀ 图 18-3-12　静脉阻塞，新生血管
（FFA 及 OCT 图像）

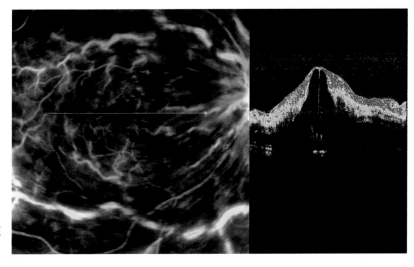

➡ 图 18-3-13　中央静脉阻塞合并黄斑
囊样水肿（FFA 及 OCT 图像）

（杨　琼　魏文斌　王光璐）

第四节 蔡司 Cirrus OCT 介绍

卡尔·蔡司，OCT的发明者。1995年，卡尔·蔡司制造了世界上第一台OCT。在过去近20年中，蔡司引领着OCT不断向前发展，实现了OCT由时域到频域的跨越，推出了OCT1000、OCT2000、OCT3000（Stratus OCT）、Cirrus OCT等系列产品。如今，蔡司又推出了新型号Cirrus 5000，其具有扫描速度快、获取数据量大、分析功能全、跨设备组合分析等特点，将引领OCT由看图时代迈入数据分析时代，即大数据OCT。

Cirrus OCT作为大数据OCT，其优势主要体现在如下 4 个方面，简称"4V"特点：大量（volume）、高速（velocity）、多样（variety）、价值（value）。

一、大量

大量体现在对数据的挖掘能力上，即单次扫描所获取的数据量。Cirrus OCT常规黄斑数据方扫描，如Macular Cube 512×128扫描方式，可以一次性获得6mm×6mm范围内6710万数据量；视盘数据方扫描，Optic Disc Cube 200×200可以一次性获得6mm×6mm范围内4000万数据量。

二、高速

高速体现在扫描速度上，Cirrus OCT扫描速度为68000次A扫描/秒，若完成Macular Cube 512×128 6710万数据量的扫描，时间不到1秒。

三、多样

多样体现在Cirrus OCT可以通过蔡司大数据信息管理平台FORUM与多种设备联机，实现数据中央存储及设备间数据共享，从而形成跨设备的组合分析（图18-4-1，18-4-2）。

例如，HFA-Cirrus组合报告，通过Cirrus OCT与视野计（HFA）联机，将视野计的功能检查和OCT的结构检查相结合，形成结构和功能组合报告，实现结构和功能表现点与点的对应，进而有效地帮助医师对疾病（如青光眼）进行诊断与治疗。

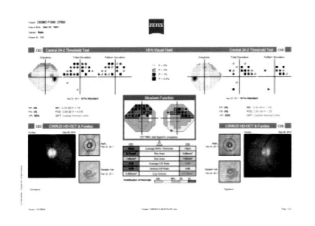

▲ 图 18-4-1　OCT、视野、彩照组合报告

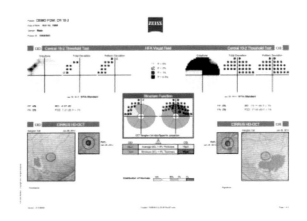

▲ 图 18-4-2　OCT、视野组合报告

四、价值

价值体现在Cirrus OCT对OCT信号的提取能力及对数据的分析能力。Cirrus OCT拥有专利的择优像素成像技术SPP™（Selective Pixel Profiling），其可以获取真实的最好的OCT信号，并在三维追踪技术下，避免了眼动伪迹的影响，因此，图像清晰且真实；同时又有强大的全面的软件分析能力，如高级RPE分析、第二代神经节细胞分析（GCA）、黄斑厚度分析、黄斑改变分析、视盘神经纤维层分析、青光眼指导性进展分析软件（GPA）、C扫描视图等分析模式，为临床及科研提供详尽的数据支持。

1. 专利的择优像素成像技术SPP™　SPP（selective pixel profiling）拥有独家专利（专利号:U.S 8085 408 B2）。SPP择优像素成像技术（图18-4-3）选取图像中最优的信号构成图像的基本像素，图像真实保留细节，细微病变不遗漏，优势是图像既清晰又真实。在择优像素成像技术中，可以根据专利技术自动选择最优的信号（黑色）来组成图像。

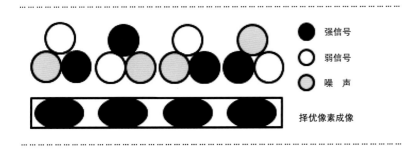

● 强信号
○ 弱信号
◉ 噪　声

择优像素成像

◤ 图 18-4-3　SPP 择优像素成像技术
图中所示表示同一位置获得的强信号、弱信号和噪声干扰，黑色表示图像最优的信号

SPP择优像素成像技术不同于叠加降噪成像技术（图18-4-4）。叠加降噪成像技术叠加所有的信号和噪声，得到的图像低于平均质量信号水平，且图像叠加过多后会丢失细节，细微病变易被扩大或遗漏。叠加放大不是最好的信号，成像质量和可靠性都会差。

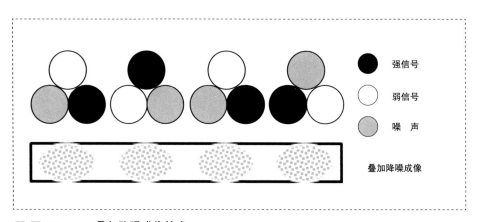

❶ 图 18-4-4　**叠加降噪成像技术**
图中所示灰色散点表示获得的最后图像质量，比真实最优的黑色信号弱

2. 三维追踪技术　Fast-tracking飞畅眼球追踪系统以20Hz的速度，同时识别眼底图像、瞳孔、虹膜、OCT图像、头位、眼睑，实现多维追踪，有效避免了因患者眼动产生的眼动伪迹，实现了前后点与点对应的随访对比。

图18-4-5为同一位置随访对比。

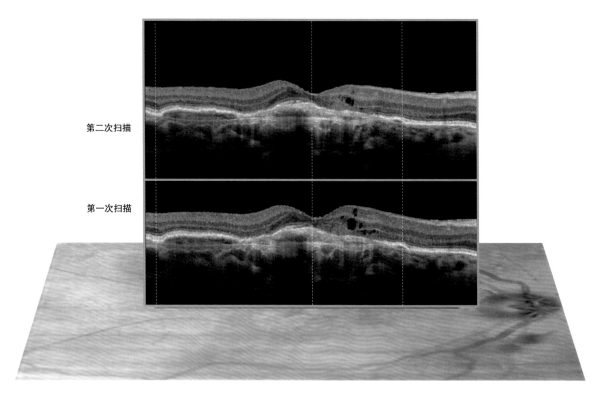

第二次扫描

第一次扫描

❶ 图 18-4-5　**同一位置随访对比**

3. 分析功能全

（1）高级RPE分析（advanced RPE analysis）。

1）RPE隆起的量化分析。原理为Cirrus OCT通过整个视网膜的弧度计算出患者正常视网膜RPE的形态，并以此为参考面，将实际的RPE层与之相叠加，高于参考面的部分即为玻璃疣或色素上皮脱离。Cirrus OCT通过精确的计算方法，可分别获得3mm和5mm直径范围的玻璃疣面积和容积，并且将前后两次的结果进行比较分析，是玻璃体腔注药术后、老年黄斑变性等治疗随访的新利器。RPE隆起分析如图18-4-6。

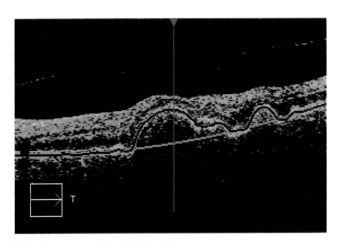 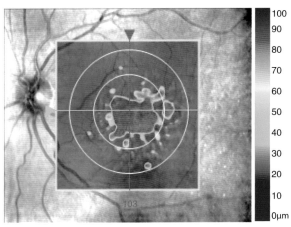

图 18-4-6　RPE 隆起分析
左图为自动识别RPE层（黑色）与参考平面（粉色）；右图为RPE隆起地形图，附高度标尺

表18-4-1计算出RPE隆起面积及容积的变化率。

表 18-4-1　RPE 隆起面积及容积的变化率

RPE隆起	过去	现在	差异	变化率/%
3mm圆中的面积/mm^2	3.00	0.60	−2.40	−80.00
6mm圆中的面积/mm^2	3.60	1.30	−2.30	−63.90
3mm圆中的容积/mm^3	0.42	0.02	−0.40	−95.20
6mm圆中的容积/mm^3	0.44	0.05	−0.39	−88.60

2）地图状萎缩定量分析。地图状萎缩OCT可表现为RPE层萎缩，其下方的脉络膜信号较正常区域要强，如图18-4-7中的高亮区。根据此特性，Cirrus OCT计算出5mm直径范围异常增强的脉络膜区域的面积，即地图状萎缩的面积，以及萎缩病灶到黄斑中心凹的最短距离，并且将前后两次结果进行比较分析，从而帮助医师评估患者视功能损害的程度和预后情况。

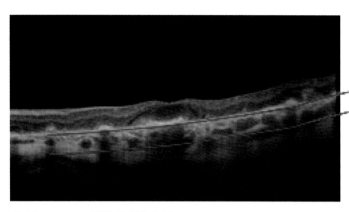
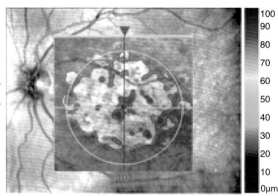

▧ 图 18-4-7　地图状萎缩分析

表18-4-2　计算出地图状萎缩面积及离中心凹最短距离的变化率。

表 18-4-2　地图状萎缩面积及离中心凹最短距离的变化率

RPE照明	过去	现在	差异	变化率/%
5mm圆中的面积/mm^2	7.9	9.7	1.8	22.8
离中心凹最短的距离/mm	0.3	0.3	0.0	0

（2）第二代GCA神经节细胞分析（ganglion cell analysis）。测量黄斑区5mm×5mm范围内节细胞层和内丛状层复合层的厚度值，并将其与年龄相关的数据库相比，利用统计学概率分析反映患者视网膜节细胞复合层厚度偏差情况，从而帮助医师对早期青光眼进行诊断。GCA分析将在黄斑区厚度变异率更大的神经纤维层剔除掉，因此，更接近于神经节细胞层的真实厚度，分析准确性更高（图18-4-8）。

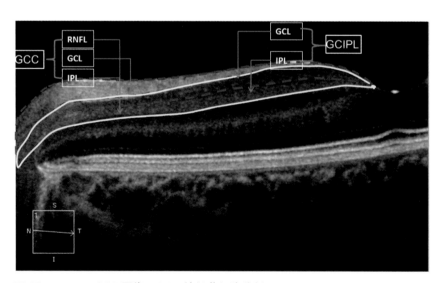

▧ 图 18-4-8　OCT 图像：GCA 神经节细胞分析

　　图18-4-9为GCA分析报告，与年龄相关正常数据相比，给出厚度偏差图、扇形厚度图，以及厚度最小值和平均厚度值。

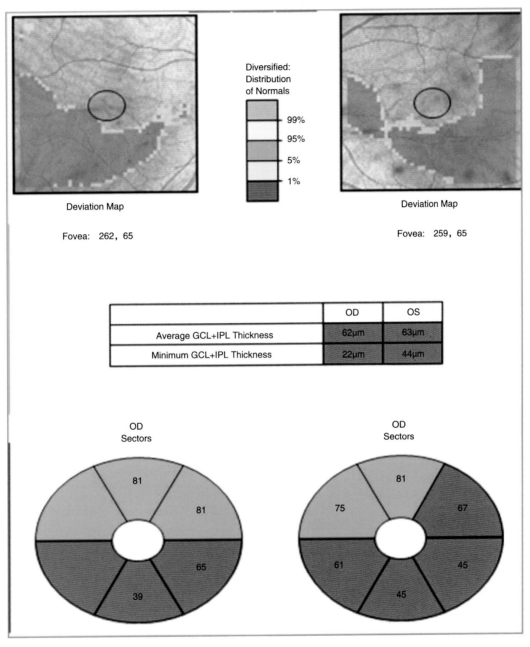

Diversified:
Distribution
of Normals

99%
95%
5%
1%

Deviation Map

Fovea: 262，65

Deviation Map

Fovea: 259，65

	OD	OS
Average GCL+IPL Thickness	62μm	63μm
Minimum GCL+IPL Thickness	22μm	44μm

OD
Sectors

OD
Sectors

🔺 **图 18-4-9　GCA 分析报告**

　　（3）青光眼指导性进展分析软件（guided progress analysis，GPA）。它能够分析多达8次的检查结果，每次检查的结果均与基线检查进行对齐，以确保对比部位的一致性。通过RNFL厚度、杯盘比等重要参数的变化趋势，帮助医师判断青光眼是否存在进展，以制定出合适的治疗方案，如图18-4-10与图18-4-11。

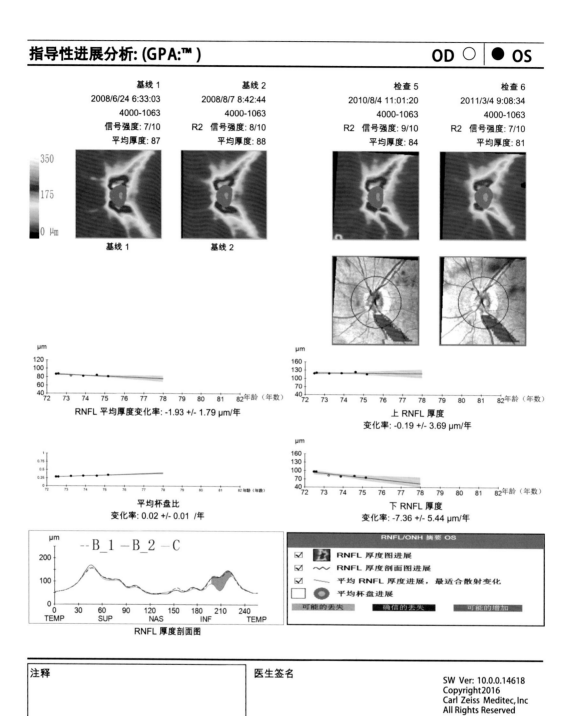

图 18-4-10　GPA 示意

指导性进展分析: (GPA:™)　　　　OD ○ │ ● OS

| | 基线1 | 基线2 | 检查3 | 检查4 | 检查5 | 检查6 | 检查7 | 检查8 |

RNFL 和 ONH 摘要参数

		检查日期/时间	序列号	登记方法	SS	平均RNFL厚度 (µm)	下象限RNFL (µm)	上象限RNFL (µm)	缘的面积	平均杯盘比	垂直杯盘比	杯容积
基线1:	1	2008/6/24 6:33:03	4000-1063		7/10	87	96	119	1.29	0.29	0.33	0.026
基线2:	2	2008/8/7 8:42:44	4000-1063	R2	8/10	88	97	121	1.28	0.28	0.29	0.025
	3	2009/4/2 15:44:24	4000-1063	R2	7/10	83	82	119	1.20	0.30	0.31	0.026
	4	2009/11/18 14:27:57	4000-1063	R2	7/10			120	1.23	0.31	0.33	0.030
	5	2010/8/4 11:01:20	4000-1063	R2	9/10	84		125	1.22	0.32	0.35	0.028
当前:	6	2011/3/4 9:08:34	4000-1063	R2	7/10	81		116	1.27	0.35	0.39	0.039

对准方法
R2 - 基于 OCT 基座平移和旋转的对准
R1 - 仅基于盘中心平移的对准

确信的丢失　检测发现,与基线相比,组织在统计学上有显著的减少。平均 RNFL、上部 RNFL、下部 RNFL
可能的丢失　及盘沿面积值均减少。杯盘比和视杯容积增加。

检测发现,与基线相比,在统计学上有显著的增加。平均 RNFL、上部 RNFL、下部 RNFL
可能的增加　及盘沿面积值均增加。杯盘比和视杯容积减少.

注释	医生签名	
		SW Ver: 10.0.0.14618 Copyright2016 Carl Zeiss Meditec, Inc All Rights Reserved
编辑分析日期: 2012/5/3 11:25		

▲ 图 18-4-11　GPA 示意

　　Cirrus OCT秉承了蔡司完美的光学品质,并采用择优像素成像技术,保证了图像的清晰度,达到了5µm的光学高分辨率,让图像细节尽显;同时拥有亚洲人正常数据库,并经过CFDA与FDA双认证,分析结果更可靠。

（谭俊锋　刘　春　花小勇　何青松）

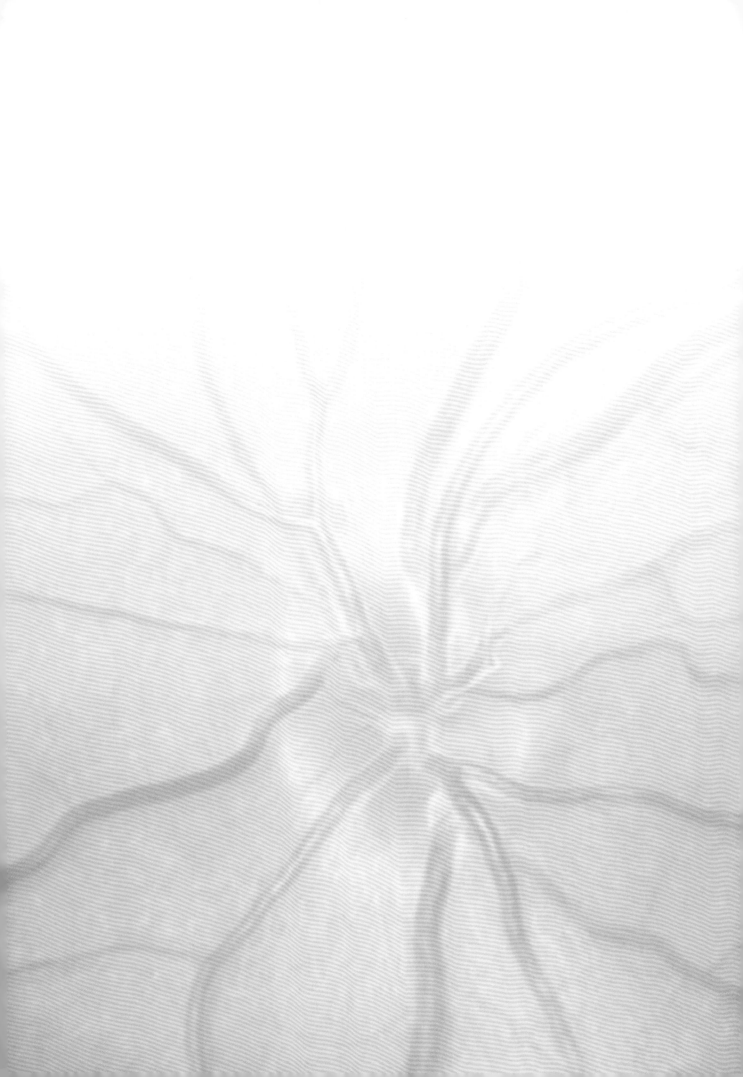

后　记

　　清明节这天收到北京科学技术出版社张真真编辑寄来的这部《相干光断层成像眼底病诊断图谱（第2版）》的清样，准备进行付印前最后的校对。看着即将付印成书的清样，我思绪万千，内心久久不能平静。回想起王光璐教授逝世前为此书的出版所做的种种努力，我们多次一起探讨，反复修改目录，增加新的章节及病种，更新图片；他一再强调要增加新内容，介绍OCT新技术，介绍EDI-OCT脉络膜厚度测量技术、OCT血流成像技术；他反复斟酌哪些图片质量不好需更换、哪些部分应使用4代SD-OCT清晰的图片、哪些部分要保留上一版的2代OCT图片——这一幕幕场景，历历在目。

　　王光璐教授将一生奉献给医疗事业，经他诊治的患者不计其数，他积累了丰富的临床诊疗经验，尤其对眼底疑难病症有独到的见解。我多次建议王光璐教授将这些宝贵的经验和鲜活的病例记录下来，供年轻医师学习和借鉴，帮助他们成长。王光璐教授也认为这是一件有意义的事情。于是，我们整个科室的医师在王光璐教授的带领下，利用业余时间，开始了整理、编写、修改等繁重的工作。大家分工合作，整理出大量病例，一个病例一个病例地审校，一张图片一张图片地斟酌，历时一年，终于完成了"同仁眼科系列图谱"这部宏篇巨著。该系列书陆续出版了，看到样书的时候，王光璐教授特别开心，他将这些书视为自己的"儿子"，能让自己多年从医经验的精髓惠及全国的同道，这也是他一生的心愿！《相干光断层成像眼底病诊断图谱》是王光璐教授的又一个"儿子"，自出版后就颇受他的喜爱。能协助王光璐教授做成此事，我们深感自豪，这也算是对师者的报答和回馈！

　　王光璐教授一生对新知识孜孜以求！他不仅时刻关注新技术，而且特别善于钻研和总结。OCT技术1996年开始应用于眼科临床，1997年进入中国，当时国内仅有两台机器，中山医院和同仁医院各一台，王光璐教授和年轻医师一起坐在OCT检查室，做检查、读图片、做总结，使同仁医院OCT技术的应用处于国内领先地位。后来，王光璐教授率先整理出版了《相干光断层成像眼底病诊断图谱》，该书对推动OCT技术在国内的普及起了不小的作用，在同行中广受好评。王光璐教授每每谈及此书对大家的影响，都是笑容满面，他谦逊地说，技术发展迅速，必须及时更新，及时对飞速发展的OCT新技术、新认识、新临床应用体会进行总结，与国内同道分享。2015年年底，王光璐教授拖着病躯，开始对《相干光断层成像眼底病诊断图谱》进行整理和补充，准备再版这本图谱。

　　重新整理内容、更新图片，王光璐教授在病中仍然做着繁重的工作，当一切就绪，只待付梓成书时，他却撒手人寰，没能亲眼见到新书。

看着即将付印的这本图谱，感慨万千！它不仅凝聚着先生的心血与智慧，也凝聚着我们对他的敬仰与思念，是对他的学识与精神的传承！他诙谐幽默风趣，他博学睿智，他低调平和，他爱护后学，他勤恳敬业，他严谨朴实、鞠躬尽瘁！他是同仁眼科的骄傲，值得我们永远怀念！

魏文斌

2017年4月22日